經典方劑
白虎湯

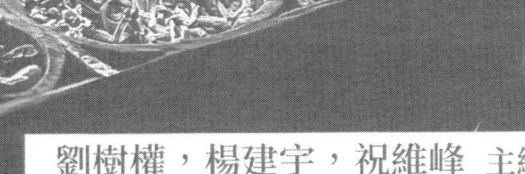

劉樹權，楊建宇，祝維峰 主編

經典溫習、臨證新論、現代研究
深入剖析方劑的源流、配伍及臨床應用價值

古代文獻的精華＋現代科學的研究成果

既有歷史脈絡的整理，也有對實際療效的考察
一部研究經典方劑白虎湯的專著！

目錄

上篇　經典溫習

　　第一章　概述……………………………………………………007

　　第二章　臨床藥學基礎…………………………………………027

　　第三章　源流與方論……………………………………………053

中篇　臨證新論

　　第一章　白虎湯臨證概論………………………………………063

　　第二章　白虎湯臨證思維………………………………………071

　　第三章　臨床各論………………………………………………077

下篇　現代研究

　　第一章　現代實驗室研究………………………………………233

　　第二章　現代應用研究…………………………………………251

參考文獻

目 錄

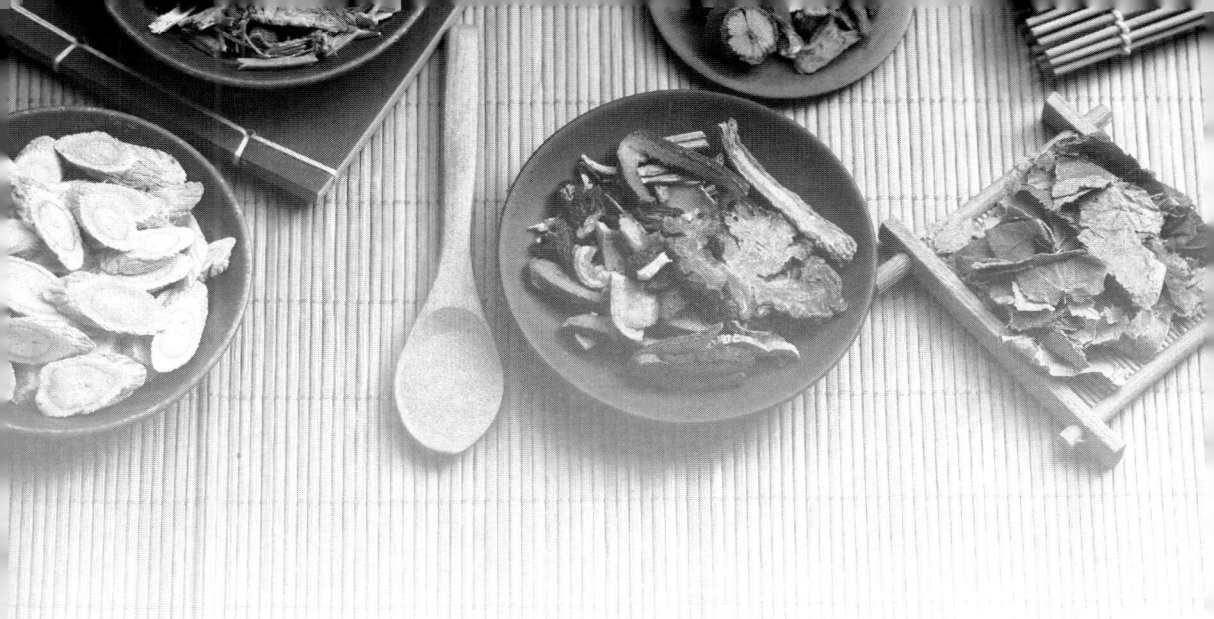

上篇
經典溫習

　　本篇從三個部分對白虎湯進行論述：第一章第一節溯本求源部分從經方出處、方名釋義、藥物組成、使用方法、方歌等方面對其進行系統整理。第二節經方集注選取歷代醫家對經方的代表性闡釋。第三節類方簡析對臨床中較常用的白虎湯類方進行簡要分析。第二章對組成白虎湯的主要藥物的功效與主治，以及作用機制進行闡釋，對白虎湯的功效進行剖析。第三章對白虎湯的源流進行整理，對古代醫家方論和現代醫家方論進行論述。

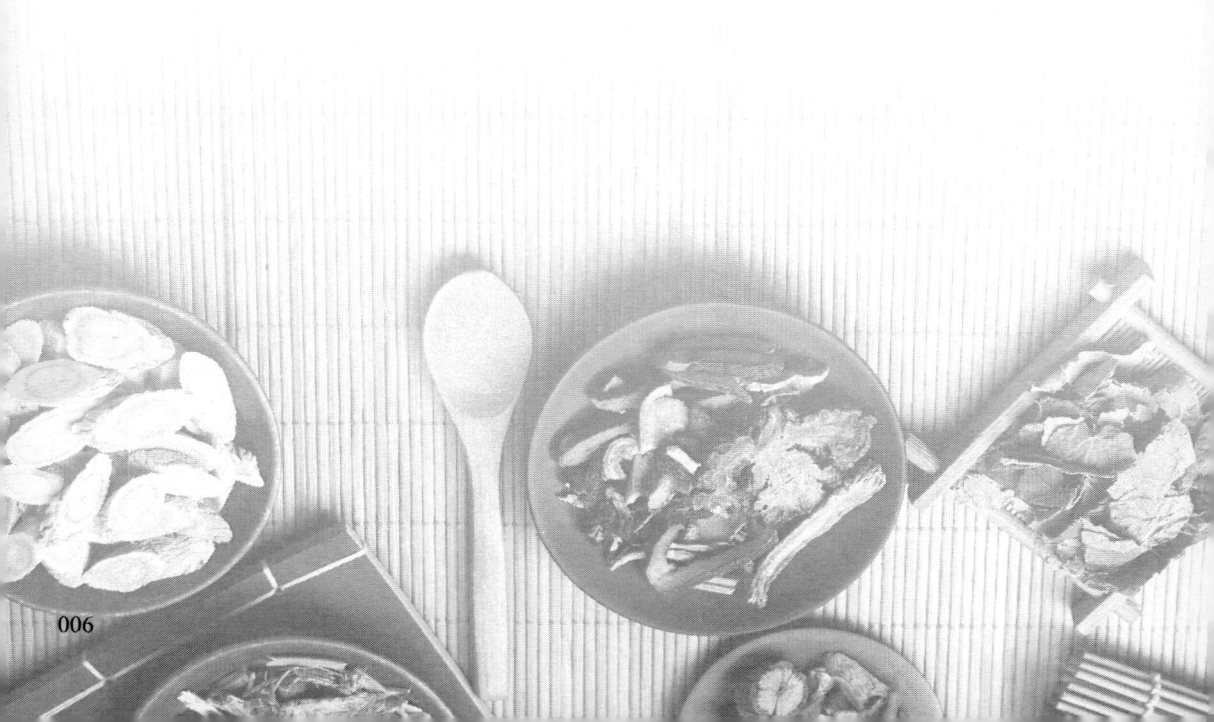

上篇　經典溫習

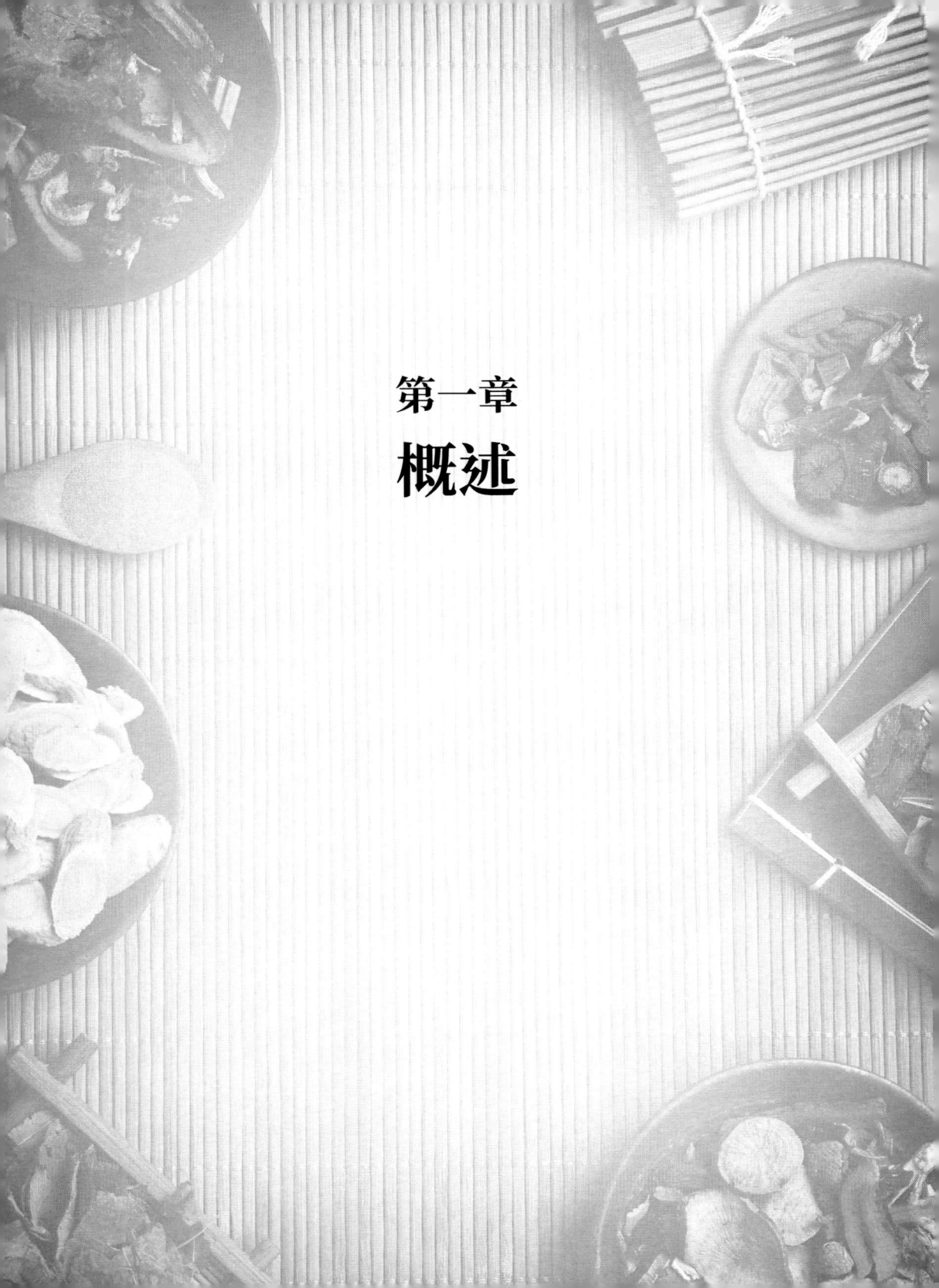

第一章
概述

第一節　溯本求源

一、經方出處

《傷寒論》

1. 傷寒脈浮，發熱無汗，其表不解，不可與白虎湯。渴欲飲水，無表證者，白虎加人蔘湯主之。(170)
2. 傷寒脈浮滑，此以表有熱，裡有寒，白虎湯主之。(176)
3. 三陽合病，腹滿身重，難以轉側，口不仁，面垢，譫語遺尿，發汗則譫語，下之則額上生汗，手足逆冷。若自汗出者，白虎湯主之。(219)
4. 傷寒脈滑而厥者，裡有熱，白虎湯主之。(350)

二、方名釋義

據史料記載，戰國前期，中國天文學家為觀察天象及日月五星在天空的運行，選取了二十八個星宿作為觀察的代表，稱為二十八宿。按東、西、南、北四個方位分為四組，每組七宿，分別選取四種動物形象相配：西方七宿配白虎；東方七宿配青龍（蒼龍）；南方七宿配朱雀（朱鳥）；北方七宿配玄武（龜蛇）。道教興起後，沿用古人之說，將青龍、白虎、朱雀、玄武（大中祥符五年，宋真宗宣稱其祖先為趙玄朗，並上尊號為聖祖上靈高道九天司命保生天尊大帝，詔令天下，玄朗二字不許用，以元代替玄，以明代替朗，後來又用真代替玄）納入神系，作為護衛之神，以壯威儀。《抱朴子‧雜應》引《仙經》描繪太上老君形象時說：「左有十二青龍，

右有二十六白虎，前有二十四朱雀，後有七十二玄武。」一般認為白虎為二十八宿星中奎、婁、胃、昴、畢、觜、參七宿，以此七宿合看其形象像虎而得名。關於白虎的形象的描述，《道門通教必用集》卷七云：「西方白虎上應觜參，英英素質，肅肅清音，威懾禽獸，嘯動山林，來立吾右。」同時，道教亦將其用於煉丹術語，如《雲笈七籤》卷七十二引《古經》四神之丹稱：「白虎者，西方庚辛金白金也，得真一之位，經云：『子若得一萬事畢。』淑女之異名，五行感化，至精之所致也。其伏不動，故稱之為虎也。」這就是白虎神名的由來。

據《輔行訣臟腑用藥法要》所載，梁代陶弘景曰：「外感天行，經方之治，有二旦、六神大小等湯。昔南陽張機，依此諸方（指《湯液經法》），撰為《傷寒論》一部，療治明悉，後學咸尊奉之。」二旦，即大、小陽旦湯，大、小陰旦湯；六神大小即大、小青龍湯，大、小白虎湯，大、小玄武湯，大、小朱鳥（雀）湯，大、小勾陳湯，大、小螣蛇湯。陶弘景的這段話說明了諸方的命名運用了道教文化中的四象六神之名，也說明了張仲景撰寫《傷寒論》時所採用方劑的來源。因此可以得知，《傷寒論》方劑必然也借鑑了《湯液經法》原來的方劑名稱。

同樣在《輔行訣臟腑用藥法要》中有記載，陶弘景曰：「陽旦者，升陽之方，以黃耆為主；陰旦者，扶陰之方，以柴胡為主；青龍者，宣發之方，以麻黃為主；白虎者，收重之方，以石膏為主；朱鳥者，清滋之方，以雞子黃為主；玄武者，溫滲之方，以附子為主。此六方者，為六合之正精，升降陰陽，互動金木，既濟水火，乃神明之劑也。」說明了在對方劑命名時不僅僅是單純地借鑑了六神之名，更進一步說明了命名時還考慮到各方劑的主要藥物以及主要功效，用六神之特性進行類比，從而進行命名。

對此，明代醫家方有執持二論合一的觀點，他在《傷寒論條辨》中

上篇　經典溫習

說：「白虎者，西方之金神，司秋之陰獸，虎嘯谷風冷，涼生酷暑消。神於解秋，莫如白虎。知母石膏辛甘而寒，辛者金之味，寒者金之性，辛甘且寒，得白虎之體焉，甘草粳米，甘平而溫，甘取其緩，溫取其和，緩而且和，得伏虎之用焉。飲四物之成湯，來自虎之嘷嘯，陽氣者以天地之疾風名也，湯行而虎嘯者同氣相求也。虎嘯而風生者，同聲相應也。風生而熱解者，物理必至也。抑嘗以此合大小青龍真武而論之。四物者，四方之通神也，而以命方，蓋謂化裁四時，神妙萬世，名義兩符，實自然而然者也。方而若此，可謂至矣。」他的這一觀點，正是說明白虎湯的命名，綜合考慮了六神中白虎的特性與方劑的特性，將二者進行類比，從而借用白虎之名為方劑命名。

　　張仲景本人是儒生，採納了前代的道教醫學成果，但是也正因為他的儒生身分，使得他淡化了對道教思想的傳承，更多的是採用方劑的主要藥物或者是全部藥物的名字來對方劑加以重新命名。另一方面，張仲景為東漢末期人，而此時由太平道道士張角、張梁兄弟領導的黃巾起義剛剛被曹操鎮壓下去，曹操吸取了此次起義的教訓，加強了對道教的打擊和對方士的控制及利用，以防止他們謀反。在這樣的社會環境下，恐張仲景心存畏懼，為避嫌，撰《傷寒雜病論》時引《湯液經法》方而避其道家舊稱。據錢超塵先生《〈仲景任長沙太守考〉》文中認為，約於建安七年，荊表乃任仲景為長沙太守，而《後漢書》、《三國志》失載。如此為史實，張仲景就更不敢與道教有染。所以自序中未云醫方承襲之處。僅云「博採眾方」，所引《湯液經法》之方，也就以刪去有道家特色的方名為好。這就與陶弘景所說的「張機撰《傷寒論》避道家之稱，故其方皆非正名也，但以某藥名之，以推主為識耳」相契合。對於更改方名的原因，可能還有另一種原因，當時以藥名代方名已流行：馬王堆漢墓出土醫書《五十二病方》，是現

存最早的方書，其中醫方尚無方名，到《黃帝內經》時已記有「鐵落飲」、「左角發酒」、「澤瀉飲」等方，出現以藥名命方名。西漢初年，醫家淳于意二十五例「診籍」中已記有「苦參湯」、「半夏丸」等方名，這說明西漢前後，方劑多命有名稱，而多以方中某藥命方名，張仲景隨其時尚，改《湯液經法》舊有方名，以方中主要藥物代替舊有道家醫方名稱，如改小青龍湯為麻黃湯，改小朱鳥湯為黃連阿膠湯等。

　　綜上所述，可知白虎湯的命名，實際上是源自於古代中國道教的四方之神名，同時，又結合了方劑的藥物組成以及功效等特點。由於張仲景本人或者當時社會的原因，使得《傷寒論》中的方劑未按照道教醫學中的原方命名，但這並不能否認白虎湯的名字源自於道教「四神」。因此，不應將後世醫家對於白虎湯命名原因的兩種觀點視為對立，而是應該將二者結合為一體看待方為合適。

三、藥物組成

　　知母六兩，石膏一斤（碎，綿裹），甘草二兩（炙），粳米六合。

四、使用方法

　　上四味，以水一斗，煮米熟湯成，去滓，溫服一升，日三服。

五、方歌

　　陽明白虎辨非難，難在陽邪背惡寒，
　　知六膏斤甘二兩，米加六合服之安。（《長沙方歌括》）

第二節　經方集注

　　傷寒脈浮，發熱無汗，其表不解，不可與白虎湯。渴欲飲水，無表證者，白虎加人參湯主之。（170）

柯琴

　　白虎湯治結熱在裡之劑，先示所禁，後明所用，見白虎為重，則不可輕用也，脈浮發熱無汗，麻黃證尚在，即是表不解，更兼渴欲飲水，又是熱入裡，此謂有表裡證，當用五苓，多服暖水發汗矣，若外熱已解，是無表證，但渴欲飲水，是邪熱內攻，熱邪與元氣不兩立，急當救裡，故用白虎加人參以主之，若表不解而妄用之，熱退寒起，亡可立待矣。（《傷寒來蘇集》）

　　傷寒脈浮滑，此以表有熱，裡有寒，白虎湯主之。（176）

成無己

　　浮為在表，滑為在裡。表有熱，外有熱也；裡有寒，有邪氣傳裡也。以邪未入腑，故止言寒，如瓜蒂散證云：胸上有寒者是矣。與白虎湯，以解內外之邪。（《注解傷寒論》）

柯琴

　　此條論脈而不及證，因有白虎湯證，而推及其脈也，勿只據脈而不審其證，脈浮而滑為陽，陽主熱，《內經》云，脈緩而滑曰熱中，是浮為在表，滑為在裡，舊本作裡有寒者誤，此雖表裡並言，而重在裡熱，所謂結熱在裡，表裡似熱者也。（《傷寒來蘇集》）

　　三陽合病，腹滿身重，難以轉側，口不仁，面垢，譫語遺尿，發汗則譫語，下之則額上生汗，手足逆冷。若自汗出者，白虎湯主之。（219）

成無己

腹滿身重，難以反側，口不仁譫語者，陽明也。《針經》曰：少陽病甚則面微塵。此面垢者，少陽也；遺尿者，太陽也。三者以陽明證多，故出陽明篇中。三陽合病，為表裡有邪，若發汗攻表，則燥熱益甚，必愈譫語；若下之攻裡，表熱乘虛內陷，必額上汗出，手足逆冷；其自汗出者，三陽經熱甚也。《內經》曰：熱則腠理開，榮衛通，汗大泄，與白虎湯，以解內外之熱。（《注解傷寒論》）

張隱庵

此言三陽合病於太陰，不宜汗下，宜從裡陰而發越於外也。三陽合病，在太陰所主之地中，外肌腠而內坤土，是以見在內之腹滿，在外之身重。《經》云：少陽是動病，不能轉側。難以轉側者，病少陽之氣也。《經》云：濁氣出於胃，走唇舌而為味。陽明之脈起於鼻，交中，口不仁，面垢者，病陽明之氣也。或曰：面垢者，少陽也，乃少陽面微有塵之義亦通。譫語者，太陽合神氣而虛於上；遺尿者，下挾膀胱而虛於下也。此三陽之氣合病於太陰所主之地中，宜從裡陰而發越三陽之氣於外。若發汗則傷其心主之神血而譫語，下之則逆其中土之陽氣而額上生汗，土氣不達，故手足逆冷。若自汗出者，乃太陰溼土蒸發陽氣外出，故宜白虎湯從裡陰而清達三陽之氣於肌表，土氣升而陽氣外達矣。按石膏質重入裡，紋理似肌，主從裡以達肌；甘草、粳米助其中土，知母內黃白而外皮毛，主從裡陰而中土，中土而皮毛，則三陽邪熱俱從太陰而出矣。（《傷寒論集注》）

柯琴

此本陽明病，而略兼太、少也，胃氣不通，故腹滿。陽明主肉，無氣以動，故身重。難以轉側者，少陽行身之側也。口者，胃之門戶。胃氣

病，則津液不能上行，故不仁。陽明則顏黑，少陽病則面微有塵，陽氣不榮於面，故垢。膀胱不約為遺溺遺尿者，太陽本病也。雖三陽合病，而陽明證多，則當獨取陽明矣。無表證則不宜汗，胃未實則不當下。此陽明半表裡證也，裡熱而非裡實，故當用白虎，而不當用承氣。若妄汗則津竭而譫語，誤下則亡陽而額汗出，手足厥也。此自汗出，為內熱甚者言耳，接遺尿句來。若自汗而無大煩大渴證，無洪大浮滑脈，當從虛治，不得妄用白虎，若額上汗出，手足冷者，見煩渴、譫語等證，與洪滑之脈，亦可用白虎湯。（《傷寒來蘇集》）

方有執

　　陽明主胃，胃主肌肉而通竅於口。不仁，胃不正而飲食不利便，無口之知覺也。然則腹滿身重。不仁譫語，陽明也。《靈樞》曰，足少陽之正，上肝貫心以上，挾咽出頤頷中，散於面。故又曰：是動則病口苦，善太息，心脅痛，不能轉側，甚則面微有塵，垢亦塵也。遺尿，太陽膀胱不約也。故曰三陽合病，五合之表裡俱傷也。發汗則偏攻太陽。邪併於陽明，而譫語益甚。下則偏攻陽明，不唯陰虛，而陽亦損，故手足逆冷，而額上生汗。生，不流也，是則汗下皆不可也。自汗者邪遍三陽，熱搏五合，衛疏而表不固，榮弱而裡不守也。夫汗下既皆不可，和之於少陽，則亦偏於一而非所宜。是故白虎者，能解秋而徹表裡之熱，所以又得為三陽通該之一解也。然病屬三陽，治又不從陽明，而類陽明篇者，一則陽明居多，二則陽明屬土，土者萬物之所歸，而病之吉凶生當機焉。所以歸重於陽明而入其類例，此又叔和之深意也。（《傷寒論條辨》）

　　傷寒，脈滑而厥者，裡有熱，白虎湯主之。（350）

成無己

滑為陽厥，氣內陷，是裡熱也，與白虎湯以散裡熱也。(《注解傷寒論》)

柯琴

脈微而厥為寒厥，脈滑而厥為熱厥，陽極似陰之證，全憑脈以辨之。然必煩渴引飲，能食而大便難，乃為裡有熱也。(《傷寒來蘇集》)

羅美

邪入陽明，故反惡熱；熱越，故汗出；因熱邪爍其津液，故渴欲飲水；邪盛而實，故脈洪大；半猶在經，故兼浮滑。然火炎土燥，終非苦寒之味所能治。《經》曰：甘先入脾，又曰：以甘瀉之。以是知甘寒之品乃瀉胃火、生津液之上劑也。石膏甘寒，寒勝熱，甘入脾，又質剛而主降，備中土生金之體，色白通肺，質重而含脂，具金能生水之用，故以為君。知母氣寒主降，苦以瀉肺火，辛以潤腎燥，故為臣。甘草為中宮舟楫，能土中瀉火，寒藥得之緩其寒，使沉降之性皆得留連於胃。粳米氣味溫和，稟容平之德，作甘稼穡。得二味為佐，陰寒之物庶無傷損脾胃之慮也。煮湯入胃，輸脾歸肺，水精四布，大煩大渴可除矣。白虎為西方金神，取以名湯，秋金得令而炎暑自解矣。更加人參，以補中益氣而生津，協合甘草、粳米之補，承制石膏、知母之寒，瀉火而土不傷，乃操萬全之術者。(《古今名醫方論》)

張錫純

方中重用石膏為主藥，取其辛涼之性，質重氣輕，不但長於清熱，且善排擠內蘊之熱息息自毛孔達出也。用知母者，取其涼潤滋陰之性，既可

佐石膏以退熱，更可防陽明熱久者之耗真陰也。用甘草者，取其甘緩之性，能逗留石膏之寒涼不至下趨也。用粳米者，取其汁漿濃郁能調石膏金石之藥使之與胃相宜也。藥止四味，而若此相助為理，俾猛悍之劑歸於和平……真無尚良方也。

石膏其性涼能散，有透表解肌之力，為清陽明胃腑實熱之聖藥，無論內傷、外感用之皆效，即他臟有實熱者用之亦效。《神農本草經》原謂其微寒，其寒涼之力遠遜於黃連、龍膽草、知母、黃柏等，而其退熱之功效，則遠過於諸藥……其性尤純良可知……蓋石膏生用以治外感實熱，斷無傷人之理，且大膽用之，亦斷無不退熱之理，蓋諸藥之退熱，以寒勝熱也，而石膏之退熱，逐熱外出也。（《醫學衷中參西錄》）

吳鞠通

按白虎剽悍，邪重非其力不舉，用之得當，原有立竿見影之妙，若用之不當，禍不旋踵。懦者多不敢用，未免坐誤事機；孟浪者不問脈證之若何，一概用之，甚至石膏用至斤餘之多，應手而效者固多，應手而斃者亦復不少。皆未真知確見其所以然之故，故手下無準的也。（《溫病條辨》）

第三節　類方簡析

白虎湯為臨床中常用方劑，後世對其的發展較多，其類方有白虎加人參湯、白虎加桂枝湯、白虎加蒼朮湯、竹葉石膏湯、王氏清暑益氣湯、化斑湯、清瘟敗毒飲、玉女煎等，下面對其進行逐一分析。

一、白虎加人蔘湯

組成：知母六兩，石膏一斤（碎，綿裹），甘草二兩（炙），人蔘三兩，粳米六合。

主治：發熱、汗出，舌上乾燥而煩而口渴甚，或大煩渴不解，喜冷飲，伴見時時惡風或背微惡寒等症。

鑑別：《傷寒論》認為白虎加人蔘湯主治陽明裡熱證兼有津氣兩傷。太陽中風汗不得法而導致大汗出，或者太陽病誤用吐法、下法，已無表證，卻由於汗、下、吐後傷了陽明胃中的津液，再加上熱邪內陷於陽明氣分，熱邪擾心，所以出現大煩的症狀，津氣兩傷，氣化受到影響故口渴嚴重而且喝水不得解其渴。裡熱蒸騰，鼓動氣血，故脈洪大。如果兼有熱盛而且氣陰受損，脈道營血減少，所以洪大之脈按之反現芤象。所以要用白虎加人蔘湯以清熱益氣生津。在《金匱要略》中白虎加人蔘湯主治暍病與消渴，暍病和現在的中暑相似，病機主要是傷暑熱盛兼有氣津兩傷。《金匱要略》中的消渴病機則是肺胃熱盛兼有津氣兩傷。暑為熱邪性升散，耗氣傷陰，侵犯人體則出現營液受損、耗傷氣的症候，汗出也是由於暑熱迫津外泄引起，而其中的惡寒是由於陽明熱盛腠理空疏所致。消渴則是由於肺胃熱盛傷及津液，出現渴欲飲水、口乾舌燥等症。

使用注意：《傷寒論》中第170條明言「渴欲飲水，無表證者，白虎加人蔘湯主之」。說明表證時不可治裡，當先解表。

方歌：

服桂渴煩大汗傾，液亡肌腠涸陽明，
膏斤知六參三兩，二草六粳米熟成。（《長沙方歌括》）

二、白虎加桂枝湯

組成：知母六兩，甘草二兩（炙），石膏一斤，粳米二合，桂枝（去皮）三兩。

主治：凡外感風寒，邪熱入裡，裡熱熾盛，而表邪未盡，熱多寒少，症見發熱惡寒，頭身疼痛，自汗出，口渴引飲，舌紅少津，脈洪數者，皆可用白虎加桂枝湯加減治療。

鑑別：《金匱要略》此方是為「溫瘧」而設。瘧疾的發生主要是感受「瘧邪」，但其發病與正虛抗邪能力下降有關，誘發因素則有外感風寒、暑溼，或飲食勞倦等，其中尤以暑溼誘發的最多見。由於感受外邪不同，或體質有所差異，可表現為不同的病理變化。一般感染瘧邪之後，邪氣伏藏於半表半裡之間，邪正相爭，則表現為先寒戰，繼而發熱，終則汗出而解。這種寒熱發作有時者，稱為正瘧，最為多見。若素體陽虛寒盛，或感寒溼誘發的，則表現為寒多熱少的「寒瘧」；若素體陽熱偏盛，或感受暑熱而發的，則表現為熱多寒少的「溫瘧」。其脈象當和平時常見的溫瘧脈象一致，多見弦數，「身無寒但熱」是強調溫瘧偏熱盛，相對而言，患者發熱重而惡寒輕或不惡寒。「骨節煩疼」說明表證未解，但邪已入裡化熱並傷胃氣，故時時嘔吐。治療用白虎湯清熱生津止嘔，加桂枝以解表邪。

使用注意：原方中並未指出明確禁忌證，我們可根據其主治推測，當有外感風寒，尚未入裡化熱，或熱少寒多者不適用。

方歌：

白虎原湯論已詳，桂加三兩另名方，
無寒但熱為溫瘧，骨節煩疼嘔又妨。（《金匱方歌括》）

三、白虎加蒼朮湯

組成：知母六兩，甘草二兩（炙），石膏一斤，蒼朮三兩，粳米三兩。（《類證活人書》）

主治：主治溼溫病。身熱胸痞，汗多，舌紅，苔白膩者；溼溫，兩脛逆冷，胸腹滿，多汗，頭目痛，苦妄言，其脈陽濡而弱，陰小而急；傷寒發汗不解，脈浮者；溼溫證，憎寒壯熱，口渴，一身盡痛，脈沉細者；溼熱證，壯熱口渴，自汗身重，胸痞，脈洪大而長者；疹毒煩熱渴瀉者。

使用注意：本病雖有暑熱盛於內，但未成腑實者，多不用下法，但如有熱結腸腑，亦當用之。因暑多挾溼患，故本病治療中當慎用滋膩之品，以防助溼而致病勢纏綿。

四、竹葉石膏湯

組成：竹葉二把，石膏一斤，半夏半升（洗），麥冬一升（去心），人蔘二兩，甘草二兩（炙），粳米半升。

主治：清熱和胃，益氣養陰；傷寒熱病後期，身體虛弱消瘦，發熱或低熱不退，汗出，心煩口渴，少氣懶言，聲低息微，乏困無力，氣逆欲吐，小便短赤，舌紅少苔，脈虛細數等。

鑑別：有兩種觀點，第一種是餘熱未清，氣陰兩傷。呂震名在其《傷寒尋源》中認為，該方證係肺胃之津液因病熱而受傷，本方可滋養肺胃，以復陰氣而清餘熱。其特別提到，本方用半夏，是取其平逆之功。吳坤安的《傷寒指掌》與呂震名理解類似，認為該證是因津液不足，虛火上炎，而致氣逆欲吐。氣逆欲吐是因餘熱挾胃火上升所致。第二種是餘熱傷及氣

陰，津液化為痰濁。此說的醫家較持上述觀點者為多。尤在涇認為本病症大邪雖解，元氣未復，餘邪未盡，氣不足則生痰，熱不除則上逆，著重在「氣不足而生痰」之上。沈金鰲認為，其病源於身中津液為餘熱所耗，餘邪復挾津液滋擾，著重在「熱邪煉津而成痰」之上。

傷寒解後，餘熱未清，可傷及元氣，如李東垣所言「火與元氣不兩立，火勝則乘其土位」，故而「虛羸少氣」；餘熱可煉津成痰，氣不足無以運化水穀亦可生痰，痰阻中焦，氣機升降失司而「氣逆欲吐」。除了從臨床表現分析其病機外，還可從所用藥物反推。本方最終目的在生津，可益氣生津如人參、麥冬，可清熱生津如竹葉、石膏，可除痰生津如半夏。誠如張璐所言：「（竹葉石膏湯）通津滌飲為先，奧義全在乎此。若濁飲不除，津液不致。」因此，本證病機歸根結柢以氣津兩傷為主，痰熱內擾為次。

使用注意：原文未明確指出禁忌，但從此方本義可知，原方為傷寒熱病後期，餘熱未清，氣虛陰傷，胃虛氣逆之良方，故用藥時需注意清熱之品的用量和患者身體虛弱的程度。

方歌：

三參二草一斤膏，病後虛羸嘔逆叨，

粳夏半升葉二把，麥門還配一升熬。（《長沙方歌括》）

五、王氏清暑益氣湯

組成：西洋參 5g，石斛 15g，麥冬 9g，黃連 3g，竹葉 6g，荷梗 15g，知母 6g，甘草 3g，粳米 15g，西瓜翠衣 30g。

主治：暑熱氣津兩傷證。身熱多汗，心煩口渴，體倦少氣，精神不振，小便短赤，舌質紅，舌苔薄白或薄黃而乾，脈虛數。

鑑別：暑熱傷人，故見身熱心煩，尿赤脈數；熱蒸於內，腠理開而液外泄，故見多汗；暑為陽邪，最易傷津耗氣，加之多汗，津傷氣耗更重，故見口渴喜飲，體倦少氣，精神不振，脈虛等。本證病機為暑熱尚盛但氣津兩傷，治宜清暑益氣與養陰生津合法。

使用注意：王氏清暑益氣湯以清熱祛暑配伍益氣生津藥，清補並用，邪正兩顧，故當在暑熱尚盛（邪實），但已出現氣津兩傷（正虛）時運用，若正氣未虛，暑熱初起陽明、以溼熱為主者或暑熱已去時，應注意根據病情病勢靈活加減。在符合本證病機的前提下，又當具體加減變換用藥與用量。如在秋冬季節，方中偏於寒涼的藥物，應當遵循《素問·六元正紀大論》記載的「用寒遠寒，用涼遠涼，用溫遠溫，用熱遠熱，食宜同法……所謂時也」的理論指導，這都是治病和養生應順應的自然法則。因此在寒冷季節，本方的用量不可過大，或可酌情將本方苦寒藥物換作其他功效相似的平和藥代替亦不失為一種靈活變通之法。

方歌：

王氏清暑益氣湯，暑熱氣津已兩傷。
洋參麥斛粳米草，翠衣荷連知竹嘗。（《方劑學》）

六、化斑湯

組成：生石膏一兩（搗細），知母四錢，生甘草三錢，玄參三錢，犀角二錢，白粳米一合。

主治：氣營（血）兩燔，症見發熱，或身熱夜甚，目赤，心煩躁擾，口渴喜飲或不渴，外透斑疹，色紅，脈數等。

使用注意：對於斑疹的治療，自清開始醫家多忌用柴胡等升提之藥，

大多數醫家認為溫病多見於春夏發生之候，天地之氣，有升無降，而柴胡可升提少陽之氣，使血上循清道而致衄，或導致下竭上厥，或肺受熱毒之燻蒸而嗆咳，或心神受升提之氣摧迫而昏痙。葉天士作為溫病學派的重要代表人物，在《幼科要略》中提到「大方瘧症，須分十二經，與咳症相等。若幼科庸俗，但以小柴胡去參，或香薷、葛根之屬，不知柴胡動肝陰，葛根竭胃汁，致變屢矣」。認為柴胡動肝陰，並就當時醫者亂用柴胡的現象譏諷道「大凡目不識丁之醫，只有小柴胡一味」。吳鞠通繼承了葉天士的思想，《溫病條辨》上焦篇第 16 條「太陰溫病，不可發汗。發汗而汗不出者，必發斑疹……禁升麻、柴胡」；中焦篇第 23 條記載「斑疹，用升提則衄，或厥，或嗆咳，或昏痙」。並在下方註釋中寫道「若用柴胡、升麻辛溫之品，直升少陽，使熱血上循清道則衄」。受葉天士等醫家學說的影響，後世眾多醫家緊隨其後，對斑疹禁用柴胡只承不辨，對柴胡望而生畏，造成柴胡在臨床斑疹治療應用中長期受到冷落。

斑疹除忌升提外，亦禁忌壅補和下法，如果用滋補壅滯的方藥進行治療，就會導致神志昏亂，然須明確指出的是，若正虛導致斑疹內陷之逆證，出現大汗淋漓，體溫驟降，斑疹甫出即隱等，當用補氣以托斑疹外透之法，此則不屬於禁忌之例。外發斑疹使用攻下法與一般攻下法實有不同，首先要掌握使用攻下法的指徵，即陽明證和斑疹內壅之表現悉具，其次是使用攻下法要適可而止，除了只能用緩下之劑外，得下後又不可再下，以免發生內陷之變。

方歌：

玄犀加入白虎中，湯號化斑又不同。

熱淫於內咸寒治，佐以苦甘成大功。（王馨然《新增溫病條辨湯頭歌訣》）

七、清瘟敗毒飲

組成：余霖根據自己的臨證經驗，透過調整石膏、生地黃、犀角、黃連的劑量，將本方分為大、中、小之劑，共由 14 味藥物組成，生石膏大劑 6～8 兩（180～240g）、中劑 2～4 兩（60～120g）、小劑 8 錢至 1 兩 2 錢（24～36g），生地黃大劑 6 錢至 1 兩（18～30g）、中劑 3～5 錢（9～15g）、小劑 2～4 錢（6～12g），烏犀角（水牛角代）大劑 6～8 錢（18～24g）、中劑 3～4 錢（9～12g）、小劑 2～4 錢（6～12g），真川連大劑 4～6 錢（12～18g）、中劑 2～4 錢（6～12g）、小劑 1 錢至 1 錢半（3～4.5g），生梔子、桔梗、黃芩、知母、赤芍、玄參、連翹、竹葉、甘草、牡丹皮（以上十味原書無用量）。

主治：溫病氣血兩燔。症見大熱渴飲，頭痛如劈，乾嘔狂躁，譫語神昏，或發斑，或吐血、衄血，或四肢抽搐，或厥逆，舌絳唇焦，脈沉細而數，或沉數，或浮大而數。

鑑別：疫疹為感受外來具火熱之性的疫癘毒邪所致，具有傳染性，屬於「熱疫、熱毒斑疹」類疾病。余霖提出「疫既曰毒，其為火也明矣……火之為病，其害甚大，土遇之而赤，金遇之而熔，木遇之而燃，水不勝火則涸」。余霖師古而不泥古，在繼承吳又可「邪從口鼻而入」及「邪伏膜原」的思想下，又提出火熱毒邪從口鼻而入後，多盤踞於肺胃之地，突出強調火熱毒邪與胃及十二經的關係。余霖認為，生理條件下，胃為十二經之海，全身上下十二經皆朝宗於胃，胃透過十二經敷布營養於全身；病理條件下，火毒入胃，勢必也敷布於十二經，戕害百骸，遂症可見發熱惡寒、頭痛如劈，狂躁煩心，口乾咽痛，身熱肢冷，錯語不眠，舌刺唇焦，吐血衄血，熱甚發斑，脈浮大而數、沉而數或沉細而數等。

方解：方中重用生石膏直清胃熱。因胃乃水穀之海，十二經的氣血皆源於胃，所以胃熱清則十二經之火自消。石膏配知母、甘草是白虎湯，有清熱保津之功，加連翹、竹葉，輕清宣透，驅熱外達，可以清透氣分表裡之熱毒；再加芩、連、梔子（即黃連解毒湯）通泄三焦，可清泄氣分上下之火邪。諸藥合用，目的在大清氣分之熱。烏犀角、生地黃、赤芍、牡丹皮共用，為犀角地黃湯，專於涼血解毒，養陰化痰，以清血分之熱。連翹、生甘草、梔子、黃芩、竹葉共組，為涼膈散，瀉火通便，清上瀉下。以上四方合用，則氣血兩清的作用尤強。此外，玄參、桔梗同用，清潤咽喉，治咽乾腫痛。

使用注意：方中石膏、生地黃、烏犀角、黃連的用量宜大，應根據熱疫之輕重選定。臨床使用本方，常根據兼證的不同予以加減變化；因犀角為保護動物，犀角價高難得，現以水牛角替代。

方歌：

清瘟敗毒地連芩，丹膏梔草竹葉併；

犀角玄翹知芍桔，清熱解毒亦滋陰。（《方劑學》）

八、玉女煎

組成：生石膏三五錢，熟地黃三五錢或一兩，麥冬二錢，知母、牛膝各錢半。

主治：張景岳謂其「治水虧火盛，六脈浮洪滑大，少陰不足，陽明有餘，煩熱乾渴，頭痛，牙疼，失血等症」，並盛讚其功效「如神，如神」，由此可見，張景岳玉女煎原方乃為陽明胃火有餘，少陰腎水不足之證而設。中醫認為：「齒為骨之餘，齦為胃之絡。」說明牙齒和齒齦，與足陽明

胃和足少陰腎的關係至為密切。陽明胃經之脈上行頭面，入上齒中，故陽明胃火有餘，循經上攻，則可見頭痛、牙痛；若胃火上炎，灼傷齦絡，則可見齒齦腫痛、出血；熱擾心神則見心煩；若胃熱日久，熱耗少陰腎精，水虧難以上養，則可見煩熱乾渴，牙齒疼痛而搖。陽明與少陰同病，故治當清瀉陽明與滋養腎陰同用治。

使用注意：本方所用藥物，多陰柔滋膩，過於寒涼，易傷脾胃陽氣，有礙脾胃運化之功，故「大便溏瀉者，乃非所宜」。臨證加減：張景岳論及本方的加減法時指出：「火之盛極者，加梔子、地骨皮之屬亦可。如多汗多渴者，加北五味十四粒。如小水不利，或火不能降者，加澤瀉一錢五分，或茯苓亦可。如金水俱虧，因精損氣者，加人蔘二三錢尤妙。」

方歌：

玉女石膏熟地黃，知母麥冬牛膝裹，
腎虛胃火相為病，牙痛齒衄宜煎嘗。（《方劑學》）

上篇　經典溫習

第二章
臨床藥學基礎

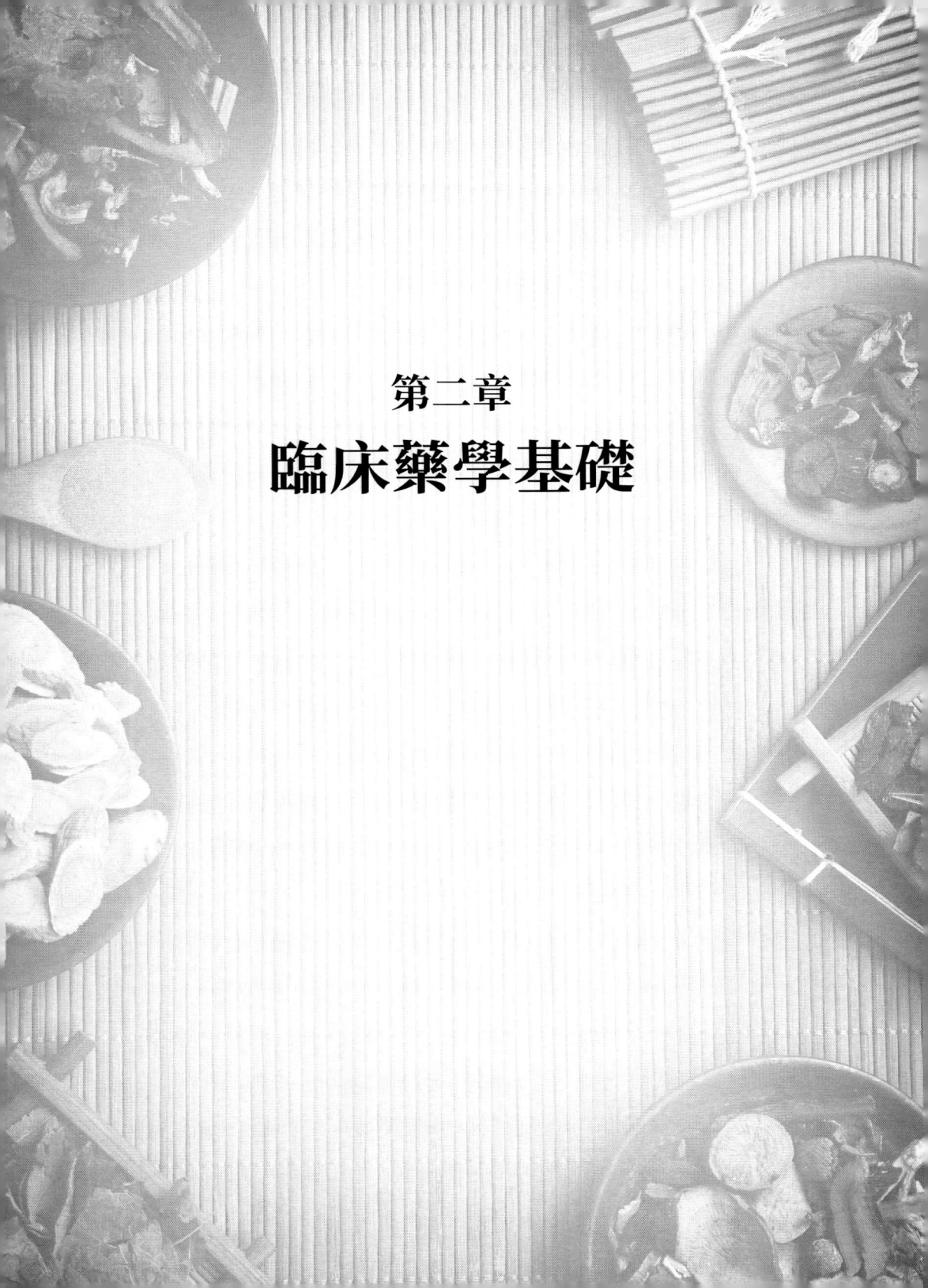

上篇　經典溫習

第一節　主要藥物功效與主治

　　本方由石膏、知母、粳米、甘草四味藥物組成，石膏用量最重，被譽為「寒劑之祖方」，其藥味雖少，但組方合理、配伍嚴謹，藥效得到後世醫家推崇。

一、甘草

　　甘草主治羸瘦。兼治咽痛、口舌糜碎、心悸、咳嗽以及慢性病的躁、急、痛、逆諸症。

　　甘草用於瘦人，古時候就有這個經驗。《神農本草經》記載甘草能「長肌肉」。《傷寒論》中凡治療大汗、大下、大吐以及大病以後的許多病症的方劑，大多配合甘草。吐下汗後，氣液不足，必形瘦膚枯。唐代的著名方書《外臺祕要》就記載用小便煮甘草數沸服，治療成人羸瘦。《證類本草》記載用甘草粉蜜丸，可以治小兒羸瘦。日本築後市國立療養所安德恭演醫生研究證實甘草中的甘草甜素有延緩肌肉營養不良發展的效果。羸瘦，可以看作是使用甘草的客觀指徵之一。以羸瘦為主要特徵的疾病，如肺結核、慢性腎上腺皮質功能減退症、慢性肝炎、肝硬化、愛滋病等，可大量使用甘草。

　　咽痛，張仲景多用甘草。《傷寒論》、《金匱要略》中治咽痛有 8 張處方，其中 7 張方含有甘草。尤其是《傷寒論》明確提出：「少陰病二三日，咽痛者，可與甘草湯。」提示咽痛是甘草主治。這種咽喉的疼痛感，多伴有乾燥感、熱灼感局部多充血、紅腫。後世治療咽痛的複方中，也大都含有甘草，如《聖濟總錄》以單味甘草治療熱毒腫，舌卒腫起，滿口塞喉，氣息不通，頃刻殺人。《小兒藥證直訣》用甘草蜜炙，桔梗在米泔水中浸

泡一夜，煎服，又加阿膠，治療喉痛。後世的玄麥甘桔湯，用甘草、桔梗、玄參、麥冬同用，療慢性咽痛也有效果。岳美中先生曾治療一例患者咽喉痛如刀刺，曾用西藥無效，局部不紅不腫，與服生甘草、熟甘草，服二日，其痛即失。其醫案載於《岳美中醫話集》。《傷寒論》有「咽喉乾燥者，不可發汗」（83條）的記載，可知咽喉乾燥疼痛者，必無作汗之資，由此可以推測其人與麻黃證不同，必定體型瘦削、身熱易汗、肌肉堅緊、舌質紅者。以咽喉、口舌疼痛為特徵的疾病，如急性咽喉炎、喉頭水腫、口腔黏膜潰瘍、白塞病等。

甘草可治口腔黏膜病。《金匱要略》甘草瀉心湯，是治療「蝕於喉為惑，蝕於陰為狐」的狐惑病的專方，現在用於治療復發性口腔潰瘍、白塞病。現代中醫趙錫武先生用此方加生地黃治療口腔與外陰潰瘍，甘草生用量達30g。（《趙錫武醫療經驗》）

其實，不僅是口腔黏膜病，即其他黏膜潰瘍，也可使用甘草。《千金要方》以蜜炙甘草治陰頭生瘡。肛裂用甘草水局部溼敷可減輕症狀。有報導用甘草流浸膏或用甘草鋅膠囊治療消化性潰瘍。對於尿道刺激症狀，如尿痛、尿急等，用甘草配合滑石等藥物可緩解症狀，方如六一散加連翹30g、山梔子10g更好。

咳嗽也是黏膜刺激症狀，甘草同樣適用。《金匱要略》「大逆上氣，咽喉不利，止逆下氣者麥門冬湯主之」、「咳而胸滿……時出濁唾腥臭，久久吐膿如米粥者，為肺癰，桔梗湯主之」。《千金方》生薑甘草湯（甘草、生薑、人參、大棗）治療肺痿咳涎沫不止、咽燥而悶。以上方中均有甘草。唐代的《千金要方》中，有用單味甘草治療肺痿多痰的記載。宋代方書《聖濟總錄》中記載，用甘草2兩（60g），豬膽汁浸5宿，漉出炙香，研末為丸，內服治療熱性咳嗽。

上篇　經典溫習

　　現代製劑甘草浸膏以及小兒止咳顆粒包括川貝枇杷膏等市售止咳成藥，都含有甘草。以咳嗽為主訴的疾病，如急性支氣管炎、慢性支氣管炎、咽喉炎、肺結核等，都可以配伍甘草。甘草可配伍桔梗、柴胡、黃芩、麥冬等，方如桔梗湯、小柴胡湯、麥門冬湯。

　　單味甘草治療心悸，在《本草綱目》上就有記載。《傷寒論》中以甘草配合桂枝，治療發汗過多以後，患者出現的心悸。所謂「發汗過多，其人叉手自冒心，心下悸，欲得按者」（64 條）。是使用大量發汗藥物以後，患者汗出過多以後出現的心悸。對「脈結代，心動悸」者，用甘草配伍桂枝、地黃、麥冬、阿膠等，方如炙甘草湯。以心動悸為主訴的疾病，如期前收縮、心動過緩、竇房結綜合症、心肌炎、心臟瓣膜病、心房纖顫等，常配桂枝、茯苓、人參等，代表方是炙甘草湯。

　　雜病多見躁、急、痛、逆諸症。此躁，為情緒不安定，變化無常、煩躁、多動，如甘麥大棗湯證的臟躁。此急，為急迫、攣急、拘急之證，如芍藥甘草湯證的腳攣急。此痛，為一種攣急性、絞窄樣、緊縮性的疼痛，如茯苓杏仁甘草湯證的胸痹、甘草粉蜜湯證的心痛等。此逆，為吐逆、衝逆、氣逆，如橘皮竹茹湯證的噦逆、桂枝甘草湯的氣上衝等。以上症候的發生，多見於形瘦膚枯、舌淡脈細者。如體胖浮腫、舌苔厚膩者，甘草應慎用，尤其不可過量，否則易於出現胸滿、浮腫加重、頭暈等。

　　甘草還是古代救治食物中毒或藥物中毒者的主要藥物。唐代名醫孫思邈說「大豆解百藥毒，嘗試之不效，乃加甘草，為甘豆湯，其驗更速」。傳統認為甘草能解烏頭、附子、膽南星、半夏、馬錢子以及一支蒿的毒。實驗證明，甘草對組胺、水合氯醛、昇汞、河豚毒、蛇毒、白喉毒素、破傷風毒，均有解毒作用。從張仲景用藥來看，使用麻黃、附子、烏頭等有毒中藥，經常配伍甘草，這無疑是有道理的。

另外，後世還將甘草用於外科感染性疾病。清代名醫王孟英治療一例腹股溝瘡毒，患者發熱、嘔吐、胯間痛不可當，用生甘草一兩（30g）、金銀花六兩（180g）、皂角刺五錢（15g），水煎和酒服之，一劑減其勢，再劑病若失。外科常用的治療脫疽的四妙勇安湯，即為甘草 30g，當歸 30g，玄參 90g，金銀花 90g。對於外科的應用，張仲景沒有述及。

綜上所述，甘草證以體型羸瘦為客觀指徵，主治病症以乾枯性（羸瘦）、痙攣性（肌肉痙攣、絞痛）、刺激性（咽痛、黏膜潰瘍）、躁動性（心悸、臟躁）、突發性（中毒、外科感染）為特點。

二、石膏

石膏為硫酸鹽類礦石。《神農本草經》謂本品主「中風寒熱，心下逆氣驚喘，口乾舌焦，不能息，腹中堅痛，除邪鬼」。白虎湯中石膏用量既是最大劑量方，又是最簡方。

石膏主治身熱汗出而煩渴、脈滑數或浮大、洪大者。

身熱，有高熱，也有身體自覺發熱，還有畏熱喜涼，喜飲冰涼食物者。

汗出，即張仲景所謂的「自汗出」。其特點一是量多，常常汗出溼衣，或者反覆出汗；二是身體伴有熱感，患者不惡寒反惡熱，同時，患者伴有煩躁不安以及強烈的渴感，脈象必定滑或洪。張仲景特別指出「發熱無汗，其表不解，不可與白虎湯」。汗出，也是古代許多石膏方的主治病症，如《肘後方》石膏甘草散，兩藥等分為末，以米漿送服，治大病癒後多虛汗。《傷寒總病論》則用於治療溼溫多汗，妄言煩渴。《普濟方》也用石膏、甘草治療「暴中風，自汗出如水者」。

煩渴，也稱大渴。石膏多配知母、人參。《傷寒論》形容這種所謂的

「大煩渴」時這樣描述「大渴,舌上乾燥而煩,欲飲水數升」(168條)。舌上乾燥,為舌苔乾燥缺乏津液,有的如砂皮,或乾焦,是渴感的客觀指徵,欲飲水數升,為患者能大量喝水,提示渴感的強烈程度。與大渴相伴的,是大汗以及脈象洪大。如白虎加人蔘湯就主治「大汗出後,大煩渴不解,脈洪大者」(26條)。日本古方家吉益東洞認為石膏的主治是煩渴,他說:「凡病煩躁者,身熱者,譫語者,及發狂者,齒痛者,頭痛者,咽痛者,其有煩渴之證也,得石膏而其效核焉。」

脈滑數,為脈來流利,動數圓滑易得,脈率快,多見於高熱患者。浮大、洪大為脈來浮露易得,多見於羸瘦之人或汗出過多或出血之時。

使用大劑量石膏的客觀指徵有如下三點:①面白而皮膚憔悴:雖身熱汗出,但無健康時的紅光,而現憔悴之態。臨床可見,黃胖人則多身體困重、脈象沉遲;黑胖人則不易汗出,均少石膏證,可以鑑別。②舌面乾燥,舌苔薄:大量的出汗,導致體內水分的大量流失,故出現舌面乾燥,患者腸胃內無有形的積滯物,故舌苔薄。如舌苔溼潤或厚膩,均非石膏主治。③脈形浮大、洪大:因為只有這種脈象的人,才能出現大渴、大汗出,並出現煩躁不安、易於興奮等證。如果脈象沉微,則必精神萎靡、畏寒無汗,與石膏證恰恰相反。

另外,《傷寒論》在白虎湯主治中兩次提到「腹滿」,此腹滿與大黃、厚朴、枳實所治的腹滿是完全不同的。彼為腸胃有形積熱,而此為無形氣熱,故腹皮較急而按之缺乏底力。

石膏所治的多汗,和黃耆所治療的多汗不同。黃耆所治療的多汗多伴有浮腫、面色黃;石膏所治療的多汗多伴有煩渴感和身熱感。簡單地說,黃耆治汗出而腫,石膏治汗出而渴。黃耆證的汗出不煩,石膏證的汗出必

煩。石膏所治的多汗，與桂枝所治療的多汗也不同。桂枝所治的多汗多伴有心悸、腹痛等，是悸汗、虛汗，石膏所治的多汗多伴有煩渴、身熱等，是煩汗、熱汗。而且，兩者在脈象上有明顯的區別。石膏證脈滑而數，桂枝證脈緩而遲。

石膏的大渴，與白朮、茯苓所治的口渴不同。石膏所主治的口渴，其渴感不僅僅是自我感覺，而且並能大量喝水，甚至喜渴冷飲，而不是像白朮、茯苓、澤瀉證的口渴，為渴而不欲飲水，或雖飲不多且喜熱飲。另外，舌象也不同。石膏舌苔乾燥或焦，白朮、茯苓舌苔薄白而潤，舌體胖大，邊有齒痕。

三、知母

知母為百合科植物知母的根莖。《神農本草經》謂本品主「消渴，熱中，除邪氣，肢體浮腫，下水，補不足，益氣」。

知母主治汗出而煩。身熱口燥渴，脈浮大者，配石膏、人蔘；骨節疼痛，配桂枝、石膏；身體羸瘦、獨足腫大者，配桂枝、芍藥、附子、麻黃等；身體羸瘦，心煩意亂者，配百合；虛煩不得眠，配酸棗仁、甘草。所謂汗出而煩，指其人或自汗，或盜汗，或出黃汗，同時心煩不安，甚至不得眠。知母所治的此種心煩與大黃、黃連、梔子所主的煩不同。大黃之煩，因腹中結實，痛閉而煩，黃連之煩因心下痞痛，悸而煩；梔子之煩，因胸中窒塞、舌上有苔而煩，皆有結實之證。而知母之煩，腸胃之中無有形邪氣，臨證無痛窒症狀，故稱之為「虛煩」。

使用知母，可注意以下客觀指徵：①身體羸瘦，桂枝芍藥知母湯證比較強調這個指徵。身體羸瘦而腳腫如脫，腫在一處，全身反瘦，所謂「獨

上篇　經典溫習

足腫大」，就可以使用知母。酸棗仁湯證的虛勞，本有「面色薄」、「酸削不能行」等證，故也屬羸瘦之列。②舌紅苔薄，瘦人舌本紅，加有汗出而心煩，則更當紅，苔薄，示腸胃中無有形積熱。

第二節　主要藥物的作用機制

一、石膏

石膏，始見於《神農本草經》。辛、甘，微寒。歸肺、胃經。

1. 漢代，主治氣分實熱證

《神農本草經》曰「主中風寒熱，心下逆氣，驚喘，口乾舌焦，不能息，腹中堅痛，除邪鬼，產乳，金瘡」。《金匱要略》中越婢湯，用麻黃、石膏、生薑、大棗、甘草以治療風水夾熱證。又用小青龍加石膏湯，用小青龍湯加石膏水煎服，治療肺脹，咳而上氣，煩躁而喘，脈浮者，心下有水，脅下痛引缺盆，其人常倚服，方中石膏清泄肺熱，麻黃宣肺平喘，前者寒，後者溫，二藥相制為用，成為清泄肺熱的常用藥對。又如麻杏石甘湯，方中用麻黃、杏仁、生石膏、甘草以清宣肺熱，平喘，治療邪熱壅肺，發熱汗出，喘急、煩渴，苔黃脈數，亦含此意。

2. 魏晉至唐，解肌清熱，除煩止渴

《名醫別錄》言石膏「除時氣，頭痛，身熱，三焦大熱，皮膚熱，腸胃中膈熱，解肌發汗，止消渴煩逆，腹脹，暴氣喘息，咽熱」。與之年代相

接近的《肘後方》（方名見《醫心方》卷十二所引之《錄驗方》）之石膏散。功效止煩止汗，治療大病癒後多虛汗，金瘡煩悶，淫溫多汗，妄言煩渴。至唐代《藥性論》，認為石膏「治傷寒頭痛如裂，壯熱，皮如火燥，和蔥煎茶去頭痛」。同一時期的《備急千金要方》用石膏之處很多，重點用於解肌清熱，除煩止渴。主治範圍有所擴大，如卷十三之石膏湯，主治心實熱，或欲吐，吐而不出，煩悶喘急頭痛。又有《千金》之滑石石膏散（名見《三因極一病症方論》），採用滑石、石膏各等分治療女勞疸。同時代的《外臺祕要》引《深師方》之投杯湯（別名「麻黃石膏湯」），主治久逆上氣胸滿，喉中如水雞鳴。

至五代《日華子本草》認為石膏「治天行熱狂，下乳，頭風旋，心煩躁，揩齒益齒」。較前代增加「下乳」之功用，說明主治範圍已經不僅僅是限於解肌清熱，除煩止渴，而是有了進一步的擴展。

3. 宋至明，瀉三陽之火，治驚風躁狂，熱渴

《湯液本草》指出石膏「治足陽明經中熱，發熱惡熱，燥熱，日晡潮熱」。《用藥心法》認為其是「胃經大寒藥，潤肺除熱，發散陰邪，緩脾益氣」。在這一時期，石膏主要應用於清熱瀉火，除煩止渴，治療範圍在前代的基礎之上更加廣泛，用治脾實熱、黃疸、霍亂、小兒夜啼、癰疽、嘔吐等實熱內盛的疾病。《婦人大全良方》中柴胡石膏湯治療妊婦傷暑，頭痛惡寒，身熱躁悶，四肢疼痛，項背拘急，口乾燥，其卷十四之石膏湯治妊婦六七個月，傷寒熱入腹，大小便祕結不通，蒸熱。《本草衍義補遺》曰「軟石膏可研為末，醋和，丸如綠豆大，以瀉胃火、痰火、食積，殊驗」。

《太平聖惠方》載石膏方近40多首，多用石膏清熱瀉火以治療實熱內盛，其卷十之石膏湯用治傷寒陽痙，通身壯熱，目眩頭痛。該書第九卷所

載同名的石膏湯治療「傷寒病九日，曾經發汗吐下未解，三焦生熱，其脈滑數，昏憒沉重」。

《聖濟總錄》中以石膏命名之方劑也有多個，應用範圍得到擴大，如卷十六之石膏湯主治頭痛。卷一一九所載石膏煎，即「涼開三寶」之紫雪的化裁，主治心脾積熱，生重舌，及時行陰黃，丹石發動，一切熱毒。這裡的時行陰黃，當為疫病，丹石多為硫黃等所製，多服久服積熱在體內，一旦發動為病，必見高熱，神昏，癲狂等危象，急宜重劑清解熱毒，以救危亡。本方石膏、滑石等多為寒涼之品，直折火焰，並解鬱火，病於是得治。

《素問病機氣宜保命集》中的蒼朮石膏湯，實際上是白虎湯去粳米加蒼朮用治溼溫，身多微涼，微微自汗，四肢沉重。石膏還用於治療眼疾、鼻塞、牙痛等五官科疾病，《太平聖惠方》卷三十二石膏散主治肝火熱盛，毒攻眼赤，頭痛煩渴。《御藥院方》卷十之石膏散，石膏（水飛）、龍腦（另研）共為細末，每用少許，鼻內搐之，主治腦熱鼻塞，頭目昏重。

4. 清至民國，外解肌表，內清實熱

這一時期，對石膏的認識較前代又有新的進展，《長沙藥解》所說石膏「清心肺而除煩躁，泄鬱熱而止燥渴，療熱狂，治火嗽，止煩喘，清燥渴，收熱汗，消熱痰，住鼻衄，調口瘡，理咽痛，通乳汁，平乳癰，解火灼，療金瘡」。實際上是對前代本草典籍對石膏的記述的總結，而《本草再新》中「治頭痛發熱，目昏長翳，牙痛，殺蟲，利小便」的論述，從外科角度補充了石膏的功效，主治範圍得到更進一步的擴展。

值得一提的是，對於歷代部分醫家所論石膏「大寒」的藥性，張錫純的觀點與此相反，他在《醫學衷中參西錄》中說：「石膏，涼而能散，有透

表解肌之力，外感有實熱者，放膽用之，直勝金丹。《神農本經》謂其微寒（《神農本草經》：味辛，微寒），則性非大寒可知。且謂其宜於產乳（此當是張錫純由歷代所述之『下乳』一詞推定），其性尤純良可知。」這就不同於許多醫家視石膏為猛虎的態度，其理論來源是《神農本草經》原文，一掃前代醫家棄《黃帝內經》談藥的研究方式，將尊重原典重新提到首要位置，又以後人之經驗推求之，其治學之方式值得肯定。

二、知母

知母，首載於《神農本草經》，列為中品，味苦，性寒，歸肺、胃、腎經。主產於河北、山西等地。其中以河北易縣的知母最好，習慣稱為「西陵知母」。

1. 漢、晉至南北朝，補虛，療傷寒，治療氣分實熱

漢代《神農本草經》載，知母「主消渴熱中，除邪氣，肢體浮腫，下水，補不足，益氣」。晉代《名醫別錄》主治傷寒久瘧煩熱，脅下邪氣，膈中惡（又稱客忤、卒忤。感受穢毒或不正之氣，突然厥逆，不省人事。）及風汗內疸。較《神農本草經》的認識有所擴展，但主要闡述療傷寒及脅下邪氣之功能。《本草經集注》曰「治傷寒久瘧煩熱，脅下邪氣，膈中惡」。這一時期，知母主要用於清熱與滋陰。如《金匱要略》中的百合知母湯，主治百合病因發汗後，虛熱加重，症見心煩口渴，方中百合清心潤肺，益氣安神，知母滋陰清熱並除煩止渴，二藥共同潤養心肺，除煩安神。知母對於外科瘡瘍見虛熱口渴者，亦有良效，如《劉涓子鬼遺方》卷三中記載的生地黃湯治療發背，發乳，癰疽，虛熱大渴。知母在此處發揮了輔助主要藥物生地黃、竹葉清熱滋陰的作用。

2. 唐宋時期，清骨勞熱如虐，滋陰虛解煩渴

這一時期，知母在應用範圍上明顯擴大，配伍方面呈現出多樣化的特點，《藥性論》謂知母「主治心煩躁悶，骨熱勞往來，產後蓐勞，腎氣勞，憎寒虛損」。應用方面，如《備急千金要方》卷三之知母湯，主治產後乍寒乍熱，通身溫壯，胸心煩悶。其中的知母與芍藥、黃芩統治內外之熱（語出《千金方衍義》），是其正治。

及至唐以後，對知母的認識更加廣泛而深入。

《日華子本草》認為知母「通小腸，消痰止嗽，潤心肺，補虛乏，安心止驚悸」。此處增加「通小腸」一說，意指知母具瀉下清腑之功。

宋代，《聖濟總錄》卷六十一所載知母湯，主治肝黃。齒黃，目如丹赤，口燥熱渴，氣力虛劣，身體青黃，這是治療黃疸之方，可以看出知母在其中的清大熱止煩渴的作用，因為與常山、鱉甲、茵陳、柴胡相配伍，治黃之力大增。同書中卷三十五的知母丸，主治諸瘧。知母在此處則展現治瘧之作用，與烏梅、常山、肉蓯蓉、淡豆豉、人參、桂等配伍亦為一妙，方中知母配烏梅清熱除煩，並用常山截瘧；肉蓯蓉益精血，人參生津；淡豆豉與桂理氣解鬱，使氣機得以通暢，諸藥並用，諸瘧得治。

《太平聖惠方》卷三十三主治眼碎生赤翳膜，侵睛下垂。即現代眼科之白內障，這是對知母用途的一次擴充。

3. 金元時期，多與黃柏相使，滋陰瀉火是特色

本時期特色是將知母應用於滋補腎陰，清妄動之相火。

首先，這段時期是藥物歸經正式形成的時期，自然，知母也會被賦予其所歸經絡。藥物歸經論的代表人物張元素就對知母做出如下敘述：

「涼心去熱，治陽明火熱，瀉膀胱腎經火，熱厥頭痛，下痢腰痛，喉中腥臭。」陽明即胃經，膀胱與腎相表裡。這就為知母劃定了治療範圍，目的是使得治療用藥精確化。王好古言知母「瀉肺火，滋腎水，治命門相火有餘」。《主治祕要》說「其用有三：瀉腎經火一也；作利小便之佐使二也；治痢疾臍下痛三也」。李東垣謂其「瀉無根之腎火，療有汗之骨蒸，止虛勞之熱，滋化源之陰」。

其次，這段時期是「金元四大家」闡述各自主張，進行學術爭鳴的時代，朱丹溪師從羅知悌，受師公張元素藥物歸經理論的影響，結合自己臨床中，總結的「相火最易耗傷陰液」的實踐經驗，總結為「陰常不足陽常有餘」的觀點。乃大量使用知母配伍黃柏治療陰虛生火之證，典型方劑如其著作《丹溪心法》之大補陰丸，主治肝腎不足，陰虛火旺的骨蒸潮熱，盜汗遺精，尿血淋濁，腰膝痠痛；或咳嗽咯血，煩熱易飢，眩暈耳鳴，舌紅少苔，脈細數等證；或水虧火炎，耳鳴耳聾，咳逆虛熱，腎脈洪大，不能受峻補者；腎水虧敗，小便淋濁如膏，阻火上炎，左尺空虛者，究其原因，乃肝腎虧虛，陰虛火旺。及至現代，亦用於甲狀腺功能亢進、腎結核、骨結核、糖尿病等屬陰虛火旺者，已經是更深一層的運用了。朱丹溪《蘭室祕藏》一書，載通關丸，用知母、黃柏、肉桂研末水製為丸，空腹白湯送下，治療熱邪蓄於膀胱，導致尿閉不通，少腹脹滿，即今天我們所說的「癃閉」或「尿閉」此二方均為著名方劑，均用知母、黃柏相配伍，但各有特點，亦各有側重，前方配熟地黃滋肝腎陰，龜板滋陰潛陽補腎，知柏清熱，一清一補，相得益彰。同樣，虎潛丸用治腎虛骨瘦，筋骨綴弱，行步艱難。即知母、黃柏與熟地黃同用，亦為此意，加牛膝是為滋補肝腎並引諸藥下行，後方則伍以少量肉桂，目的在於水蓄較為嚴重，用之化氣行水，如此則熱去並水行，膀胱復司其職，病乃得除。當然，知母在此亦

有清熱利小便之能，《醫學啟源》云「知母，《主治祕要》云作利小便之佐使，腎中本藥」之論，於此得到驗證。

當然，「清熱潤燥止煩渴」作為知母的基本功效，在這一時期依然得到應用。如《世醫得效方》之二母散，正是以之配貝母，加飴糖治療熱嗽與痰喘。

4. 明代，上則清肺金瀉火，下則潤腎燥而滋陰

明代時最著名的本草集大成者《本草綱目》，將知母的功效總結為「下則潤腎燥而滋陰，上則清肺金而瀉火」。這是對以往所使用知母的功效概括。這一時期，對知母的運用正是沿這一軌跡展開的，李時珍同時又說知母「乃二經（指肺腎二經）氣分藥也；黃柏則是腎經血分藥，故二藥必相須而行，昔人譬之蝦與水母，必相依附」。明確將知母、黃柏為伍的藥對關係正式明確確立並加以記錄，因此，這一時期亦常將知母、黃柏伍用以滋陰清熱。《醫方考》所載名方知柏地黃丸，即六味地黃丸加知母、黃柏，功效滋陰清熱，治療陰虛火旺，下焦溼熱，其中為使知柏入腎經而鹽炒以炮製之。《奇效良方》載知母茯苓湯，治療肺疹，喘嗽不已，往來寒熱，自汗。《症因脈治》一書所錄之知石瀉白散，治療外感腋痛，燥火傷肺金之氣，口渴面赤，吐痰乾涸，小便短赤，脈躁疾。《片玉痘疹》用知母石膏湯，治療麻疹見形，餘熱不退者，本方實為《傷寒論》之竹葉石膏湯去半夏、粳米，加玄參而成，無欲嘔，故去半夏不用，加玄參，旨在加強滋陰，這是將知母之用發展到皮膚科應用。

也有不同的觀點，《本草正》認為：「古書言知母佐黃柏滋陰降火，有金水相生之義。蓋謂黃柏能制膀胱、命門陰中之火，知母能消肺金，制腎水化源之火，去火可以保陰，是即所謂滋陰也，故潔古、東垣皆以為滋陰

降火之要藥，繼自丹溪而後，則皆用以為補陰，誠大謬矣，夫知母以沉寒之性，本無生氣，用以清火則可，用以補陰，則何補之有？」這是對自丹溪而後的醫家用知母補陰的用法的質疑，認為知母沉寒無法生氣以滋陰，同時強調知母之滋陰實際是「瀉火以存陰」，亦可視作「隔一隔二的治法」之一種思路。

5. 清代，滋陰生津治消渴

清代除了繼承前代對知母的應用以外，用治消渴可謂本時期的特色。《本草崇原》稱之「稟寒水之精，故主治消渴熱中」。《仙拈集》卷二之三消湯，治療燥熱傷陰的三消證。

學術爭鳴依然存在，《本草新編》認為「此物只可暫用，而不可久服」。緣由知母性寒，又認為「黃柏未嘗不入氣分，而知母未嘗不入血分也。黃柏清腎中之火，亦能清肺中之火，知母瀉腎中之熱，而亦瀉胃中之熱，胃為多氣多血之腑，豈止入於氣分，而不入於血分耶？是二藥不必兼用」。是對知母、黃柏配伍的一種質疑，乃至否定。

張錫純《醫學衷中參西錄》云「知母原不甚寒，亦不甚苦，嘗以之與黃耆等分並用，則分毫不覺涼熱，其性非大寒可知」。是對前述知母性寒不可輕用久用之說的否定。另外指出「又以知母一兩加甘草二錢煮飲之，即甘勝於苦，其味非大苦可知，寒、苦皆非甚大，而又多液，是以能滋陰也，有謂知母但能退熱，不能滋陰者，猶淺之乎視知母也，是以愚治熱實脈數之證，必用知母，若用黃耆補氣之方，恐其有熱不受者，亦恆輔以知母」。這是用自己的臨床試驗為例，說明知母的滋陰功效，其本於臨床實踐的方法值得稱道。

三、甘草

甘草，始載於《神農本草經》，列為上品。性味甘、平，歸脾、胃、心、肺經。

1. 漢代，補虛潤肺，緩急解毒

《神農本草經》謂甘草「主五臟六腑寒熱邪氣，堅筋骨，長肌肉，倍氣力，金瘡𦜝，解毒。久服，輕身、延年」。此時期雖然尚無歸經理論，但是「主五臟六腑寒熱邪氣」已經足以說明其灑陳之廣，後世言甘草「通行十二經」，與此相似。也正因為應用廣泛，所以可作主藥，也可作輔藥使用，或作為佐使調和諸藥。

《傷寒論》之炙甘草湯功能補氣血而復脈通心，主治氣陰兩虛，心悸，脈結代；肺痿，心中溫溫液液者。現常用於病毒性心肌炎，風溼性心臟病，心律失常等病，《傷寒論》中另有桂枝甘草湯，主治「發汗過多，其人叉手自冒心，心下悸，欲得按者」、「婦人生產不快，或死腹中」。此方中桂枝味辛，甘草味甘，辛甘合化為陽，桂枝為主，甘草輔佐之溫復心陽，乃療心悸。

2. 晉至唐，生津通乳，擴展應用

魏晉之《名醫別錄》稱甘草「無毒，主溫中，下氣，煩滿，短氣，傷臟，咳嗽，止渴，通經脈，利血氣，解百藥毒」。這已經強調甘草解毒之力是何等強大，到了「解百藥毒」的程度。「百」是概數，言其種類之多也。

陶弘景稱甘草「國老，即帝師之稱，雖非君，為君所宗，是以能安和

草石而解諸毒也」。此以人事喻甘草，強調調和諸藥與解毒之效能，既承接前代對甘草的認識，又開啟後世配伍應用之法門。

唐代《藥性論》云此「主腹中冷痛，治驚癇，除腹脹滿，補益五臟，養腎氣內傷，令人陰（不）痿，主婦人血瀝腰痛，凡虛而多熱者加用之」。最後的「主婦人血瀝腰痛」，即治療婦女漏下不止，實質是補益以收斂止血之功效，說明本時期對甘草的認識較前代有了進步。

《備急千金要方》卷二載甘草散，主治婦人乳無汁，已經將甘草用於婦科治療，且透過恰當的配伍來實現擴展治療的功效。

3. 宋至金元，補虛祛邪，虛實並重

對於甘草的廣泛運用，到底何時用其補，何時用其緩，何時用其瀉，何時用其調和，《湯液本草》做了如下的探討，並引用《黃帝內經》五味說以說明，現盡錄之，以為鑑賞：「附子理中用甘草，恐其僭上也；調胃承氣用甘草，恐其速下也；二藥用之非和也，皆緩也。小柴胡有柴胡、黃芩之寒，人蔘、半夏之溫，其中用甘草者，則有調和之意，中不滿而用甘為之補，中滿者用甘為之泄，此升降浮沉也，鳳髓丹之甘，緩腎滑而生元氣，亦甘補之意也。《經》云，以甘補之，以甘瀉之，以甘緩之……所以能安和草、石而解諸毒也，於此可見調和之意。夫五味之用，苦直行而泄，辛橫行而散，酸束而收斂，咸止而軟堅，甘上行而發，如何《本草》言下氣？蓋甘之味有升降浮沉，可上可下，可內可外，有和有緩，有補有泄，居中之道盡矣。」此段論述將甘草通行之特性分析得淋漓盡致，蓋因「甘之味有升降浮沉，可上可下，可內可外，有和有緩，有補有泄」。因此其可直入五臟六腑，此一段也再次說明宋代理學思潮已經滲入中醫思維中，並於中醫理論上發揮了闡釋原理之功能。

《小兒衛生總微論方》中用甘草一味炙至焦黃併為末，煉蜜為丸，治療小兒瘦瘠虛羸，懦懦少氣，是獨取甘草補益之性用之，方名「國老丸」。

外科方面，《衛生寶鑑》卷十三的金銀花散，以金銀花、炙甘草為粗末，水酒煎服，功效為托裡止痛，排膿，主治發背惡瘡。汪昂在《醫方集解》中評論本方：「甘能養血補虛，為癰瘡聖藥；甘草亦扶胃解毒之上劑也。」強調甘草補益與解毒的功效，當然，若是熱毒熾盛，僅此二藥力量單薄，恐難取效，理應配伍其他清熱解毒之品，合為峻劑，取其力雄，方能奏功。

李東垣為「金元四大家」之一，對於甘草，他有一段這樣的闡述：「甘草，陽不足者補之以甘，甘溫能除大熱，故生用則氣平，補脾胃不足，而大瀉心火；炙之則氣溫，補三焦元氣，而散表寒，除邪熱，去咽痛，緩正氣，養陰血。凡心火乘脾，腹中急痛，腹皮急縮者，宜倍用之，其效能緩急，而又協和諸藥，使之不爭，故熱藥得之緩其熱，寒藥得之緩其寒，寒熱相雜者，用之得其平。」這與他主張諸病多從脾胃論治，以及以甘溫除熱的學術思想密切相關，從這段論述，可以看出他對於甘草之「升降出入」的樞機變化，適用於「清溫補瀉」之治法，以及甘草在運用時的靈活性、多樣性具有非常深刻的理解。

4. 明代，靈活配伍，擴展應用

明代對甘草的應用主要是在配伍上更加靈活多變，甘草的應用得到擴展，《赤水玄珠》卷四之草靈丹，主治膈氣、反胃嘔吐、梅核氣及胃脘疼痛，《醫學入門》卷七載二甘湯主治胃熱，食後復助其火，汗出如雨，薑、棗助熟甘草補脾胃，鎮守中焦，烏梅、五味子酸收斂汗，如此則開源節流，胃氣恢復，自然熱氣清，汗得收，其中生甘草瀉火，炙甘草補中，一

生一熟，相輔相成，頗得運用之妙。

對於甘草用量，不知何時起，有醫家主張採取小劑量，諸家因襲成風，針對這一理論，汪昂《本草備要》進行了辯駁：「胡洽治痰癖，十棗湯加甘草；東垣治結核，與海藻同用；丹溪治勞瘵，蓮心飲與芫花同行……仲景有甘草湯、甘草芍藥湯、甘草茯苓湯、炙甘草湯，以及桂枝、麻黃、葛根、青龍、理中、四逆、調胃、建中、柴胡、白虎等湯，無不重用甘草，贊助成功，即如後人益氣、補中、瀉火、解毒諸劑，皆倚甘草為君，必須重用，方能建效，此古法也，奈何時師每用甘草不過二三分而止，不知始自何人，相習成風，牢不可破，殊屬可笑。附記於此，以正其失。」主張大劑量使用方為有效，實際上，甘草用量的多少，當依照方中其他藥物劑量，以及甘草在方中的作用為標準使用，即按需使用，但汪昂此說，有其特殊歷史背景，是為正世醫之謬誤而作，今天看來雖然有些矯枉過正，但在其時，已經振聾發聵，汪先生此舉亦情非得已哉！此外，在甘草治禁方面，許多醫家言此「脾胃脹滿者不可用」《本草通玄》對此說做出批評：「人毋多食甘，甘能滿中，此為土實者言也，世俗不辨虛實，每見脹滿，便禁甘草，何不思之甚耶？」指出應該根據病情虛實決定甘草是否可用，而不能刻板地只看腹滿一個症狀，不加分析便一概禁用之。

5. 清代，瘡瘍疾患，內外兼攻

本時期除承襲古代運用以外，更將本藥大幅度用於皮膚外科治療，這其實與當時對藥物認識的變化息息相關，有學者認為，與清朝藥物炮製能力提升和用法有別於前代亦有很大關係，此說可供參考。如《得配本草》說：「瀉心火，敗火毒，緩腎急，和絡血，宜生用。梢止莖中痛，去胸中熱。節能消腫毒，和中補脾胃，粳米拌炒，或蜜炙用。酒家、嘔家、行下

焦，酒癖初起，中滿者，禁用。」確實反映出當時對甘草的應用已經到了很細膩的程度，並且可根據病情需要採用不同方法炮製的甘草以獲得理想的效果，若炮製技術落後，是不可能有如此細分的同時，恐怕與當時社會生產力提高，商業發展，物流暢通，甘草價廉，使用便捷不無關係。《外科精要》將大黃、甘草共熬膏內服，治療一切癰疽，有消腫逐毒，使毒不內攻的作用，這是「將軍」與「國老」相配逐毒消腫的典型。《醫林改錯》之黃耆甘草湯，用黃耆（生）、甘草，水煎服，主治老年溺尿，玉莖痛如刀割，不論年月深久，生黃耆益氣並且利水，生甘草通利血氣並且瀉火，但此處並未採用甘草梢，或許王清任並未信任這樣的觀點。陳修園在《醫學從眾錄》中記載有甘草青鹽丸，治療大便下血，青鹽鹹，寒，功能涼血，明目；甘草生用瀉火，又利血氣，二藥清腸胃熱而血不得妄行，利血氣使血行而不留瘀，善後考慮很是周密。

四、粳米

粳米首載於《名醫別錄》，性味甘、平，歸脾、胃、肺經。

1. 漢至魏晉，益氣止泄

漢代，張仲景書中用本品組方共 6 首，分別是白虎湯、白虎加人蔘湯、竹葉石膏湯、麥門冬湯、附子粳米湯、桃花湯，前四方為寒涼之劑，粳米與石膏合用，後二方為溫熱之劑，粳米與附子或者乾薑合用，但書中未說明其功效。

晉代，《名醫別錄》記載粳米的功效「主益氣，止煩，止泄」。可以為張仲景使用粳米作注解，因其能益氣，故可輔助人蔘補氣而生津液，故白

虎湯類方與麥門冬湯用之，同時也是由於其具有「止煩」的作用，《金匱要略‧腹滿寒病宿食病》附子粳米湯，症見腹中寒氣，雷鳴切痛，胸脅逆滿，嘔吐。桃花湯出自《傷寒論》，治療小便不利，下利，腹痛，便膿血之少陰病。粳米於此二方中，發揮其止瀉益氣之作用。

2. 唐至金元，益胃生肌，強壯筋骨

唐代《備急千金要方》謂粳米「平胃氣，長肌肉」。說明粳米具有滋補中焦的功能，較前代來說，將粳米滋補作用指向的靶器官初次定位下來。《食療本草》說粳米可以「溫中，益氣，補下元」。較前者增加了「補下元」的功能，將運用範圍由中焦擴大到了下焦。《備急千金要方》卷十九之禁精湯主治：失精羸瘦，酸削少氣，目視不明，惡聞人聲，此即補下元之功用，方中韭菜子溫陽，粳米補下元，酒浸之以使藥力能走善行。

這一時期，粳米還被應用於產科，如蘆根飲（方出《千金》卷二，名見《活人書》卷十九），主治妊娠頭痛壯熱，心煩嘔吐，不下食，這是以粳米補中並止煩。又如《外臺祕要》卷三十四引《深師方》之膠蠟湯，主治產後下痢，方中蜂蠟解毒止痢，阿膠、當歸補血，黃連清熱解毒，粳米益氣和中，甘緩止痛，同治下痢。

及五代，《日華子本草》謂之「壯筋骨，補腸胃」。實際上仍是闡述了粳米「補下元」以及「溫中益氣」之功效。

《醫心方》卷十引《華佗方》之二車丸，主治憂恚喜怒，或勞倦氣結，膈上積聚，寒熱，飲食衰少，不生肌肉；女子積寒，風入子道，或月經未絕而合陰陽，或急欲溺而合陰陽，以致絕產，少腹苦痛得陽亦痛，痛引胸中。此處運用粳米是為了止煩，亦可生肌。

宋代，運用方面，多有擴展，《太平聖惠方》卷九十六之粳米桃仁粥，用粳米、桃仁。以桃仁和米煮粥，空腹時食用，主治上氣咳嗽，胸膈傷痛，氣喘，以組成藥物來看，當是瘀血阻滯，肺氣不得肅降而逆行於上而作咳（《本草經疏》認為此種咳嗽「心下宿血去則氣自下，咳逆自止」正是此意）。故以桃仁破血逐瘀，粳米益氣，一瀉一補，則血得運行，氣得肅降，而咳自止。又以粳米之甘緩急止痛，其卷九十六之牽牛子粥用牽牛子，主治水氣，面目及四肢虛腫，大便不通，小兒蛔蟲病，由於牽牛子為峻下逐水之品且有毒，故以粳米之甘緩制其毒性，由因粳米補氣益胃，能護住胃氣不使受二醜之害，以為預防。

《全生指迷方》卷四之粳米湯主治腹痛而嘔，脈緊細而滑。

元代，主要是總結前代的定論，於理論上未做過多發揮，《增廣和劑局方藥性總論》稱其「味甘苦，平，無毒，主益氣，止煩，止泄，按《蜀本》云：斷下痢，和胃氣，長肌肉，溫中」。食療專著《飲膳正要》也說粳米「味甘苦，平，無毒，主益氣，止煩，止泄，和胃氣，長肌肉」，卷二載良姜粥，用高良薑（為末）、粳米，先煎高良薑，去滓，下米，煮粥食用，主治心腹冷痛，積聚，停飲。

3. 明代，益胃生津，壯骨利小便

明代醫家在前人的基礎上，將粳米的作用向前推進，《本草綱目》認為粳米泔可以「清熱，止煩渴，利小便，涼血」。炒米湯可以「益胃除溼」增加了「利小便」。而且功效隨炮製方法的不同而有所區別。《滇南本草》謂其「治諸虛百損，強陰壯骨，生津，明目，長智」。增加了「生津」與「壯骨」、「長智」的功效。

《本草綱目》卷二十五載栗子粥，主治一切風頭風旋，手戰，筋驚

肉，噁心厭食，氣虛嘈雜，風痺麻木不仁，偏枯，老年腎虛，腰痠腰痛，腿腳乏力，脾虛泄瀉。

《醫學入門》卷三之蓮肉膏，主治病後胃弱，不能飲食。《醫方類聚》卷一三六引《食醫心鑑》之黃雌雞粥，主治膀胱虛冷，小便數不禁，取其甘味以補正氣，益下元，復司膀胱之職，這實際上是食療。

4. 清代以後，補中生津益精，止渴止泄

《本草擇要綱目》謂之「益氣止煩，止渴止泄，溫中和胃氣，長肌肉，補中壯筋骨益腸胃。煮汁主心痛，止渴，斷熱毒下痢。合芡實作粥食，益精強志，聰耳明目，通五臟，好顏色。常食乾粳飯，令人不噎」。實際上是對前代所有學說的總結。《食鑑本草》中說「粳米，即今之白晚米，唯味香甘，與早熟米及各土所產亦白大小異族四五種，猶同一類也，皆能補脾，益五臟，壯氣力，止泄痢，唯粳米之功為第一耳」。基本上沿襲前人學說。

《張氏醫通》卷十五之加味竹葉湯，治療妊娠心煩不解，在本方中，粳米發揮了止煩及補氣生津的作用，配合其他清火藥及生津的藥品，故能治療心煩，因為考慮到針對妊娠婦女而作，故所用之藥均藥性平和，無峻烈之品。《雜病源流犀燭》卷一載瀉白散，方中粳米益氣，又制諸藥之寒，防止甘寒太過傷胃。

至於將粳米用於治療溫熱病，是運用了其補氣生津之力。

王孟英清暑益氣湯方出《溫熱經緯》卷四，主治溼熱證，溼熱傷氣，四肢睏倦，精神減少，身熱氣高，心煩溺黃，口渴自汗脈虛者，汗多煩渴，脈大而虛。方中黃連、竹葉、荷梗、西瓜翠衣清熱解暑，西洋參、麥冬、石斛、知母、粳米、甘草益氣生津，合而用之，具有清暑熱、益元

氣之功，方名清暑益氣湯。但是，粳米實際上還具有止煩之功，此處未提及。

張錫純製石膏粳米湯，生石膏（軋細），生粳米煎至米爛熟，乘熱飲用，主治溫病初得，其脈浮而有力，身體壯熱；並治一切感冒初得，身不惡寒而心中發熱者。張氏於方後闡明方義：「此方妙在將石膏同粳米煎湯，乘熱飲之，俾石膏寒涼之性，隨熱湯發散之力，化為汗液，盡達於外也……且與粳米同煮，其沖和之氣，能助胃氣之發達，則發汗自易。其稠潤之汁，又能逗留石膏，不使其由胃下趨，致寒涼有礙下焦……此方粳米多至二兩半，湯成之後，必然汁漿甚稠，飲至胃中，又善留蓄熱力，以為作汗之助也。」此段分析表現出他通曉人體生理以及藥理，實為精於升降出入之道，論述頗為精妙，令人不由得擊節讚賞。

第三節　功效與主治

《醫宗金鑑》言白虎湯：「治陽明證，汗出渴欲飲水，脈洪大浮滑，不惡寒反惡熱。」柯琴曰：「陽明邪從熱化，故不惡寒而惡熱；熱蒸外越，故熱汗出；熱爍胃中，故渴欲飲水；邪盛而實，故脈滑，然猶在經，故兼浮也。蓋陽明屬胃，外主肌肉，雖內外大熱而未成實，終非苦寒之味所宜也。石膏辛寒，辛能解肌熱，寒能勝胃火，寒能沉內，辛能走外，此味兩擅內外之能，故以為君。知母苦潤，苦以瀉火，潤以滋燥，故以為臣。甘草、粳米調和於中宮，且能土中瀉火，稼穡作甘，寒劑得之緩其寒，苦劑得之平其苦，使二味為佐，庶大寒大苦之品，無傷損脾胃之慮也。煮湯入胃，輸脾歸肺，水精四布，大煩大渴可除矣。白虎為西方金神，取以名

湯，秋金得令而炎暑自解。方中有更加人蔘者，亦補中益氣而生津也。用以協和甘草、粳米之補，承制石膏、知母之寒，瀉火而土不傷，乃操萬全之術者也。」由上述可知，白虎湯的功效為清熱生津，清陽明熱為主。主治陽陰熱盛或溫熱病，病在氣分者，症見壯熱面赤，煩渴引飲，大汗出，口舌乾燥，脈洪大有力等。

上篇　經典溫習

第三章
源流與方論

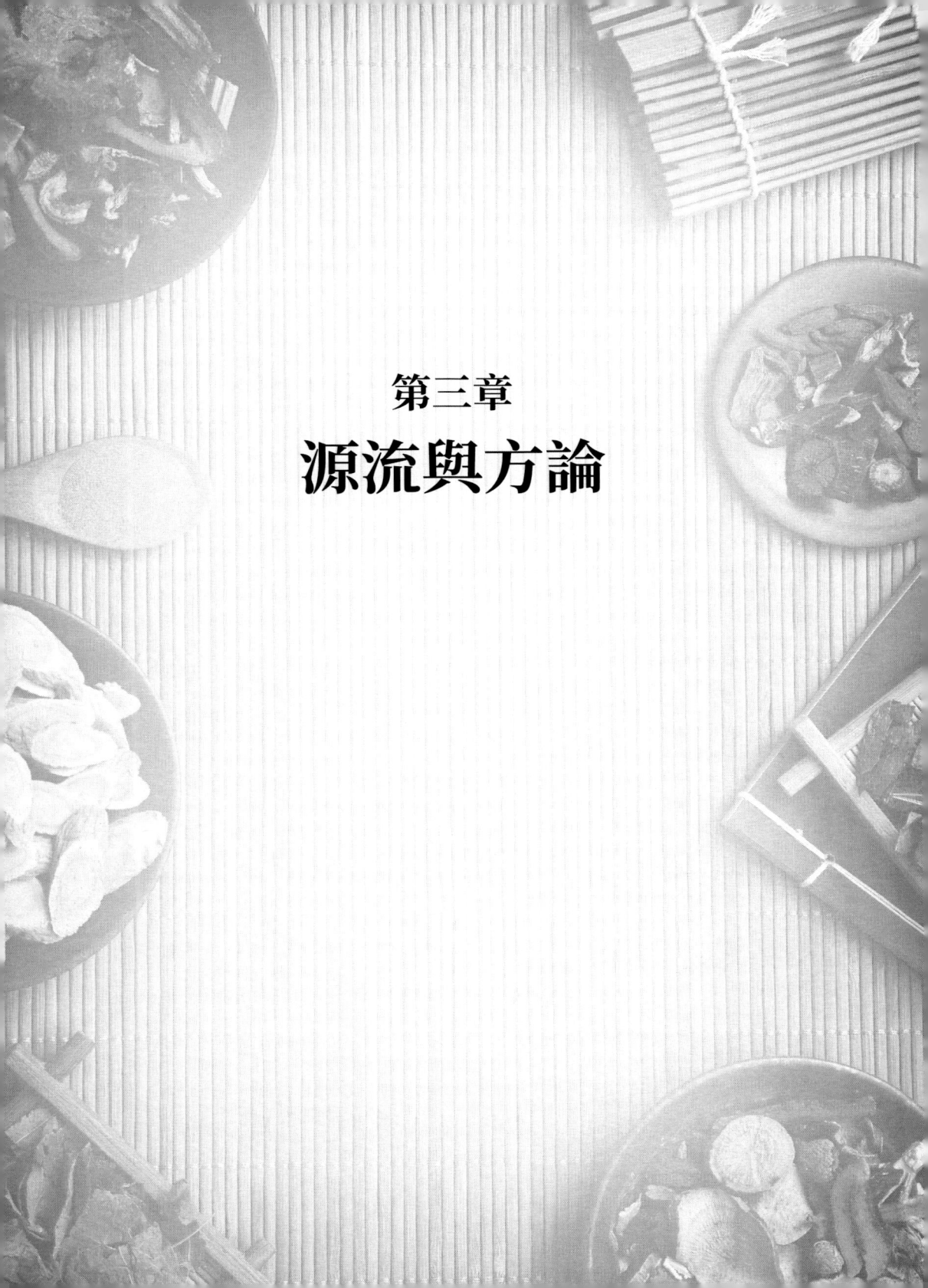

上篇　經典溫習

第一節　源流

　　白虎湯是東漢時期偉大醫學家張仲景所著醫書《傷寒雜病論》中治療陽明氣分熱盛的代表方，其藥味少而簡練，配伍得當，藥量精準，組方嚴謹，療效確切，得到歷代醫家推崇，後又經後代醫家不斷實踐發展和完善，廣泛應用於外感溫病及內傷雜病的臨床治療。

　　中醫治療八法為汗、吐、下、和、消、溫、清、補，而白虎湯則是「八法」中清法的代表方劑，後世歷代醫家將清法在此基礎上進行了擴展，白虎湯的主要功效為清陽明氣分熱盛，盪滌胃經無形之邪熱。溫病學家吳塘在《溫病條辨》中說：「太陰溫病，脈浮洪，舌黃，渴甚，大汗，面赤惡熱者，辛涼重劑白虎湯主之。」

　　後世醫家總結出了白虎湯的適應證：大汗出，煩渴，燥熱，口舌乾燥，脈洪大滑數等。

第二節　古代醫家方論

吳鞠通

　　太陰溫病，脈浮洪，舌黃，渴甚，大汗，面赤，惡熱者，辛涼重劑白虎湯主之。（《溫病條辨·卷一》）

　　形似傷寒，但右脈洪大而數，左脈反小於右，口渴甚，面赤，汗大出者，名曰暑溫，在手太陰，白虎湯主之；脈芤甚者，白虎加人參湯主之。（《溫病條辨·卷一》）

下後無汗脈浮者，銀翹散主之；下後無汗，脈浮洪者，白虎湯主之；脈洪而芤者，白虎加人蔘湯主之。（《溫病條辨·卷二》）

成無己

白虎，西方金神也，應秋而歸肺。熱甚於內者，以寒下之；熱甚於外者，以涼解之；其有中外俱熱，內不得泄，外不得發者，非此湯則不能解之也。夏熱秋涼，暑暍之氣，得秋而止，秋之令曰處暑，是湯以白虎名之，謂能止熱也。知母味苦寒。《內經》曰：熱淫所勝，佐以苦甘；又曰：熱淫於內，以苦發之。欲徹表熱，必以苦為主，故以知母為君。石膏味甘微寒。熱則傷氣，寒以勝之，甘以緩之。熱勝其氣，必以甘寒為助，是以石膏甘寒為臣。甘草味甘平，粳米味甘平。脾欲緩，急食甘以緩之。熱氣內蘊，消燥津液，則脾氣燥，必以甘平之物緩其中，故以甘草、粳米為之使。是太陽中暍，得此湯則頓除之，即熱見白虎而盡矣。立秋後不可服，以秋則陰氣平矣。白虎為大寒劑，秋王之時，若不能食，服之而為噦逆不能食，成虛羸者多矣。（《傷寒明理論·卷四》）

李梴

治一切時氣溫疫，雜病，胃熱咳嗽、發斑，及小兒皰瘡癮疹伏熱等症。（《醫學入門》）

吳昆

石膏大寒，用之以清胃；知母味厚，用之以生津。大寒之性行，恐傷胃氣，故用甘草、粳米以養胃。是方也，唯傷寒內有實熱者可用之。若血虛身熱，證象白虎，誤服白虎者，死無救，又東垣之所以垂戒矣。（《醫方考·卷一》）

汪昂

　　此足陽明、手太陰藥也。熱淫於內，以苦發之，故以知母苦寒為君。熱而傷氣，必以甘寒為助，故以石膏為臣。津液內爍，故以甘草、粳米甘平益氣緩之為使，不致傷胃也。又煩出於肺，躁出於腎，石膏清肺而瀉胃火，知母清肺而瀉腎火，甘草和中而瀉心脾之火，或瀉其子，或瀉其母，不專治陽明氣分熱也。（《醫方集解·瀉火之劑》）

柯琴

　　石膏大寒，寒能勝熱，味甘歸脾，質剛而主降，備中土生金之體，色白通肺，質重而含脂，具金能生水之用，故以為君。知母氣寒主降，苦以泄肺火，辛以潤肺燥，內肥白而外皮毛，肺金之象，生水之源也，故以為臣。甘草皮赤中黃，能土中瀉火，為中宮舟楫，寒藥得之緩其寒，用此為佐，沉降之性，亦得留連於脾胃之間矣。粳米稼穡作甘，氣味溫和，稟容平之性，為後天養生之資，得此為佐，陰寒之物，則無傷損脾胃之慮也。煮湯入胃，輸脾歸肺，水精四布，大煩大渴可除矣。白虎主西方金也，用以名湯者，秋金得令，而暑清陽解，此四時之序也。（《傷寒來蘇集·傷寒論注·卷三》）

王子接

　　白虎湯，治陽明經表裡俱熱，與調胃承氣湯為對峙。調胃承氣導陽明腑中熱邪，白虎泄陽明經中熱邪。石膏泄陽，知母滋陰，粳米緩陽明之陽，甘草緩陽明之陰。因石膏性重，知母性滑，恐其疾趨於下，另設煎法，以米熟湯成，俾辛寒重滑之性，得粳米、甘草載之於上，逗留陽明，成清化之功。名曰白虎者，虎為金獸，以明石膏、知母之辛寒，肅清肺金，則陽明之熱自解，實則瀉子之理也。（《絳雪園古方選注·卷上》）

尾台榕堂

　　傷寒脈滑而厥者，及無大熱、口燥渴、心煩，背微惡寒等證，世醫多不用白虎，遂使病者至於不起，可勝嘆哉……治麻疹，大熱譫語，煩躁引飲，唇舌燥裂，脈洪大者。治牙齒痛，口舌乾渴者。治眼目熱痛如灼，赤脈怒張，或頭腦、眉稜骨痛，煩渴者，俱加黃連良……治狂證，眼中如火，大聲妄語，放歌高笑，登屋逾垣，狂走不已，大渴引飲，晝夜不眠者，亦加黃連。（《類聚方廣義》）

王孟英

　　方中行曰，白虎者西方之金神，司秋之陰獸，虎嘯谷風冷，涼風酷暑消，神於解熱，莫如白虎。石膏、知母，辛甘而寒，辛者金之味，寒者金之性，辛甘體寒，得白虎之體焉。甘草、粳米，甘平而溫，甘取其緩，溫取其和，緩而且和，得伏虎之用焉。飲四物之成湯，來白虎之號嘯，陽氣者以天地之疾風名也。風行而虎嘯者，同氣相求也；虎嘯而風生者，同聲相應也，風生而熱解者，物理必至也。（《溫熱經緯‧卷五》）

第三節　現代醫家方論

張錫純

　　方中重用石膏為主藥，取其辛涼之性，質重氣輕，不但長於清熱，且善排擠內蘊之熱息息自毛孔達出也。用知母者，取其涼潤滋陰之性，既可佐石膏以退熱，更可防陽明熱久者之耗真陰也。用甘草者，取其甘緩之性，能逗留石膏之寒涼不至下趨也。用粳米者，取其汁漿濃郁，能調石膏

金石之藥，使之與胃相宜也。藥止四味，而若此相助為理，俾猛悍之劑歸於和平，任人放膽用之，以挽回人命於垂危之際，真無尚之良方也。何猶多畏之如虎而不敢輕用哉？

白虎湯所主之病，分載於太陽、陽明、厥陰篇中，唯陽明所載未言其脈象何如，似令人有未愜意之處。然即太陽篇之脈浮而滑及厥陰篇之脈滑而厥推之，其脈當為洪滑無疑，此當用白虎湯之正脈也。故治傷寒者，臨證時若見其脈象洪滑，知其陽明之腑熱已實，放膽投以白虎湯必無差謬，其人將藥服後，或出涼汗而癒，或不出汗其熱亦可暗消於無形。若其脈為浮滑，知其病猶連表，於方中加薄荷葉一錢，或加連翹、蟬蛻各一錢，服後須臾即可由汗解而癒。其脈為滑而厥也，知係厥陰肝氣不舒，可用白茅根煮湯以之煎藥，服後須臾厥回，其病亦遂癒。此愚生平經驗所得，故敢確實言之，以補古書所未備也。

近世用白虎湯者，恆恪守吳氏四禁。所謂四禁者，即其所著《溫病條辨》白虎湯後所列禁用白虎湯之四條也。然其四條之中，顯有與經旨相反之兩條，若必奉之為金科玉律，則此救顛扶危挽回人命之良方，幾將置之無用之地。

吳鞠通原文：白虎本為達熱出表，若其人脈浮弦而細者，不可與也；脈沉者，不可與也；不渴者，不可與也；汗不出者，不可與也；常須識此，勿令誤也。

前兩條不可與，原當禁用白虎物矣。至其第三條謂不渴者不可與也，夫用白虎湯之定例，渴者加人參，其不渴者即服白虎湯原方，無事加參可知矣。吳氏以為不渴者不可與，顯與經旨相背矣。且果遵吳氏之言，其人若渴即可與以白虎湯，而亦無事加參矣，不又顯與渴者加人參之經旨相背

乎？至其第四條謂汗不出者不可與也，夫白虎湯三見於《傷寒論》，唯陽明篇中所主之三陽合病有汗，其太陽篇所主之病及厥陰篇所主之病，皆未見有汗也。仲聖當日未見有汗即用白虎湯，而吳氏則於未見有汗者禁用白虎湯，此不又顯與經旨相背乎？且石膏原具有發表之性，其汗不出者不正可藉以發其汗乎？且即吳氏所定之例，必其人有汗且兼渴者始可用白虎湯，然陽明實熱之證，渴而兼汗出者，十人之中不過一二人，是不幾將白虎湯置之無用之地乎？夫吳氏為清季名醫，而對於白虎湯竟誤設禁忌若此，彼蓋未知石膏之性也。及至所著醫案，曾治何姓叟，手足拘攣，因誤服熱藥所致，每劑中用生石膏八兩，服近五十日始癒，計用生石膏二十餘斤。又治趙姓中焦留飲，上泛作喘，每劑藥中皆重用生石膏，有一劑藥中用六兩、八兩者，有一劑中用十二兩者，有一劑中用至一斤者，共服生石膏近百斤，其病始癒。以觀其《溫病條辨》中，所定白虎湯之分量生石膏止用一兩，猶煎湯三杯分三次溫飲下者，豈不天壤懸殊哉？蓋吳氏先著《溫病條辨》，後著醫案，當其著條辨時，因未知石膏之性，故其用白虎湯慎重若此；至其著醫案時，是已知石膏之性也，故其能放膽重用石膏若此，學問與年俱進，故不失其為名醫也。(《醫學衷中參西錄》)

葉橘泉

用治急性傳染性熱病，如傷寒（腸熱證）、肺炎、麻疹等高熱、煩渴、汗多等，又治糖尿病初期，或夏季小兒熱、皮膚病煩熱、搔癢、口渴、夜啼不安等，又霍亂後大熱煩渴，有尿中毒傾向時，以及瘧疾、回歸熱、肺炎等大汗出、分利解熱時，用本方以防虛脫之危險，在此情況下白虎加人蔘湯運用更廣泛。(《古方臨床之運用》)

黃煌

　　白虎湯以石膏、知母同用，則其方證是以兩藥的藥證為主體的，基本症狀為煩躁、強烈的渴感、身熱汗出、脈象洪大。客觀指證有形瘦面白、皮膚粗糙的體形、脈象洪大、舌紅苔薄乾燥等，白虎湯不單是治療急性熱病的處方，即使內傷雜病，只要具有白虎湯證，也可使用白虎湯，這就是「有是證用是藥」這一中醫治病的基本原則。（《黃煌教授經方臨證經驗總匯》）

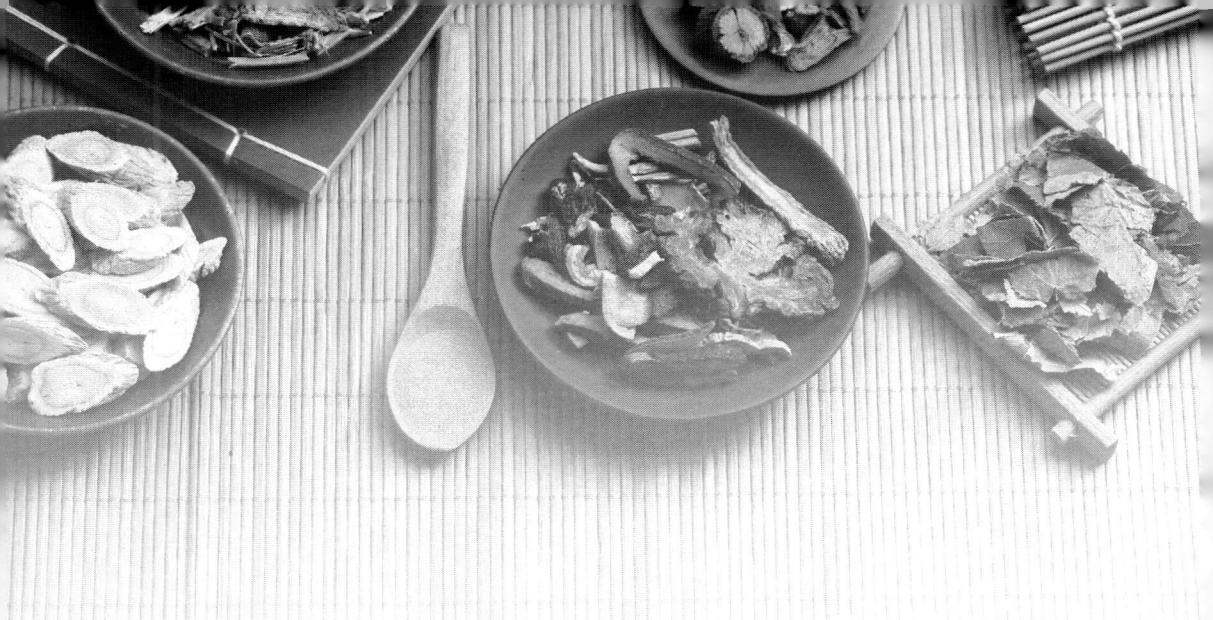

中篇
臨證新論

　　本篇從三個部分對白虎湯的臨證進行論述：第一章臨證概論對古代和現代的臨證運用情況進行了整理；第二章介紹經方的臨證思維，從臨證要點、與類方的鑑別要點、臨證思路與加減、臨證應用調護與預後等方面進行展開論述；第三章為臨床各論，從呼吸系統、循環系統、內分泌代謝系統、消化系統等方面，以臨證精選和醫案精選為基礎進行詳細的解讀，充分表現了中醫「異病同治」的思想，為讀者提供廣闊的應用範圍。

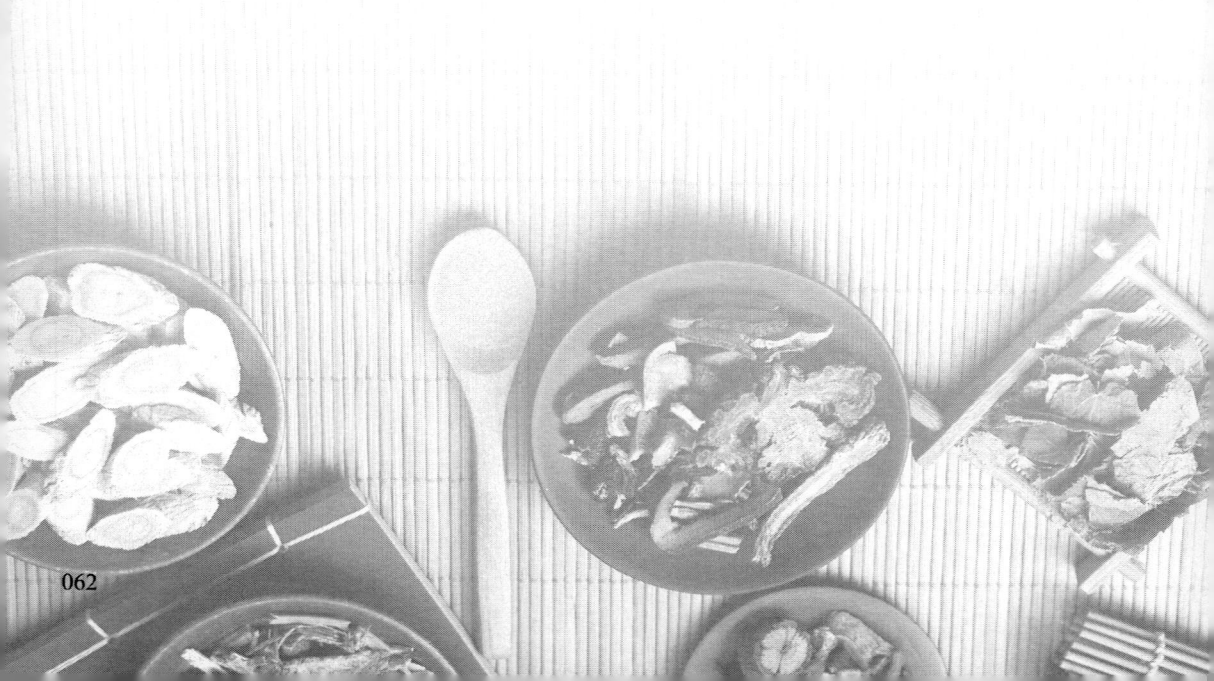

中篇 臨證新論

第一章
白虎湯臨證概論

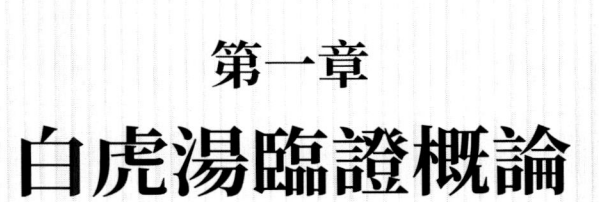

　　白虎湯在臨床上的應用，只要抓住裡熱熾盛，則不論在外感病或內傷病均可大膽應用，可以廣泛運用於臨床各科，如傳染科、兒科、口腔科、神經科、眼科、婦產科等。如有人用該方治療流行性日本腦炎、流行性出血熱、麻疹毒邪內陷、肺炎、產褥感染、糖尿病、紅斑類皮膚病、抗精神病藥物所致不良反應性疾病。臨床各疾病在發生發展過程中的某一階段，可出現一個共性規律，即其反應狀態如果表現為裡熱熾盛，則可應用白虎湯加減治療，效果甚佳。

中篇　臨證新論

第一節　古代臨證回顧

《傷寒論》中多是以脈滑和裡有熱來運用白虎湯，在第219條中有提到「自汗出者白虎湯主之」，加上了汗出這一症狀，曹穎甫在《經方實驗錄》中以脈大、身熱、汗出、口中大渴為主來使用白虎湯，由此可知，古代醫家運用時，皆是掌握其陽明氣分熱盛的病機，對症使用。

《醫宗金鑑》中運用白虎湯治療瘧疾的醫案有3則，治療中暑的醫案有2則，治療其餘疾病的醫案各一則。運用白虎湯治療瘧疾，其思路源於《金匱要略·瘧病脈證并治第四》中運用白虎加桂枝湯治療溫瘧，「溫瘧者，其脈如平，身無寒但熱，骨節疼煩，時嘔，白虎加桂枝湯主之」。透過研究《名醫類案》中運用白虎湯原方、加減方、合方治療瘧疾的3則醫案，總結出以下三種治法：一為運用白虎湯原方治療；二為先以柴胡飲子，後以白虎加梔子湯治療；三為運用小柴胡湯去半夏，合白虎湯治療。透過對比發現，運用白虎湯治療的瘧疾大多是症狀為大熱大渴、脈象為弦數的熱性瘧疾，如「午後發熱而渴」、「大渴大熱」、「脈數，兩關尤弦」、「脈弦數」、「六脈洪數微弦」。這三種運用白虎湯治療瘧疾的方法，不僅繼承了張仲景治療瘧疾的思路，而且進一步豐富和發展了瘧疾治療的方式。運用白虎湯治療中暑，其思路源於《金匱要略·痙溼暍病脈證治第二》中運用白虎加人蔘湯治療中暑，「太陽中熱者，暍是也。汗出惡寒，身熱而渴，白虎加人蔘湯主之」。《名醫類案》中運用白虎湯治療中暑的方法有兩種：一為運用白虎湯原方治療；二為運用白虎湯與五苓散合方治療。

此外，《名醫類案》中還載有運用白虎湯原方治療消中和吐瀉、運用白虎湯與小續命湯合方治療中風、運用白虎湯與茵陳五苓散合方治療傷

寒、運用白虎湯與川芎茶調散合方治療「大頭天行」的驗案。

　　張錫純深諳仲景白虎湯證經旨，將本方頻頻運用於急危重患者。在《醫學衷中參西錄》中共載有運用白虎湯案例22則，由此變化創方7個。從張錫純所舉的案例上看，以肌膚壯熱、脈洪滑為主症，見此症說明邪已入陽明；或有心中煩熱、渴、汗出等，則為陽明熱盛，可大膽運用白虎湯。張錫純根據太陽、陽明合病，邪在兩經中的偏勝，將白虎湯變化而用。如《醫學衷中參西錄‧臨症隨筆》中有愚孫案、盧氏案，為外感邪入陽明，症見表裡俱熱，脈象洪大，大便數日未解，或渴飲冷，或苔黃厚，方以白虎湯清陽明之熱，佐連翹、薄荷、金銀花發表清熱，玄參清熱；而陽明與少陽合病者，如《醫學衷中參西錄‧臨症隨筆》中王媼案、呂氏案，症見表裡壯熱，嘔吐，脅痛，小便赤澀短少，大便數日未解，苔黃厚，脈弦有力，為邪已入陽明與少陽合病，方用白虎湯清陽明之熱，用生白芍、代赭石、川楝子平肝清熱，和解少陽；對邪入陽明，熱久耗傷正氣，或素有正虛，則予白虎加人蔘湯。

　　張錫純精研《傷寒論》而又不拘泥經書，隨症變化加減，靈活應用經方，追求切合病機。他根據白虎湯方義創立7個臨床效方，如寒解湯（生石膏、知母、連翹、蟬蛻）用於邪入陽明，但尚有「頭猶覺痛，周身猶有拘束之意」太陽表證；仙露湯（生石膏、玄參、連翹、粳米）用寒溫陽明證；鎮逆白虎湯（生石膏、知母、清半夏、竹茹粉）用於傷寒、溫病邪傳胃腑白虎湯證又兼胃氣上逆心下滿悶；白虎加入參以山藥代粳米湯（生石膏、知母、人蔘、生山藥、粉甘草）治療寒溫實熱已入陽明之腑而脈象細數者，真是針對病機，細細相扣。總之，張錫純對白虎湯方義及應用的深刻認識，對於我們正確運用白虎湯具有很強的指導意義，值得學習和借鑑。

中篇　臨證新論

第二節　現代臨證應用

一、單方妙用

◎案

　　李某，女，48歲，1999年8月28日初診。左側面頰疼痛1週。患三叉神經痛4年，常反覆發作，以往服卡馬西平、苯妥英鈉等可緩解。近1週每於刷牙、咀嚼、洗面則左側面頰疼痛發作，左上下顎疼痛尤甚，而且疼痛發作較前頻繁，每天發作疼痛10多次，服以上西藥未效，轉診中醫。診時訴左側面頰疼痛，如火灼，如刀割，口苦口乾，大便乾結，尿黃，面紅，左眼紅赤，舌紅、苔黃乾，脈弦滑。證屬裡熱熾盛肝鬱化火，治以清熱瀉火疏肝。方用白虎湯加減。

　　處方：石膏40g，知母10g，生地黃20g，毛冬青30g，全蠍6g，蜈蚣2條，柴胡10g，白芍30g，甘草5g。服上藥3劑，左側面頰疼痛緩解，發作次數減少，每日發作疼痛數次。

　　複診時見舌仍紅，苔黃，脈弦，續服上方8劑，舌淡紅、苔薄白，無發作疼痛，咀嚼、洗面等均無誘發。隨診2年未見發作。

◎案

　　林某，女，24歲。2000年7月10日初診。眼、面紅腫3天，患者於3天前到美容店做面部護膚，回家後數小時即出現面部皮膚紅腫，經西醫皮膚科用開瑞坦、地塞米松治療3天未效，改診中醫。診時見滿面皮膚通紅腫脹，紋理消失，兩眼腫脹，睜眼困難，頸部皮膚紅腫呈大片水腫性紅斑，尿黃短，大便乾結。口乾不渴，無大熱、大汗，舌紅、苔黃，脈滑。

證屬裡熱熾盛，熱盛化風，治以清熱熄風。方用白虎湯加減。

處方：石膏40g，知母10g，生地黃20g，金銀花20g，皂角刺10g，防風10g，白蒺藜30g，甘草3g。

上藥服2劑，面部、頸部大片水腫性紅斑消退，睜眼自如，大便通暢，續服2劑善後，本例雖無大熱、大汗、大渴症，但辨證屬裡熱熾盛，服之取效迅速。

◎案

陳某，男，45歲。2000年3月18日初診。腰腿發作痛20多天，患強直性脊柱炎病史6年。常反覆發作，長期服用西藥止痛藥。本次因工作勞累，發作疼痛加重，服硫唑嘌呤、柳氮磺吡啶、鹽酸羥氯喹以及莫比可、瑞力芬等腰部疼痛不能緩解，痛甚終夜難眠。中藥曾服獨活寄生湯、當歸四逆湯均未效。檢查X光診為強直性脊柱炎，查抗DNA酶B 240U/ml，紅細胞沉降率（ESR）60mm/h；人體白血球抗原（HLA-B27）（+），抗核抗體（ANA）（+）。腰痛處如火灼，口乾苦，大便乾結，尿黃，舌紅、苔黃厚膩，脈滑。證屬溼熱痹，裡熱熾盛，治以清熱瀉火、化溼通痹。方用白虎湯加減。

處方：石膏40g，知母10g，蒼朮10g，海桐皮30g，寬筋藤30g，桑枝30g，忍冬藤30g，全蠍6g，蜈蚣2條，丹參15g，甘草3g。

上方服用6劑，疼痛減輕。仍口苦、舌紅、苔黃，續服30劑，疼痛輕微，能恢復工作正常上班。複查抗DNA酶B 120U/ml，ESR 20mm/h。本案仍無大熱、大汗、大渴、脈洪大，但溼鬱化熱，裡熱明顯，故用清瀉裡熱，化溼通痹取效。

中篇　臨證新論

二、多方合用

　　白虎湯藥效明確，但藥味較少，臨床運用時常常與其他方合用，以收穫更好的治療效果，擴大臨床運用範圍，如將白虎湯與黃連解毒湯合用治療急性白血病合併黴菌感染；與玄麥甘桔湯合用治療病毒性角膜炎；與參麥散合用治療糖尿病；與增液承氣湯合用治療高熱症；與小柴胡湯合用治療睪丸痛；與清暑益氣湯合用治療小兒夏季熱；與清解透表湯合用治療麻疹等。

　　《傷寒雜病論》中並未提到白虎湯的合方，而在《名醫類案》中有白虎和小續命湯合方、白虎和茵陳五苓散合方、白虎和五苓散合方，以及白虎和小柴胡去半夏湯合方。

　　在《名醫類案·卷一·中風》中，江應宿認為患者是平素酒色過度，兼之外感風邪，臟腑俱受病，而以陽明經居多，故用白虎合小續命湯。

　　小續命湯在《備急千金要方》中治療「卒中風欲死，身體緩急，口目不正，舌強不能語，奄奄惚惚，神情悶亂」的正氣內虛、風邪外襲證，與本案所描述的症狀相符，故用作治本的基本方。又因本案中風的病位和症狀，如「左手足不遂，口眼歪斜，言語蹇澀，面腫流涎，口開眼合，手撒，喉如拽鋸，汗出如油，呃逆不定，昏憒，頭痛如破，煩躁不寧」，與陽明經的走行和陽明實熱證裡熱蒸於外的表現相合，故再合用白虎湯以解當下陽明之熱。以白虎湯合小續命湯治療中風的思路，為臨床辨治中風病提供了新的方案。

　　在《名醫類案·卷一·傷寒》中，他醫見大便自利，病勢比較危篤，防其變證叢生，而欲先止瀉，而醫僧寶鑑指出「五臟實者死，今大腸通，更止之，死可立待」。他認為「眼赤、舌縮、唇口破裂、氣喘失音」都是臟

實的表現，眼赤為肝實熱，舌縮為心實熱，唇口破裂為脾實熱，氣喘失音為肺實熱。腎實熱當見大小便不通，而如今大便自利是腎不實，邪熱外出有路的表現，這說明本病還有一線生機，若妄加止瀉，只會自掘墳墓。《素問‧玉機真藏論》中有「五實死五虛死」之說。「五實」是指脈盛、皮熱、腹脹、前後不通，悶瞀；五實的治法是「身汗得後利，則實者活」，即用汗法或利小便法或通大便法來導邪外出以達到「實則瀉之」的目的。因此，針對本案邪熱導致的臟實伴大便自利，可以透過白虎湯辛涼導其邪熱從皮膚、分肉而走，再合用茵陳五苓散苦泄淡滲導其邪熱從小便而走。另外，本案亦提示，臨證時遇到急危重症，一定要保持沉著冷靜，找出疾病的癥結所在，抓住事物的本質，這樣才能事半功倍。

在《名醫類案‧卷二‧暑》中，孫兆認為患者是傷於暑、自汗出，所以「始則陽微厥，而脈小無力」，之後又出現腹滿，不省人事，六脈小弱而急的表現，治用五苓散合白虎湯。「脛冷」並不是陰病導致，因為患者僅僅是膝以下逆冷，而臂不冷，全身並沒有畏寒的症狀，所以前醫運用溫補的藥只會使厥逆加重而出現「熱深厥亦深」，這正如孫兆所說的「此非受病重，藥能重病耳」。因此孫兆用五苓散通陽化氣、淡滲利小便以治陽微腹滿，再合用白虎湯辛涼瀉熱以治熱厥。此病案充分昭示了《傷寒論》第350條「傷寒脈滑而厥者，裡有熱，白虎湯主之」的臨床意義。在《名醫類案‧卷三‧瘧》中，江應宿因患者症見「大渴大熱」、「煩躁引飲」、「六脈洪數微弦」，而用白虎湯辛涼瀉熱；又因是傷寒變瘧，脈象見微弦象，而合小柴胡湯以轉樞截瘧，因口渴，所以去半夏，為遵張仲景小柴胡湯方後加減法。以白虎湯合小柴胡湯治療瘧疾的思路，為臨床辨治瘧疾提供了另一方案。

三、多法並用

白虎湯是以清法為主,其重用石膏、知母以清解氣分邪熱,當同時存在有其他症狀時可以加用中醫方劑中的「汗、吐、下、消、和、溫、補」等法。如陽明熱盛夾有腑實,可與承氣湯之類和用,加用下法以盪滌無形與有形邪氣;如人以發熱、口渴為甚為主,可與參麥散合用,加用補法以滋其陰等。

第二章
白虎湯臨證思維

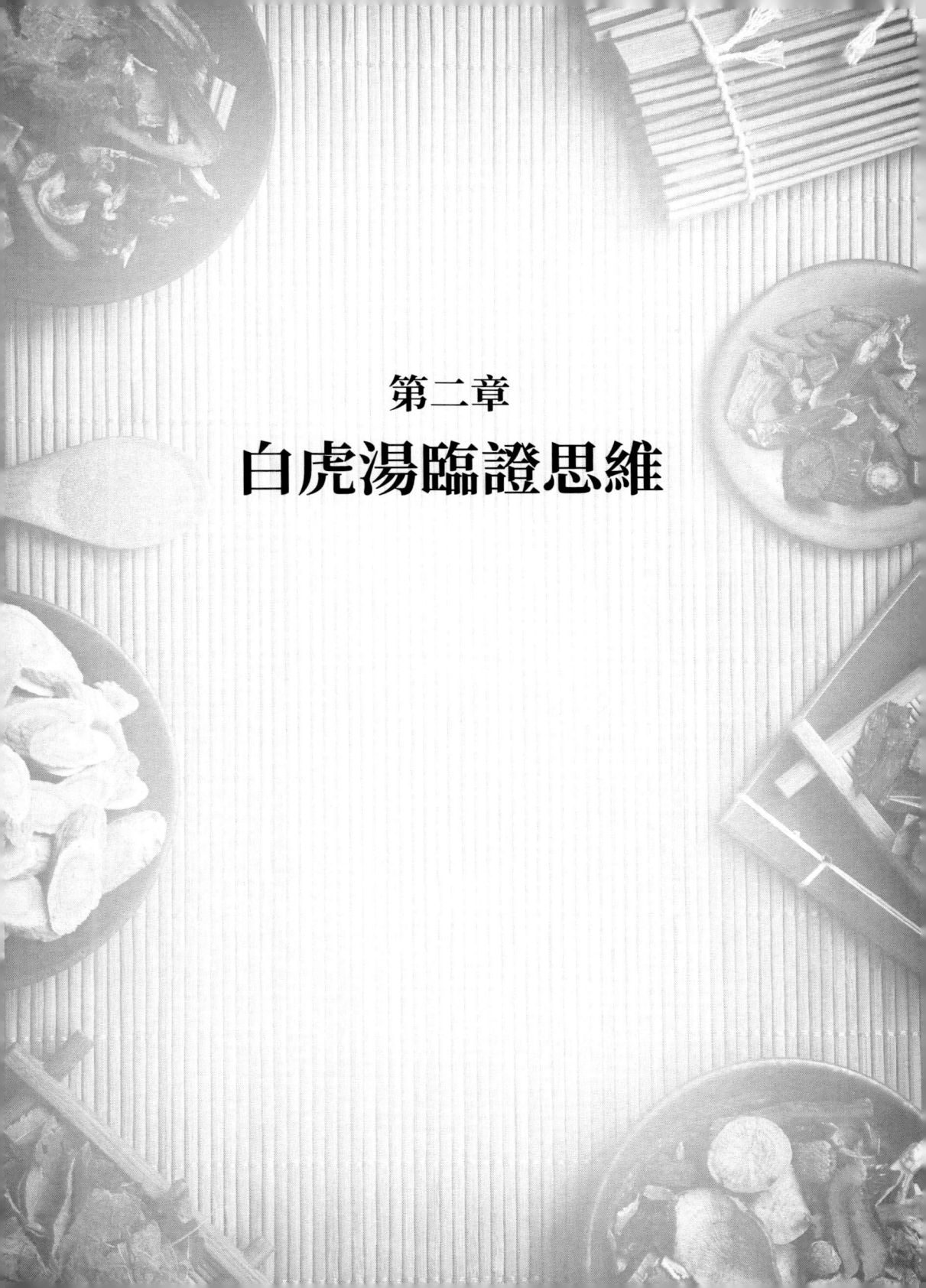

中篇　臨證新論

第一節　臨證要點

　　白虎湯臨證時應以「四大症」為主，即大熱、大渴、大汗出、脈洪大，其病機為陽明氣分實熱，實際運用中，四大症狀不一定需要全部具備，因為每個人的體質以及病勢的輕重緩急均有差異，以至於每個人患有相同的病也會表現出不一樣的症狀，我們需要透過這些表象來看其實質，即中醫所說的「辨證為主」，「有是證就用是藥」，再結合辨病，我們才能靈活運用經方。

　　白虎湯在臨床上的應用，應緊緊抓住肺、胃裡熱熾盛及熱勢浮越之病機關鍵，則不論外感、內傷均可放心使用。可廣泛運用於臨床各科，現代用來治療急性傳染性疾病和感染疾病，如流行性日本腦炎、細菌性或病毒性肺炎、流行性出血熱、鉤端螺旋體病，以及流感、腸傷寒、急性菌痢、麻疹、敗血病、中暑、原因不明的高熱等；也用於新陳代謝疾病，如糖尿病；關節疾病如風溼性關節炎；眼科疾病如結膜炎、角膜炎、鞏膜炎、交感性眼炎、視神經乳頭炎；皮膚科疾病如藥疹、夏季皮炎、頑固性過敏性皮炎等。另有報導，用涼膈白虎湯治療小兒哮喘，導赤白虎湯治療產後或流產後高熱及閉經、血崩，或胎前病、產褥感染，以及治抗精神病藥物所致不良反應性病疾病等均可獲得良效。臨床疾病在發生發展過程中的某一階段，只要出現裡熱熾盛、熱勢浮越的病變狀態，就可應用白虎湯加減治療，否則應慎用或忌用白虎湯。

第二節　與類方的鑑別要點

　　主要在於白虎湯與白虎加人參湯的辨證要點的區別上。歷代在渴與不渴的問題上分歧比較大，到清代吳鞠通提出「白虎四症」大熱、大渴、大汗出、脈洪大以後，許多醫者依此作為辨證要領，然而，正是因為遵循了這四大症，使得白虎湯與白虎加人參湯在臨床辨證時混淆不清，當診療疾病時，究竟是該用白虎湯，還是該用白虎加人參湯各執己見。觀察現代研究的文獻，既有人認為「見渴方可用白虎」，也有人認為「未見渴就已經可以應用白虎」的。

　　首先，本著尊經的態度，以這兩個方證的原文進行比較，白虎湯的原文從未言「渴」，更不用說「大煩渴」了。而白虎加人參湯的原文共5條，每一條皆不離「渴」，其中的第26、第168、第169條甚至提到了「煩」、「大渴」或「燥渴」。再看《金匱要略・痙溼暍病脈證治第二》文中「太陽中熱者，暍是也。汗出惡寒，身熱而渴，白虎加人參湯主之」。

　　其次，從用藥方面來看，對這兩個方證應用上的爭執，歸結到用藥上，就是用不用人參的問題。若是見渴時用白虎湯，那麼，張仲景加人參就顯得多餘了。試想，當使用白虎湯就能解決問題，張仲景何必多此一舉，加用在當時價格不菲的人參，參考宋以前主要的藥物典籍，對人參的作用或者說功效的描述。《神農本草經》謂：「人參，味甘，微寒。主補五臟，安精神，定魂魄，止驚悸，除邪氣，明目、開心、益智。久服，輕身、延年。」《名醫別錄》謂其能療「腸胃中冷，心腹鼓痛，胸脅逆滿，霍亂吐逆，調中，止消渴，通血脈，破堅積，令人不忘。」《新修本草》謂：「人參，味甘，微寒、微溫，無毒。主補五臟，安精神，定魂魄，止驚悸，除

邪氣，明目，開心，益智。療腸胃中冷，心腹鼓痛，胸脅逆滿，霍亂吐逆，調中，止消渴，通血脈，破堅積，令人不忘。久服輕身延年。」

從上面所引用的文獻可以看到，人蔘具有止消渴的作用。後世主要的藥物典籍裡人蔘的條目下也大都記載人蔘具有止消渴的作用。實則是補益津液之功效。究其原因，乃是因為人蔘補氣之力峻，而氣能生津液，這對於因陽明氣分熱盛，壯火食氣並煉爍津液，造成氣陰兩傷的情況具有糾正的作用。

由此可以斷定，患者出現口渴的症狀，提示了體內津液受損，治療時就需要補益人體津液。因為津液在高熱的煉製與汗出散熱這樣的機體生理自然反應的雙重消耗下遭受了很大損失，這時僅僅依靠清熱已經不能讓機體盡快恢復，因此必須加用補益津液之藥物以糾正這一失衡的狀況。對此，《醫方考》認為「裡熱渴甚者，此方主之。石膏清胃熱，胃清則不渴；人蔘、知母、甘草、桔梗，化氣而生津液，液生則渴自除」。張仲景正是使用了人蔘來達成補益津液的目的，也說明白虎加人蔘湯證病情較白虎湯證病情為重，在裡熱熾盛的同時，已經出現了津液虛損的情況，而《傷寒論》中白虎加人蔘湯原文所記述的「煩渴」或者「大煩渴」是其應用指徵。

由此可知，白虎加人蔘湯「口渴」傷津液較白虎湯更重，因此在運用時須詳查患者津液耗傷，靈活運用這兩個經方，即津傷不重而氣分邪熱尚盛時應及時運用白虎湯以清氣分邪熱，以免邪熱進一步耗傷津液；津傷重而氣分邪熱稍減時應用白虎加人蔘湯，以清熱生津。

第三節　臨證思路與加減

　　白虎湯主治陽明氣分邪熱，其加減不外乎兩個方面，一是藥量的加減，一是藥味的加減。根據患者的體質、年齡、胖瘦、病勢輕重可做藥量的加減：體質偏實、年輕體壯，病勢急迫者當重用石膏與知母以消邪火，才能避免出現凶險的變證；相反，年幼或年老，體質偏虛者，不能耐受峻藥的攻伐，須在攻邪時保護其胃氣，存津液，加大粳米的用量，服藥時也要少量多次，徐徐圖之。根據病情、病位、治療目的、側重點的不同，我們可以靈活選用藥物加減，不必拘泥於原方，如此，我們才能收穫更佳的治療效果。

第四節　臨證應用調護與預後

　　白虎湯原文服法中交代要煮米熟湯成，去滓，溫服一升，日三服。由此可知，張仲景對於此類患者胃氣的保護，服藥如飲米湯，可以使粳米和甘草更長久的逗留在胃中，避免寒涼太過，損傷胃氣，同時也可使石膏、知母藥效發揮的時間更加持久，更加穩定。

　　如能正確掌握病機，及時運用白虎湯治療，當可收到良效；如不能，張仲景《傷寒論》中也有考慮到，如傷津液過重，可用白虎加人蔘湯；如至熱病後期，氣津兩傷，餘熱未清，胃虛氣逆，則用竹葉石膏湯。白虎湯、白虎加人蔘湯和竹葉石膏湯相當於治療熱病初期、中期、後期的三個不同經方，我們可以靈活選用。

白虎湯證為肺胃裡熱熾盛，忌用苦寒沉降、甘寒滋膩之品。因為苦寒沉降如黃芩、黃連等，其性下行，不達病所，其味苦燥傷陰液，且有涼遏冰伏，使邪不外達且易耗傷陰液。甘寒滋膩之品如麥冬、生地黃等受邪熱煎熬，其膏液即化為膠涎，結於胸膈，反致邪熱不得從裡而外達。正如蒲輔周所指出的：「到氣才可清氣，清氣不可寒滯，如生地、玄參之類，若之反使邪不外達而內閉；若用白虎證，亦不可加三黃解毒瀉火。」這樣，方的性質由辛涼變為苦寒，就成了「死白虎」，反不能清透其熱，或導致由「熱中」變「寒中」。清氣，當展氣機以輕清，早用滋膩，阻滯氣機，熱邪則不得外達；白虎湯證中若加入苦寒，藥直趨下行，則無達熱出表之力。章虛谷說：「清氣不寒滯，反使邪不外達而內閉，則病重矣。」

白虎湯雖然大清肺胃氣分之熱，其辛散之力可使鬱熱外達，但其畢竟寒涼質重下墜，用在上中焦熱盛之證，有藥過病所傷及脾陽之虞，甚至直趨下焦而傷陽氣。對此張錫純提出凡用石膏皆應煎取大劑，小量頻服，或「徐徐飲下」，甚或「一次只飲一口」等。這樣可使其藥性逗留上焦清解肺胃蘊熱。或因素體中陽虛者，可因證煎湯熱飲，是取「熱因熱用，不使傷胃」之法，並應注意中病即止，謂待「其熱退至八九分，石膏即可停止」。

對石膏重墜及知母苦降之弊，特別對素體陽氣虛者，張錫純認為，可在白虎湯中，用生山藥代粳米則效果更佳，因山藥入煎與粳米同樣富濃汁，發揮顧護胃氣、逗留藥性之效，且「兼能固攝下焦元氣，使元氣素虛者，不致因服石膏、知母而作滑泄」；同時溫病最懼傷陰，而山藥又「最善滋陰」，一藥而三益矣。鑒於白虎湯中知母之苦降與石膏重墜相併，則下行之力速，提出「以玄參之甘寒，易知母之苦寒」。如此配伍則既避方中寒墜易傷下之短，又揚其涼散解熱之長。而對陽明大熱，胃火上衝，則恐石膏寒墜之力單薄，而再助重墜開破之品。

第三章

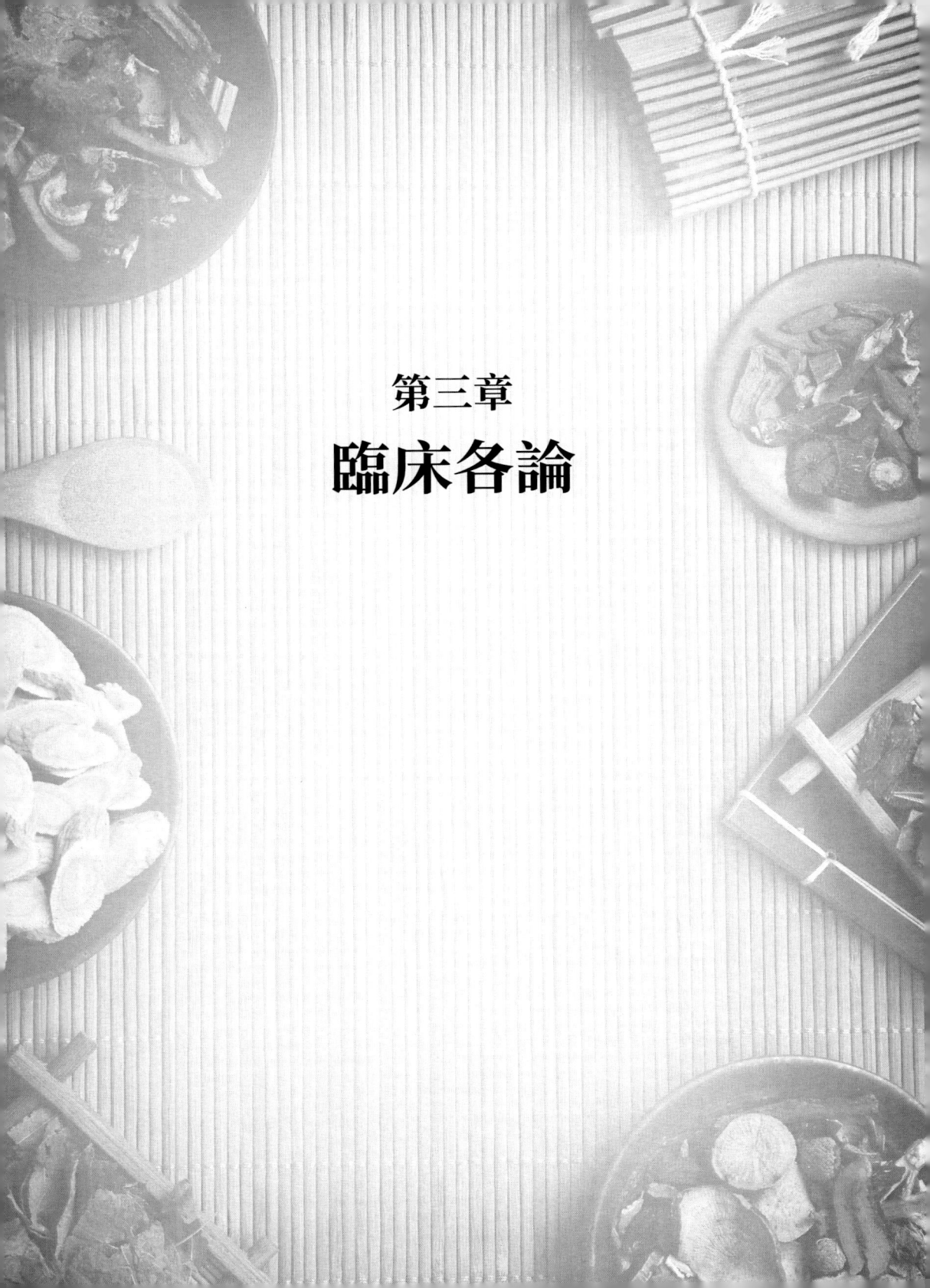

臨床各論

中篇　臨證新論

第一節　呼吸系統疾病

一、大葉性肺炎

　　大葉性肺炎是由肺炎雙球菌感染引起的、呈大葉分布的肺部急性炎症。本病臨床表現以寒戰、發熱、咳嗽、胸痛、咯吐鐵鏽色痰為特徵。本病一年四季均可發生，而以冬春季節為多見。中醫學對肺炎這一病症很早就有一定的認識。如《素問·刺熱》：「肺熱病者，先淅然厥，起毫毛，惡風寒，舌上黃，身熱。熱爭則喘咳，痛走胸膺背，不得大息，頭痛不堪，汗出而寒。」《溫熱經緯·陳平伯外感溫病篇》：「風溫為病，春月與冬月居多，或惡風，或不惡風，必身熱咳嗽煩渴。」因此，根據臨床表現，本病與中醫的「肺熱喘咳」、「風溫」頗為相似。多因寒溫失調，勞倦或醉後當風等，導致人體正氣不足，肺氣失固，復感風熱之邪或風寒入裡化熱而發病。

醫案精選

◎案

　　某，男，40歲，職員。1993年5月10日初診。患者3天前受涼後出現惡寒，繼而發熱、頭痛、少許咳嗽，門診按「風熱外感」治療後汗出，熱退。數小時後出現寒戰，壯熱，體溫（T）38.5～40℃，翌日逐漸出現胸痛，咳痰，面赤唇焦，大汗引飲，神昏譫語，大便3天未解。T 39.5℃，急性熱病容，意識模糊、呼吸困難、鼻翼翕動，右側胸廓活動受限，語音震顫增強，叩診呈濁音，聽診呼吸音減弱，可聞及支氣管呼吸音及溼囉音。化驗：白血球（WBC）18.5×10⁹/L、中性粒細胞（N）80%，淋巴細胞（L）20%。X光片示：右側大葉性肺炎。舌質紅絳，苔黃厚膩，

脈洪數而滑。

處方：石膏 50g（先煎），知母 15g，大黃 15g（後下），芒硝 6g（衝），梔子 15g，連翹 15g，甘草 5g。

3 劑後熱退神清、燥屎排出。咳嗽較前突出，咯黃稠痰。治療將前方減竹葉，大黃同煎，杏仁 10g、桔梗 10g。連服 5 劑症狀消失，血液常規恢復正常，X 光片複查病灶全部吸收。

◎案

劉某，女，23 歲，職員。患者因高熱、咳嗽、胸痛於 1958 年 5 月 18 日初診，2 天前突發高熱惡寒，雖覆棉被三、四條仍不解，熱如燙炭，不汗出，咳嗽，咯出黃色痰，左側胸痛，肢楚，便艱，溺赤，舌白，口渴多飲，脈浮滑，患者懷孕 4 個月。體格檢查：T 39.3℃，急性病容，皮膚可見皮疹及出血點，咳嗽，咯吐鐵鏽色痰，左胸劇痛，聽診呼吸音減弱，心影不大，心前區可聞及吹風樣雜音，腹部壓痛，肝脾未及。X 光片：左上肺大片浸潤影。西醫診斷為大葉性肺炎。中醫診斷為痰熱內鬱，新感引動伏邪。先以辛涼解其表邪。

處方：薄荷、桑葉、防風、菊花、桔梗、前胡、杏仁。

昨天熱勢又起，大汗，喘而氣促，神不安，舌白中黃，渴欲飲水，眼痛，唇燥，鼻血，脈浮數。此乃邪熱內伏，病邪尚有外宣之機，故從表裡兩解法：方用白虎湯加減，患者 7 劑後病情好轉，未再熱。

◎案

黃某，男，30 歲。1958 年 3 月 5 日初診。患者高熱 2 天，微有惡寒，微汗，咳嗽氣急、咯黃色痰，左胸痛，口渴喜冷飲，大便乾枯，小便少，

舌苔白邊尖稍紅，脈數。體格檢查：脈搏（P）128次/min，呈急性病容，略發紺，背部左下肺溼音，心率正常。予以白虎湯加減，3劑，熱退身涼，未再發高熱。

按：大葉性肺炎多為外感風寒，化熱入裡，煉液成痰，痰熱壅肺，氣道失宣而肺氣上逆所致，肺與大腸相表裡，故肺中熱邪，下移大腸，使腸道失傳，與燥屎互結，而為陽明腑實之證。故以瀉熱通腑，使火熱之邪借陽明之道而出，方中重用石膏清肺瀉熱，大黃瀉火通便，清上瀉下，簡便效廉，臨床值得一用。

二、支原體肺炎

支原體肺炎是肺炎支原體引起的呼吸道和肺部急性炎症病變。多見於兒童和青少年，全年均可發病，以冬春季為多，可在團體兒童機構或家庭中引起小流行。大多起病緩慢，初期有發熱、乾咳、咽痛、頭痛、關節痛、周身不適等表現，後期有刺激性痙攣性咳嗽、氣促、喘憋、咯血絲痰、斑疹及多系統受累表現。

從病因學角度看，應屬於中醫外感六淫致病，如《症因脈治》列出「外感咳嗽」病名；從流行性特點及以發熱為主症分析，可歸屬於「時行疫病」或「時行溫病」，如戴天章在《廣瘟疫論》中指出「時行疫病」致咳為疫邪夾他邪干於肺所致；從本病病位在肺，以咳嗽、喘促、咯痰等肺系症狀為主要表現來歸類，可歸於「肺炎喘咳」、「風溫肺熱」、「喘咳短氣」；也有將本病歸於「春溫」、「風溫」、「秋燥」等的記載，如陳復正在《幼幼集成》中指出「秋燥乘肺，咳嗽無痰」。

醫案精選

◎案

　　蔣平治療支原體肺炎 20 例，男性 12 例，女性 8 例；年齡最小 1 歲，最大 24 歲；病程最短 15 天，最長 2 個月，平均 37.5 天。化驗：白血球計數正常者 10 例，大於 10×109/L 者 10 例；血清冷凝集實驗均為陽性；肺部 X 光片示單側雲霧狀陰影 16 例，肺門陰影增重 4 例。20 例患者均表現為發熱，咳嗽，痰稠色黃，胸悶憋氣，咽乾，面赤，大便祕結，舌紅苔黃，脈弦滑數。血清冷凝集試驗陽性，肺部 X 光片示單側雲霧狀陰影或僅肺門陰影增重。辨證屬肺胃熱盛、熱鬱痰阻、復感外邪。治以清肺瀉熱、養胃益陰、止咳化痰。方用白虎湯加味。

　　處方：生石膏、知母、粳米、生甘草、炒杏仁、前胡、連翹、大青葉、石斛、梔子、牡丹皮、瓜蔞、陳皮等。水煎服，每日 1 劑。

　　治療效果：8 例患者服藥 1 週，12 例患者服藥 2 週，症狀均消失。後囑其避風寒，忌辛辣，加強鍛鍊，隨訪 2 個月均未復發。

　　肺胃熱盛、熱鬱痰阻、復感外邪是此病的病機要點，故以清肺瀉熱、養胃益陰、止咳化痰為治則。方用白虎湯（生石膏、知母、粳米、生甘草）清泄陽明經之熱為主方；擬加連翹、大青葉、梔子、牡丹皮清熱瀉火；石斛、粳米、陳皮養陰益胃；杏仁、前胡、瓜蔞止咳化痰、理氣寬胸。諸藥配合共奏清肺瀉熱、養胃益陰、止咳化痰之效。臨床觀察發現，20 例患者體質多偏陽盛，故風寒外襲，易從陽化熱，內閉肺氣，引發伏痰，熱易傷陰，因此當以清宣化痰為主，不宜辛溫宣發。

三、肺結核

肺結核是由結核桿菌引起的呼吸系統的一種慢性傳染病。傳染源主要是帶菌的患者。本病主要臨床表現是發熱、盜汗、消瘦、咳嗽、咳痰、咯血、胸痛及氣急等。臨床分五大類型，即原發性肺結核、血行播散型肺結核、浸潤型肺結核、慢性纖維空洞肺結核及結核性胸膜炎。其治療主要是應用抗疥藥物。

本病屬於中醫「肺疥」範疇，臨床上以陰虛多見。《醫門法律》就明確指出：「陰虛者十之八九。」《丹溪心法·勞瘵》亦倡「勞瘵主乎陰虛」之說，故一般治療以甘寒養陰為大法。

醫案精選

◎案

姚某，女，48歲，家庭婦女。2009年6月11日初診。患者20天前因受冷出現咳嗽，痰色白易咯出，胸悶，疲乏。6天前不明原因畏冷，發熱，體溫達40℃以上，汗出而熱不退，咳嗽加劇，痰轉黃而質稠，氣促，伴頭痛，食慾不振，夜間盜汗，小便短而赤，在外經診治無效，既往健康。查體：T 39℃，P 108次/min，呼吸（R）24次/min，血壓（BP）135/75mmHg（1mmHg = 0.133KPa）。神清，左頸部觸及數粒無觸痛如綠豆大小質軟可移動的淋巴結，咽部充血，雙肺聞及支氣管肺泡音，心臟正常，肝脾未觸及，餘無特殊。血液常規：WBC 3.9×109/L，N 78%，L 22%；尿液常規：蛋白（＋），紅細胞（RBC）少許；大便常規正常；抗鏈球菌血素O<250IU/ml；ESR 10mm/h；血糖（BG）6.1mmol/L；肥達反應陰性；痰查結核桿菌一次呈陽性，二次呈陰性；X光片見雙肺紋理普遍增

粗。初診：呼吸道感染。治療：每日青黴素960萬U分組靜脈注射，鏈黴素0.5g肌內注射，每日2次，配合糾酸，糾正水電解質平衡紊亂等對症處理。3天後體溫不退呈稽留熱型，氣促加劇，倦怠軟弱，改中醫治療。症見：身熱咳嗽，咯痰黃稠，動則氣急，心煩，汗出如洗，大渴引飲，舌質紅，苔黃燥，脈象洪數。證屬氣分邪熱熾盛，痰熱戀肺，熱燔陽明。治當清金化痰，瀉火生津。方用白虎湯加減。

處方：石膏60g（先煎），知母、黃芩、山梔子、天花粉、蘆根各15g，全瓜蔞30g，桔梗、蜜紫菀、甘草各9g。每日1劑，水煎2次分服。

當日體溫降至38.9℃，再服後熱退盡，病情明顯改善。至此，X光片提示雙肺瀰漫散在密度較淡粟粒狀陰影，上野、中野尤著，結論為粟粒性肺結核。結核菌素皮內試驗強陽性。確診為傷寒型急性粟粒型肺結核。前方減石膏為30g，加百部20g。續服9劑，同時配合鏈黴素、異煙肼、利福定、乙胺丁醇四聯抗疥藥物治療，症狀消失而出院。隨後本方與百合固金湯聯合化裁應用2個月，X光片複查示雙肺粟粒狀影已大部分吸收。因耳鳴停用鏈黴素，三聯抗疥藥繼續維持3個月後恢復正常。

按：本病「傷寒型急性粟粒型肺結核」表現為正勝邪實，具體中醫中藥療法尚少見載，自擬方清金白虎湯方中藥物同歸肺胃經，石膏、知母清瀉肺胃之火而除煩，配以天花粉、蘆根甘寒清熱生津，均為清氣分實熱藥，黃芩、山梔苦寒清肺瀉熱，全瓜蔞、桔梗、蜜紫菀化痰宣肺止咳，甘草緩和藥性。「有是證，用是藥」，緊扣病機，中病即應用於臨床急症、重症，在短期內現效。肺癆一病，臨床上以陰虛多見。《醫門法律》就明確指出：「陰虛者十之八九。」《丹溪心法‧勞瘵》亦倡「勞瘵主乎陰虛」之說，故一般治療以甘寒養陰為大法。

四、肺膿腫

肺膿腫是由於多種病因所引起的肺組織化膿性病變。早期為化膿性炎症，繼而壞死形成膿腫。多發生於壯年，男性多於女性。根據發病原因有經氣管感染、血源性感染和多發膿腫及肺癌等堵塞所致的感染。肺膿腫也可以根據相關的病原進行歸類，如葡萄球菌性、厭氧菌性或麴黴菌性肺膿腫。肺膿腫發生的因素為細菌感染、支氣管堵塞，加上全身抵抗力降低。

中醫學並無肺膿腫這一病名，但根據其臨床主要症候如發熱、咳嗽、胸痛、咯膿痰或臭痰等，應屬於「肺癰」範疇。如《金匱要略》云：「若口中辟辟燥，咳即胸中隱隱痛，脈反滑數，此為肺癰。」又說：「咳而胸滿，振寒脈數，咽乾不渴，時出濁唾腥臭，久久吐膿如米粥者為肺癰。」從這裡所描述的肺癰主要症候，與肺膿腫極為相似。故對肺膿腫的認識和治療，應從肺癰範圍內加以探討。中醫學對本病病因的認識，包括外因、內因兩個方面。外因主要是指感受風熱病邪，自口鼻侵襲於肺；或者由於素來痰熱偏勝（如平時過食辛熱煎炙食品或長期嗜酒而致溼熱內蘊等），復感外邪而發病。內因主要是指正氣不足，易於感受外來病邪，即所謂「邪之所湊，其氣必虛」。由於風熱外襲，先侵犯肺衛，故初起即見惡寒、發熱、咳嗽等肺衛症候；肺受熱灼，氣失清肅，煉津為痰；痰熱阻塞肺絡，肺葉受損，進而血敗肉腐，形成膿腫，咳出多量膿痰或血痰。若病勢遷延，熱邪不退，耗損氣陰，則可致正虛邪戀，導致慢性病變。說明其病勢消長取決於病邪強弱、正氣虛實以及治療得當與否。因此，臨床抓緊早期、合理地治療是很重要的。由於肺膿腫主要病機表現為痰熱膿毒襲肺，故其治法大體不外三個方面：即清熱解毒、祛痰排膿、養陰清肺。臨床依病情進展，可分三個階段，即初期（癰前期）、中期（潰膿期）、後期（恢復期）。臨床治療亦分 3 期進行治療。

醫案精選

◎案

某，女，工人。高熱，咳嗽，左側胸痛4天，咯稠痰，汗出熱不退，大便六、七天未解，口乾引飲。體格檢查：T 39℃，咽紅充血，左上肺呼吸音明顯減弱，語顫增強，苔黃膩，質紅，脈滑數。WBC 12×10⁹/L，ESR 97mm/h，痰培養有檸檬色葡萄球菌。X光片示：左上肺大片密度增深影，中有透明區及液平。診斷為肺膿腫。治以清熱解毒，祛痰排膿。方用白虎湯合千金葦莖湯加減。

處方：石膏40g，知母15g，魚腥草、金銀花、鮮蘆根、冬瓜子、薏仁各30g，桔梗、黃芩各15g，桃仁、浙貝母各10g，黃連、生甘草各5g。

上方每日服2劑，並加服黃連粉15g，裝入膠囊，4次吞服，服藥5天後，熱退至38℃，繼進前方，5天後，熱退清，咳吐膿痰明顯減少，繼服2週，諸症悉除，改清養補肺之劑，再進服2週，X光片複查，左上肺炎性浸潤已吸收，空洞尚未完全閉合，門診隨訪治療2個月，X光片複查，空洞閉合而痊癒。第二階段為肺膿腫後期，邪勢略卻，潰久正氣虛弱，臨床表現低熱，咳嗽痰少或無臭痰，胸痛減輕，X光片檢查：肺部炎性尚未消散，有空洞或少量液平。治以扶正祛邪並進，清熱解毒，益氣養肺，用白虎湯加黃耆、合歡皮各30g，太子參、北沙參各15g。促進正氣恢復，肺部炎症徹底消散，空洞閉合而癒。

◎案

某，男，70歲。原有慢性支氣管炎病史10餘年，最近因咳嗽胸痛，低熱2個月而住院，經CT和支氣管鏡檢查，排除肺腫瘤和結核，診為慢

性支氣管炎、肺膿腫，曾用大量多種抗生素治療 2 月餘，療效不佳而轉中醫治療。症見：咳嗽、咯吐黏痰，胸痛，低熱，T 38℃左右，頭暈乏力，神疲。體格檢查：右下肺呼吸音減弱，語顫增強，左肺底可聞及溼性音，舌紅光剝少津，脈細弦。X 光片：右下肺膿腫伴有液平及周圍炎性浸潤。中醫診為肺癰。此乃病久氣陰兩虧，痰、熱、瘀蘊阻於肺。治以益氣養陰，清熱解毒化痰瘀。方用白虎湯加減。

處方：石膏 30g，知母 20g，魚腥草、冬瓜子、桃仁、黃芩各 20g，北沙參、黃耆各 15g，浙貝母、桃仁各 10g，生甘草 5g。

上方每日服 2 劑，並用黃連粉 5g 裝入膠囊，4 次吞服，另用野蕎麥根 3 包，赤芍、牡丹皮各 15g，濃煎 200ml 保留灌腸，每晚 1 次，治療 2 週後低熱退清，咳嗽、咯痰減少，胸痛不顯。X 光片複查：右下肺膿腫吸收。停止灌腸，原方繼進，改每日服 1 劑，又繼服 2 週後，咳嗽少，頭暈減輕，胃納增加，胸痛消失，精神好轉，胸部 X 光片複查與前比較，明顯吸收。原方加合歡片 30g，再服 2 週後，諸症若失，再查胸部 X 光片，肺膿腫已吸收消失，空洞閉合而癒。

◎案

某，男，66 歲。2013 年 11 月 8 日初診。患者否認肺結核等傳染病史，對花粉、粉塵、皮毛等多種物質過敏，對青黴素、頭孢、磺胺類藥物過敏。4 天前患者無明顯誘因出現惡寒、發熱，體溫最高達 42℃，伴有咳嗽、咯痰，咯吐膿痰，質黏量多，不易咯出，伴喘息氣促，自服羅紅黴素後症狀未見緩解，遂就診於某醫院，予鹽酸依替米星注射液靜脈注射，連續 3 天後症狀未緩解。1 天前患者自覺症狀加重，惡寒、發熱，自測 T 39℃，無汗出，伴有咳嗽氣喘，咯吐膿痰。遂就診於急診門診，查

血液常規示：WBC 19.92×109/L，RBC 4.13×1012/L，血紅蛋白（HGB）130.0g/L，血小板（PLT）193.0×109/L，L 3.6%，N 88.3%，ESR 76mm/h，C反應蛋白（CRP）>160mg/L。生化示：BG5.77mmol/L，血尿素氮（BUN）7.29mmol/L，肌酐（Cr）84μmol/L，麩丙轉胺酶（ALT）13U/L，天門冬胺酸胺基轉移酶（AST）14U/L，肌酸激酶（CK）65U/L，白蛋白（ALB）33.0g/L，血清鉀（K）3.4mmol/L，血清鈉（Na）139mmol/L。血氣示：酸鹼度（pH）7.431，二氧化碳分壓（PCO2）36.1mmHg，氧分壓（PO2）122.3mmHg，血氧飽和度（SpO2）98.5%，剩餘鹼（BE）0.4mmol/L。胸部CT示：右中葉肺膿腫。予莫西沙星抗感染治療，鹽酸氨溴索化痰定喘治療後，症狀未見明顯緩解，故收入本院ICU治療。入科後查房：患者神清，精神尚可，4天前發熱，體溫最高達42℃，咳嗽，咯吐膿痰，氣短，面色黃，自汗出，食慾差，進食少，大便不乾，日一行，小便調。體格檢查：桶狀胸，吸氣末可見肋間肌凹陷。雙側語顫對稱未見異常，雙側無胸膜摩擦感。雙側肺叩診清音，雙肺呼吸音弱，左上肺及右下肺可聞及哮鳴音，右下肺背部可聞及溼囉音。舌胖、色淡暗、苔黃膩，脈弦滑。因患者屬過敏體質，抗生素應用受限，暫予亞胺培南西司他丁鈉聯合莫西沙星抗感染，加予中藥干預。辨病為肺癰，辨證為鬱熱、痰濁阻肺，中藥以滌痰濁、清熱為主，方用白虎湯加味。

處方：生薏仁20g，製附子15g（先煎），敗醬草45g，厚朴15g，生麻黃10g（先煎），生石膏50g（包煎），杏仁15g，細辛10g，清半夏30g，五味子10g，乾薑10g，浮小麥30g，生黃耆30g。囑水煎，每日1劑半，分3次服，每次200ml，連服3劑。

2013年11月11日查房，患者仍有發熱，體溫最高達38.3℃，仍咳嗽、咯膿痰，痰色褐量多，可自行咯出，痰液留樣示分層樣痰，仍喘息氣

促，有汗出，言語緩慢，反應遲鈍，食慾尚可，偶有泛酸燒心，大便昨日2行。查舌胖、色淡嫩、苔白膩，脈弦滑。血細胞分析CRP：N 86.3%，WBC 12.65×109/L，淋巴細胞絕對值（L）0.69×109/L，CRP 136mg/L；快速血氣分析（微電極）：pH 7.415，PO 283.8mmHg，PCO 238.8mmHg，cHCO 324.3mmol/L，BE 0.1mmol/L。PCT 0.65ng/ml。患者胸部CR示膿腫空洞漸現，痰液可見肺部壞死組織脫落排出，為漸癒徵兆，予守方繼服。2013年11月14日查房，患者高熱已退，偶有低熱，體溫最高達37.5℃，自主飲食，咯吐膿痰，量較前明顯減少，色黃白，自訴口腔潰瘍，大便昨日未行，小便量可。舌暗、紅苔、黃白膩水滑，脈浮滑。輔助檢查：全血細胞分析＋CRP：CRP 48mg/L，PLT 220.0×109/L，HGB 119.0g/L，L 11.9%，RBC 3.87×1012/L，紅細胞比容（HCT）35.60%，M 7.8%，WBC 7.80×109/L，N 77.6%。快速血氣分析（微電極）：cHCO 328.8mmol/L，BE 4.4mmol/L，PCO 242.0mmHg，pH 7.454，SO 297.5%，PO 292.8mmHg。胸部CR示：考慮右下肺炎症，必要時治療後追隨觀察，其他所見同前。結合患者舌脈症，患者證治同前，予守方繼服。患者目前高熱已退，咯吐膿痰較前明顯減少，且痰色轉黃白，擬轉入普通病房繼續治療。

　　2013年11月25日查房，患者神清，精神可，咯吐黃白痰量不多，夜間心煩，納眠可，大便每日1次，小便調。體格檢查：桶狀胸，吸氣末可見肋間肌凹陷。雙肺呼吸音弱，左上肺及右下肺可聞及哮鳴音。心腹（一）。舌暗紅、苔薄黃，脈滑。中醫辨證為痰熱未清，治以清熱化痰除煩為主，方用千金葦莖湯合小陷胸湯合梔子豉湯加減。

　　處方：蘆根30g，薏仁50g，冬瓜子30g，桃仁15g，黃芩30g，清半夏30g，全瓜蔞30g，石菖蒲30g，膽南星30g，橘紅30g，茯苓30g，炒

梔子 10g，淡豆豉 10g。囑水煎服，每日 1 劑，分 2 次服。

2013 年 12 月 4 日，患者咳嗽、咯痰較前明顯較少，痰色白，易咯出，心煩較前減輕。胸部 CT 示：右肺中葉肺膿腫複查病變較前範圍縮小。予翌日出院。

按：高熱往往是邪熱熾盛的表現，但亦有少數高危重病例反無發熱，有一部分病例在發熱前有惡寒現象，多數發熱病例有汗出，但汗後熱不退，或暫時下降，部分病例熱退後仍有汗出，特別是盜汗。經中醫藥治療後，熱退為有療效的第一個象徵，一般於服藥後 1 週左右開始退熱，最快者 2 天，最慢者 46 天，多數於 3 週內退清。所有病例均有咳嗽，大多咳吐臭穢膿痰，少數僅有泡沫痰，部分病例膿痰內帶血。經中醫藥治療後，咳吐膿痰量可一度增多，隨著熱退，大量膿痰排出後，咳嗽漸稀少，痰轉成泡沫質。咳嗽較一般症狀消失慢，咳痰症狀消失後，乾咳會持續一段時間。有效病例咳嗽消失最快 10 天，最慢 75 天，多數在 30 天左右消失；膿痰咯盡最快 4 天，最慢 60 天，多數在 20 天左右咯盡。多數病例有病側胸痛，大部分病例在發熱期食慾減退。隨著熱退咳減，食慾亦漸增加，雖然長期服中藥但對胃毫無影響，故大多數治癒病例至出院時體重無下降。舌苔在病變過程中的變化不大，一般為薄膩苔，少數高齡病重患者，舌苔厚膩，部分為黃苔或邊白中黃薄苔；一些患者其熱雖盛，但舌苔仍滋潤，無乾燥傷津的現象，隨著病情的好轉，舌苔漸趨正常。舌質多數較紅，但亦有少數病例舌質淡者；少數病例熱退膿痰減少後出現舌尖紅的陰虧舌，但經服滋陰劑後漸恢復正常。從脈捨證，患者口乾，咳時胸中隱隱作痛，咳唾膿血，脈虛數的為肺痿，脈滑的為肺膿腫。在病勢進展期大多數是滑數或弦數脈，此乃熱毒邪盛的表現；少數病例因正氣虛弱而出現虛數或細數脈。一般於熱退後脈象漸趨緩和，部分病例數脈現象可持續一段時間；少部分病例在疾病的後期出現細脈，這是正氣虛弱的表現。絕大多數患者

有發熱表現，辨證皆屬於熱的範疇，雖發熱口乾燥，而欲引飲者卻很少，這與《金匱要略》所說的肺癰「口乾……咽燥不渴」的症狀相符，清代高學山認為：「肺熱則甘泉不升於靈道，故口乾而且咽燥也……渴根於胃，胃不病，故但咽燥而不渴也。」似有道理。

第二節 循環系統疾病

一、高血壓病

高血壓病是一種以動脈壓升高為特徵，可伴有心臟、血管、腦和腎等功能或器質性改變的全身性疾病。

高血壓病屬於中醫「頭痛」、「眩暈」、「肝風」之範疇，其發病與情志失調、飲食不節及內傷虛損有關。本病發病機制複雜，但歸納起來不外風、火、痰、虛四個方面，臨床以虛證或本虛標實證較為多見，主要為肝腎陰虛。肝腎陰虛，肝陽上亢，則出現下虛上實之證；病久不癒，陰虛及陽，可致陰陽兩虛；肝陽上亢可化火動風；風火相煽，煎熬津液則為痰。治療時須詳察病情，對其實證可選用熄風、潛陽、清熱、化痰等法治之。

醫案精選

◎案

王某，男，48歲。1983年5月16日初診。患者發現高血壓1年餘，血壓最高240/130mmHg，最低180/110mmHg，曾用利血平、羅布麻、維壓靜等降壓藥，療效不著，住某醫院2個月基本控制，但出院不久，又回

升到原來最高水準，反覆多次，穩定不住，而求治於中醫。形體豐腴，汗出濈然，頭昏頭痛，以前額為甚，面赤心煩，渴，喜涼食冷飲，頭眩耳鳴，失眠多夢、小便黃赤，大便乾，舌質紅，苔黃燥，脈弦滑而數。證屬陽明熱盛，合併肝陽上亢，治以清陽明氣分之熱為主，佐以涼肝。方用白虎湯加味。

處方：生石膏60g，知母12g，炙甘草6g，粳米10g，夏枯草30g，鉤藤30g（後下）。3劑。

二診：上藥服完，頭昏頭痛、渴心煩均以減輕，血壓（BP）190/120mmHg，餘症同前，上方將生石膏改為30g，加代赭石30g、磁石30g，再進3劑。

三診：藥服完血壓降至170/90mmHg，大便通暢，諸症隨之而減其大平，口不渴，已能平靜入睡，但耳鳴口眩、脈弦滑未除。此乃陽明經之熱已解，而肝陽上亢未除之故，遂以龍膽瀉肝湯加減以善其後，先後加夏枯草、鉤藤、白芍、珍珠母、生龍骨、生牡蠣、玄參、麥冬、生龜板、生鱉甲，服藥30餘劑，使血壓穩定在正常範圍內，觀察三年無反覆。

◎案

女，56歲。2008年5月6日就診。主訴：1天前因勞累過度，自覺頭暈眼黑，下午出現劇烈頭痛，以前額及眉稜骨處較甚，似錐刺樣，呈持續陣發性加重，並伴有嘔吐，嘔吐物為胃內容物及胃液。無血液及其他異物，每次量約50ml，當時測BP 175/112mmHg。望診：閉目仰臥，頭似帶綑，煩躁不安，面如油垢，時有汗出，鼻乾唇燥，舌紅苔厚。聞診：言語清晰，口有臭味，偶爾微咳。問診：陣發性頭痛，不敢扭動，以前額及眉稜骨處較甚，胸膈滿悶，食入即吐，心中急躁，口渴欲飲，小便短赤，大

便乾燥。切診：頸項稍強，脘腹微脹，皮膚潮熱，六脈洪大，搏指有力。證屬胃熱熾盛，肝陽上亢。治當清瀉胃熱，平肝潛陽。方用白虎湯加減。

處方：生石膏 30g，代赭石 15g，石決明 15g，知母 10g，菊花 15g，粳米 30g，竹茹 6g，甘草 5g。3 劑，水煎服。

再診見頭痛減輕，二目敢睜，嘔吐已除，仍有吸氣。方見療效，繼進 2 劑。2 劑後頭痛消失，仍有眩暈，能進飲食，但感口苦，口乾。飲食乏味。上方去代赭石、石決明，加石斛、麥冬各 15g，2 劑。上藥共用 7 劑後，頭暈減輕，精神好轉，但腹部脹痛，3 天未大便。腹痛拒按，坐臥不寧，舌苔黃燥，脈滑實。腑實證已成，急投大承氣湯下之。方用大黃 30g（後下），枳實、川厚朴各 10g，芒硝 30g（用汁沖化溫服），1 劑。服藥 30min 後，下燥糞甚多，頓時脹消痛止，諸症俱除。追訪未見復發。

按：高血壓病在中醫學中並無此名，但從脈證來看，始見劇烈頭痛，噯氣嘔吐，汗出脈洪大，舌質紅，苔厚膩，頗似陽明經證，故投以白虎湯加代赭石、石決明而痛解嘔止。後又轉為腹脹痛，便不通，脈滑實，苔黃燥，頗似陽明腑證，故投以大承氣湯而腹氣得通。白虎為西方金神，秋金得令則炎熱自消。且石膏辛能走外以解肌表，寒能治裡以勝胃火。知母苦寒以清肺胃之熱，甘草、粳米益胃護津，使大寒之劑而無損傷脾胃之慮。根據病情加石決明以平肝，代赭石以降氣。諸藥合用，共奏清肝瀉熱之功。大承氣湯由於能峻下熱結，承順胃氣，使塞者通，閉者暢，故名承氣。方中大黃盪滌熱結，芒硝潤燥軟堅，枳實開幽門之不通，川厚朴瀉中宮之實滿。合四藥而觀之，可謂無堅不破，無微不入，故曰大也。

二、心肌炎

心肌炎多由病毒侵犯心臟所致，以心肌細胞變性壞死和心肌間質的炎性改變為主要表現的疾病，可伴有心包或心內膜炎症。本病常繼發於感冒、麻疹、腮腺炎、腹瀉等病毒性疾病之後，臨床表現以神疲乏力，面色蒼白，心悸，氣短，肢冷多汗為特徵。輕重不一，如能早期發現治療，預後大多良好，但少數可發生心力衰竭、心源性休克，甚至猝死。

該病屬於中醫「風溫」、「心悸」、「胸痹」等範疇。

醫案精選

◎案

塗某，男，17歲。1983年4月8日初診。1個月前，患急性扁桃體炎後，出現心悸、胸悶，經某醫院診斷為風溼性心肌炎。西藥治療2週，效果不佳。症見：發熱、微惡寒，心悸，胸悶，關節疼痛，肢體倦怠，食少納呆，喜冷飲，小便黃赤，大便數日一行，舌紅，苔黃膩，脈滑數。心電圖提示：T波低平，Q-T間期延長。胸部X光見心影擴大，心尖區可聞及Ⅱ級收縮期吹風樣雜音。ESR 98mm/h。中醫診斷為心悸、胸痹、痹症。辨證為溼熱蘊結於心胸，脈絡痹阻。治以清熱除溼，解毒，佐以寬胸。方用銀翹白虎湯加減。

處方：金銀花、連翹各30g，石膏40g，知母、粳米、防己、瓜蔞皮各20g，蒼朮18g，黃連8g，丹參24g，甘草10g。

3劑後，寒熱除，心悸、胸悶大減；10劑後，諸症消失。心電圖檢查正常。心臟未聞及明顯雜音，後用歸脾丸調理善後，隨訪5年，未見復發。

按：患者初因感受溼邪，鬱而化熱，使溼熱蘊結於心胸，脈絡痹阻，故用金銀花、連翹、石膏、知母、黃連、甘草清熱解毒；蒼朮、防己、瓜蔞皮利溼通痹；丹蔘活血通絡；粳米、甘草扶助胃氣，共奏清熱解毒，利溼通痹之功。

◎案

高某，男，32歲。高熱、胸悶痛5天。心煩、心悸、口乾咽燥、大便乾結、舌紅有瘀點、苔黃、脈細數。

CK 386U/L，CK-MB 310U/L，HBD 284U/L，AST 86U/L，ALT 74U/L，抗心肌抗體陽性。西醫診斷為病毒性心肌炎。裡熱熾盛，耗傷津氣，正不勝邪，故見心煩、胸痛、心悸、口乾咽燥。為外邪入裡，裡熱熾盛，津液耗傷，屬白虎湯證。治以清熱瀉火，益氣養陰。方用白虎湯加減。

處方：石膏50g，甘草15g，粳米20g，生晒參20g。

服上方3劑後高熱已平，胸悶痛、心悸減輕，痰減少，再服5劑，胸悶痛、心悸減輕，痰減少，改用竹葉石膏湯，7劑後心煩、心悸口乾咽燥已平，大便乾結、大便通暢，去石膏加白朮30g、茯苓30g、白芍15g、當歸15g，服3週後胸悶痛已痊癒。心肌酶恢復正常。

◎案

王某，女。發熱、胸悶痛5天。心煩，心悸，氣短，乏力，少氣懶言，咳嗽，發熱，口乾，噁心，嘔吐，舌紅苔黃，脈細數。

CK 240U/L，CK-MB 164U/L，HBD 140U/L，AST 82U/L，ALT 60U/L。西醫診斷為病毒性心肌炎。熱傷津氣，正不勝邪，故見心煩、胸痛、心悸，口乾咽燥。為外邪入裡，裡熱熾盛，津液耗傷，屬白虎湯證。治以

清熱瀉火，益氣養陰。方用白虎湯加減。

處方：竹葉 20g，石膏 30g，甘草 10g，粳米 20g，生晒參 20g。

服上方 7 劑熱已平，噁心、嘔吐、咳嗽、胸悶痛、心悸減輕，痰減少。去石膏加黃耆 30g、玉竹 30g、白芍 15g、當歸 15g，服 15 劑後，胸悶痛，心悸，氣短已平。上方加黨參 20g、茯苓 20g、白朮 20g，服 28 劑後複查心肌酶恢復正常。

第三節　內分泌代謝系統疾病

一、痛風

痛風是嘌呤代謝紊亂、尿酸排泄減少所引起的一種尿酸鹽沉積所致的晶體相關性關節炎。人體血液中 98% 的尿酸以鈉鹽形式存在，通常狀態下尿酸溶解度約為 64mg/L，飽和度約為 70mg/L；當尿酸產生過多或排泄過少時，血液中尿酸鹽就會超過正常的飽和度，即尿酸鹽的過度飽和，這種狀態稱為高尿酸血症，極易導致尿酸鹽結晶沉積在關節內外組織，由此引起的急性炎症反應和慢性功能性損傷即稱為痛風。

痛風因最主要的臨床症狀表現為關節疼痛，因此屬於中醫學「痹症」範疇，也可稱作「白虎歷節」，此外與其相關的病名還有「痛風」、「痛痹」、「腳氣」等。在《黃帝內經》時期，並無「痛風」一名，以痹症統稱。痛風性關節症候分為四型，包括溼熱蘊結型、瘀熱阻滯型、痰濁阻滯型和肝腎陰虛型。

醫案精選

◎案

石某，女，60歲。2006年3月28日初診。患者「痛風」，在某醫院風溼免疫科服用中西藥2個月不效，有急性腎盂腎炎病史，小便隱血（＋＋＋）始終不消。就診時患者腳趾疼痛難忍，走路受限，下肢踝關節熱腫，血壓偏高，眼睛乾澀模糊，視網膜脫落，耳鳴，口渴，夜間張口睡覺，小便量不多，舌淡胖，體大，有齒痕，苔薄。方以豬苓湯加白虎湯加減。

處方：石膏30g，澤瀉60g，滑石15g（包），阿膠10g，連翹30g。

服藥1週後，血壓下降，局部熱腫略微好轉，原方服用半個月後複診時患者非常高興，訴說腳趾疼痛幾乎消失，腿腫消失，舌體胖大好轉，血壓穩定，查尿隱血（＋＋），2007年3月13日隨訪患者痛風未犯。

按：大多數原發性痛風的發病是尿酸的排泄障礙，痛風急性期常疼痛難忍，表現為午夜因疼痛而驚醒，突然發作的下肢遠端單一關節紅腫熱痛和功能障礙。痛風患者可有泥沙樣尿酸結石，較大者有腎絞痛、血尿等，結石容易合併感染出現腎盂腎炎、腎積水等，而原發性急性腎盂腎炎多由下尿路感染向上蔓延所致，出現除膀胱刺激症狀外常伴有畏寒、寒戰、高熱等，常有腰痠乏力、全身不適，尿檢查有膿細胞和紅細胞，此案患者可能有原發性腎盂腎炎，有痛風後加重其感染，而致尿隱血反覆不消。豬苓湯是治療尿路感染如膀胱炎、腎盂腎炎以及尿路結石、腎積水等泌尿系統疾病的專方，此案用大劑量豬苓湯，量大而力宏，不僅對腎盂腎炎，同時還有排尿酸，防止泥沙樣尿酸結石聚集的功效，故對痛風也有作用。再加用白虎湯以清熱除煩。

◎案

謝某，男，56 歲，船工。患痛風 5 年，常反覆發作，有時 1 年數發。近半月來右拇趾關節又劇烈疼痛。經西醫診斷為痛風，用西藥丙磺舒、秋水仙鹼等抗菌消炎治療無明顯好轉，故來中醫門診治療。患者右趾關節疼痛，陣發性發作，痛時劇烈，難以忍受，局部腫脹、發紅，有灼熱感，口苦乾，平素嗜酒，舌紅、苔黃膩，脈弦滑。查 BUA 1.24mmol/L，ESR、抗鏈球菌血素「O」、血液常規等無明顯異常。診斷為痛風、痹症。辨證為風淫痹阻骨節，日久化熱夾瘀。治以祛風化淫，清熱通痹。方用白虎湯加減。

處方：製川烏（先煎）10g，生石膏（先煎）60g，忍冬藤各 30g，白芍、川牛膝各 15g，知母、黃柏、蒼朮、桂枝、當歸、獨活、桃仁各 10g，甘草 6g，服 5 劑。

二診：疼痛明顯緩解，上方加防己 10g、丹參 15g，繼服 10 劑。

三診：疼痛基本消失，灼熱已解，關節稍腫脹，上方減石膏 30g，去忍冬藤、黃柏、蒼朮、桂枝，加生黃耆 15g、炮穿山甲 10g，繼服 15 劑。

四診：疼痛消失，腫脹漸退，複查 BUA 0.52mmol/L。繼以養血、祛風、化淫之品調理，並囑其戒酒。後隨訪 2 年無復發。

按：此方以寒熱並用為主，烏頭功同附子，能通行十二經而善祛風散寒，然其性大燥有毒，其到悍之氣易傷陰血；石膏大寒能解肌清熱、止痛，為治熱痹之要藥，然其陰寒之性易傷陽氣，氣虛體弱之人不可常投。二藥同用，石膏可減烏頭之毒，且互相制約並去其偏勝，共奏祛風解肌通痹之效。再佐其他祛風、化淫、活血通經之品，觀其寒熱之偏勝而適當調配，故對痛風病能收到較為滿意的療效。急性痛風關節炎屬中醫學「熱

痹」、「歷節」範疇，多在大量飲酒及過食服甘厚味，致溼阻中焦，鬱而化熱，溼熱蘊結關節，壅阻血脈所致。治以清熱解毒，祛風通絡，活血化瘀。加味白虎湯中石膏、知母、忍冬藤清熱解毒；蒼朮、桂枝、獨活、川烏祛風通絡，開痹消腫；桃仁、當歸活血行血止痛；甘草調和諸藥。方證合拍，故療效顯著。

二、糖尿病

糖尿病是一組以高血糖為特徵的代謝性疾病。高血糖則是由於胰島素分泌缺陷或其生物作用受損，或兩者兼有引起。糖尿病時長期存在的高血糖，導致各種組織，特別是眼、腎、心臟、血管、神經的慢性損害、功能障礙。包括以胰島素絕對缺乏為主的 1 型糖尿病（胰島素依賴型 DM）及以胰島素相對缺乏或胰島素抵抗為主的 2 型糖尿病（胰島素非依賴型 DM）兩種類型，其中絕大多數（＞90%）2 型糖尿病。

中醫雖無糖尿病這一命名，但中醫卻是認識糖尿病最早的國家之一，「消極」、「消病」、「消癉」、「消渴」、「三消」等均是糖尿病的中醫命名，現代大都使用「消渴」一名。「消渴」之名首見於《素問‧奇病論》：「有病口甘者，病名為何？何以得之？岐伯曰：此五氣之溢也，名為脾癉。夫五味入口，藏於胃，脾為之行其精氣，津液在脾，故令人口甘也。此肥美之所發也，此人必數食甘美，而多肥也，肥者令人內熱，甘者令人中滿，故其氣上溢，轉為消渴。」平素情志不舒，鬱怒傷肝，肝失疏泄，必然導致氣機鬱結，進而化火，消爍津液，上灼肺胃陰津，下灼腎陰；或思慮過度，心氣鬱結，鬱而化火，心火亢盛，損耗心脾精血，灼傷胃腎陰液，故可轉為消渴。年壯之時，不知自慎，唯欲房中尋樂，不拘時節，腎氣虛損，真精虧耗，氣化失司而為消渴；房室不節，勞傷過度，則火因水竭而益烈，

水因火烈，而益乾，致虛肺燥胃熱，發為消渴；過服溫燥藥物，耗傷陰津。本病病機當從火斷，尤其歸之火則一也，邪熱熾盛為消渴病病機要點，飲食不節、情志過極等均與本病的發生有著密切的關係。

醫案精選

◎案

　　黃某，女，55歲。1988年8月12日初診。近2年來口咽乾燥，口渴喜飲，一晝夜喝水6,750ml，多食善飢，每餐約200g，一日4餐，小便量多，形體逐漸消瘦，體重由65kg降至46kg，BG 9.8mmol/L，尿糖（＋＋＋），曾在某醫院診斷為糖尿病。長期服用甲苯磺丁脲、格列本脲、格列齊特等藥效果不顯，患者不願意接受胰島素治療，要求服中藥。舌質紅，苔黃少津，脈滑實有力，脈證合參，證屬上、中、下三消，以上中消為主，屬肺胃熱盛，消耗水穀，灼傷津液所致。治以清胃瀉熱，養胃生津。方用白虎湯加減。

　　處方：石膏30g，知母15g，生甘草3g，西洋參6g，石斛10g，天花粉15g，麥冬12g，黃芩10g，玉竹15g，水煎服，每日1劑。

　　服藥15劑後，多飲多食症狀明顯減輕，小便次數減少，複查BG 7.8mmol/L，尿糖（＋），舌質淡紅、苔薄黃少津，原方去黃芩加生地黃15g、連服30劑，諸症消失，體重增加5kg，空腹血糖正常，尿糖陰性，隨訪2年未復發。

◎案

　　王某，男，55歲。2005年6月初診。患者形體較壯實，臉色暗紅，後背肌肉粗壯。患糖尿病多年，服用降糖藥控制。患者喝酒較多。就診時

患者後背肌肉僵痛，汗多色黃，黏衣。腰腿麻木，時有針灸樣感覺，大便偏稀，舌紅。方用葛根芩連湯合白虎湯加減。

處方：葛根 60g，黃連 6g，黃芩 15g，生甘草 3g，桂枝 15g，赤芍、白芍各 20g，懷牛膝 25g，石膏 30g，知母 15g。

患者服藥後較為舒適，堅持服藥 2 個月腰腿麻木，針灸樣感覺好轉，出汗減少，患者堅持服用多年症狀平穩，血糖穩定，大便正常。

◎案

朱某，女，70 歲。2005 年 6 月 4 日初診。體形中等偏瘦，皮膚偏白。發現糖尿病 4 年，用西醫降糖藥後自覺身體不適，要求中藥調理。檢查血糖：餐前 9.2mmol/L，餐後 17.3mmol/L。就診時患者口渴多飲，大便乾結，小腿抽筋，兩腿乏力，心慌，眼睛模糊，眼前時有發黑。舌體時有疼痛乾有裂紋。方用芍藥甘草湯合白虎湯合四味健步湯加減。

處方：白芍 60g，赤芍 30g，生甘草 3g，石斛 30g，懷牛膝 30g，丹參 15g，枸杞子 20g，麥冬 30g，北沙參 15g，生石膏 15g，知母 10g，山藥 20g。

1 週後患者口渴好轉，腿抽筋好轉，大便通暢。此方加減一直服用至今，目前血糖穩定，餐前 5.0mmol/L，餐後 6.1mmol/L，精神狀態佳，裂紋舌好轉，兩腿有力，口渴不顯，大便正常，腿抽筋少有，體重稍有增加。

◎案

夏某，女性，54 歲，農民。2008 年 10 月 13 日初診。2004 年 10 月，因昏迷急診入院檢查發現尿酮體（＋＋＋），隨機血糖 22mmol/L，完善檢

查確診為 2 型糖尿病，糖尿病酮症酸中毒，並予系統治療。患者出院後用藥不規律，反覆發作 2 次，每次均以胰島素及補液治療，尿酮體陰性後作罷。患者 2 週來因農忙未規律服用降糖藥，近幾天來發生嘔吐求診。症見：口乾飲冷，日飲 5,000ml，嘔吐時作，乏力消瘦，近 1 個月體重下降 6kg。頭昏沉，飲水後即見汗如珠滾，尿頻，夜尿 2 次，大便正常量偏少。納食少，嗜睡。面色蒼白，舌質暗紅，少苔，舌下靜脈增粗，脈沉略數。患者未用胰島素治療。當日空腹血糖 15.6nmol/L；尿液常規示：酮體（＋＋），尿糖（＋＋＋），尿蛋白（＋）。診斷為 2 型糖尿病，糖尿病酮症酸中毒。

處方：生石膏 120g，知母 60g，炙甘草 15g，粳米 30g，天花粉 30g，黃連 30g，生薑 5 大片。

2008 年 10 月 20 日複診：患者在治療過程中未用任何降糖西藥。患者服藥 2 劑，口渴減輕，尿液常規示：酮體（＋），尿蛋白（－），尿糖（＋）。服藥至 6 劑，尿液常規示：酮體（＋），尿蛋白（－），尿糖（＋）；BG 8.9mmol/L，餐後 2 小時血糖 12.3mmol/L。患者口渴飲冷緩解，減量生石膏至 60g，知母至 30g；加西洋參 9g 益氣養陰以調護。加格列齊特緩釋片 60mg/d，進一步控制血糖。服上方 28 劑後病情平穩，改為散劑，每次 27g，每日 2 次，煮散 10min，湯渣同服。

按：患者以「嘔吐、渴飲」為主症就診，且喜冷飲。陽明胃火亢盛，蒸灼津液，液被火煉而虧，則思源以滅火，索冷以去熱。胃火妄動則嘔吐，壯火食氣則疲乏嗜睡，火熱下趨膀胱見夜尿多，又尿中酮體為水穀運化失常形成之膏濁。考究其源，為熱盛傷陰之證，蓋其熱為主、火為先，陰傷津少為其果。參考糖尿病酮症的特點，血糖異常為源頭，液體流失是主因，當佐以補液降糖之法。該患者為「鬱、熱、虛、損」之典型熱階

段，雖無身大熱、脈洪大，白虎湯之四大症未悉具，但其「口渴喜冷」已能概全，為熱盛傷津之證。予清熱生津之法，此熱不在陽明腑，又無有形實邪內擾，故不宜承氣類以通腑；又較大黃、黃連瀉心之熱更急，病位稍表，在氣分而未探入臟腑，且傷陰而不宜以苦寒直折為主；更不能滋陰以救火，火大而勁猛，杯水焉能救車薪。病急，根在釜底之薪，故立抽薪之法，是澄源之治，輔以添水滅火。張仲景以白虎冠名，因此方有迅速之勢，可瀉火邪；又因其為寒涼重劑，用時當步步小心，切不可恣意妄為。該患者火熱橫行，非白虎不能滅其焰。選用生石膏120g，寒以勝火，辛以散熱，沉以去怯。《景岳全書》曰「（石膏）味甘辛，氣大寒。氣味俱薄，體重能沉，氣輕能升，陰中有陽」。雖為大涼，用於熱之內，則能解熱，而不畏其涼；陰中有陽，熱去則陰液可復，此之用類「補液」之功，與現代醫學治法有異曲同工之妙也。《神農本草經》原謂其微寒，其寒涼之力遠遜於黃連、黃柏等藥，而其退熱之功效則遠過於諸藥。臣以知母60g，用意有四：知母性寒，入陽明胃經助石膏以清熱，此其一；又熱淫於內，佐以苦、甘，知母味苦，苦能瀉火於中，此其二；知母品潤，有生津之能，此其三；又入腎而清熱，胃火既盛，勢必爍乾腎水，水盡而火勢焰天，故用知母以防傳變之理，此其四。用甘草、粳米、生薑調和於中宮，健脾生津；且能土中瀉火，作甘稼穡。生薑緩其寒，甘草平其苦，三藥又同時護其胃，庶大寒之品無傷損脾胃之慮也。煮湯入胃，輸脾歸肺，水精四布，五津並行，大煩大渴可除矣。又加天花粉清熱生津止渴。黃連苦以降糖，寒可去熱，又合生薑辛開苦降，調理胃氣、止嘔佳品。

在消渴初期熱象較明顯，且以肺胃燥熱為多見，治療宜清熱瀉火，生津止渴。針對這種情況，選用白虎湯加減，方中石膏、知母清肺胃之熱，兼能潤燥生津止渴。沙參、麥冬、天冬滋肺胃之陰，天花粉清熱降火，津潤燥，善治陰虛消渴。葛根治渴，早在《神農本草經》中就有記載，謂能

「主消渴」；生地黃清熱養陰生津，有降血糖作用。諸藥合用，肺胃之熱清，養陰生津而津復，切中病機，故臨床用其治療消渴初期胃燥熱之證有顯著療效。

◎案

郁祖安君之女公子，方三齡，患消渴病。每夜須大飲十餘次，每飲且二大杯，勿與之，則吵鬧不休，小便之多亦如之，大便不行，脈數，別無所苦。時方炎夏，嘗受治於某保險公司之西醫，蓋友人也。逐日用灌腸法，大便方下，否則不下。醫誡勿與多飲，此乃事實上所絕不可能者。累治多日，迄無一效。余診之，曰，是白虎湯證也。方與：生石膏四錢，知母二錢，生甘草錢半，粳米一撮，加其他生津止渴之品，如洋參、花粉、茅根之屬，五劑而病瘥。顧餘熱未除，孩又不肯服藥，遂止服。越五日，舊恙復發，仍與原方加減，連服十五日，方告痊癒，口不渴，而二便如常。先後計服石膏達半斤之譜。辨析本案患兒多飲，大便不行。某西醫逐日用灌腸法對症治療，「累治多日，迄無一效」。曹穎甫辨為白虎湯證，投以小量白虎湯，酌加益胃生津之品，調護痊癒。辨證論治是中醫的特點和精髓，不頭痛醫頭，腳痛醫腳，治病求本，辨病和辨證相結合，是中醫學整體醫學的優勢。其門人姜左景對此病案按曰：「見其大便不通，而用灌腸法，是為西醫之對症療法；辨其脈數口渴，而用白虎湯，是為中醫之脈證治法。對症療法求療不療，脈證治法不治自治，此乃中西醫高下之分。」其論見解頗為妥當。

按：白虎湯清胃火、養肺陰；參麥散益氣增液；加入生山藥、菟絲子、生黃耆、生龍骨、生牡蠣益氣補腎攝尿；生地黃、何首烏、黃精滋陰養血；川黃連助石膏、知母敗胃火。據藥理研究：生黃耆配生地黃、蒼朮配玄參

有降糖作用，雞內金為治糖尿病之單驗方，在治療中，再配以消渴丸，全方辨證與辨病相結合，以潤肺、補腎、清胃火為主，實為上、中、下三消通治，達到了標本兼治的目的。

三、尿崩症

尿崩症是指血管加壓素又稱抗利尿激素分泌不足（又稱中樞性或垂體性尿崩症），或腎臟對血管加壓素反應缺陷（又稱腎性尿崩症）而引起的一組症候群，其特點是多尿、煩渴、低比重尿和低滲尿。

屬於中醫「消渴」中的「上消」和「下消」範疇。認為本症患者素體陰虛，如再有飲食不節，情志失調，勞欲過度，致使燥熱盛，陰津耗竭，易致本病發生。如熱傷胃陰，津液乾枯，則煩渴多飲；熱傷腎陰，則津液外流，致使多溲。

醫案精選

◎案

李某，女，24歲。1972年9月24初診。患者3個月前在田間工作後，在樹下睡覺，醒後覺周身不適，惡寒發熱，頭痛噁心，自服安乃近而好轉。此後經常口乾渴，頻頻飲水，逐日加甚，食慾減退，身體漸瘦乏力，經多方治療不見好轉，近1個月來每日飲水達兩桶（80,000ml）之多，小便頻數，尿色清澈如水，每日尿量與飲水量相近，大便乾，每次2日。既往健康，月經正常，父母兄妹無此病。體格檢查：BP 80/70mmHg，P 90次/min，T 36.9℃，發育正常，脈滑數。血液常規、尿液常規化驗均正常，尿糖陰性，尿液相對密度1.002～1.004，BG 5.5mmol/L。證由勞累

後睡於田間，風寒之邪乘虛侵襲，由於失治，邪鬱日久，入裡化熱，水為火迫而致，兼有熱盛傷津之象。治以清熱生津，方用白虎湯化裁。

處方：石膏150g，知母30g，甘草10g，金銀花30g，粳米50g，水煎服。並囑飲米湯。

二診：3劑後飲水量每日為1桶（40,000ml）左右，口渴減輕，尿量已減半。效不更方，原方再服3劑。患者服第一劑後即吐，因寒涼太甚，氣浮於上，隔藥不受而吐。後2劑加附子6g、半夏10g，並囑其熱服之，此後未吐。

三診：每日飲水量約8,000ml左右，口渴可忍，每日排尿10次左右，食慾增加，查舌紅苔白，脈數而沉，又原方3劑後，每日飲水如常人，口不渴，尿量正常，晨尿相對密度1.015。隨訪20年從未復發。

第四節　消化系統疾病

一、逆流性食道炎

逆流性食道炎（RE）是由胃、十二指腸內容物反流入食道引起的食道炎症性病變，內鏡下表現為食道黏膜破損，即食道糜爛和（或）食道潰瘍。逆流性食道炎可發生於任何年齡的人群，成人發病率隨年齡增長而升高。西方國家的發病率高，而亞洲地區發病率低。這種地域性差異可能與遺傳和環境因素有關。但近20年全球的發病率都有上升趨勢。中老年人、肥胖、吸菸、飲酒及精神壓力大是逆流性食道炎的高發人群。

中醫沒有逆流性食道炎這一命名，《中醫臨床診療術語》將本病稱為「食道癉」。逆流性食道炎在古醫籍中或稱「吞酸」、「咽酸」、「臆醋」、「醋心」、「吐酸」、「胃反」等，或是描述為自覺胃中酸醉而無酸水泛出，沒有固定對應的病名。現代中醫認為逆流性食道炎屬於「吐酸」、「嘈雜」、「胸痛」、「噎膈」、「嘔吐」等範疇，臨床易於胃痛、胸痹等病相混淆。逆流性食道炎臨床主要表現為吞酸、燒心、噯氣，臨床上有寒熱之別，肝胃之分。

醫案精選

◎案

孟某，女，44歲，1998年5月8日初診。主訴：胃及消化道燒灼樣疼痛1年，加重2個月。經某醫院診斷為膽汁逆流性食道炎。服用甲氧氯普胺、穀維素、維生素B、維生素B1等藥物，症狀時有緩解，停藥後則症狀依然如故。症見：胃及消化道燒灼樣疼痛，伴見納差、神疲乏力，小便黃赤，大便尚可，切其脈弦而小數，查舌苔薄白，舌質稍絳。體格檢查：腹軟無壓痛，肝脾不腫大。經問診，患者有口苦，咽乾症狀。當問其頭暈否，答曰：頭不暈，但眼睛暈。暈者即眩也。《傷寒論》云：「少陽之為病，口苦，咽乾，目眩也。」患者又有胃及消化道燒灼樣疼痛之陽明病症狀，故辨證為少陽與陽明合病。方以小柴胡湯與白虎湯合方。

處方：柴胡10g，黃芩9g，黨參10g，半夏10g，石膏20g，知母15g，炙甘草6g，大棗3枚，生薑9g。3劑，每日1劑，以水煎2次，早、晚分2次溫服。

5月11日複診，患者訴服藥2劑後症狀明顯好轉，燒灼樣疼痛及口

苦、咽乾、眩暈減輕，3劑服完，諸症若失。效不更方，遂又予原方3劑以鞏固療效。半年後隨訪未復發。

按：劉渡舟提出「古今接軌論」，其實質就是經方與時方合方治療疾病。擴充之則有古方與時方合方，時方與時方合方，古方與古方合方三種。本案例就是古方與古方合方的例證。臨床中儘管中醫藥學方劑眾多，但若想以方對病則難矣，若能以二方合而化裁即合方以對病，則易矣。

二、胃炎

胃炎是多種不同病因引起的胃黏膜急性和慢性炎症，常伴有上皮損傷、黏膜炎症反應和上皮再生。胃炎是最常見的消化系統疾病之一。按臨床發病的緩急和病程長短，一般將胃炎分為急性胃炎和慢性胃炎。急性胃炎，由多種病因引起的急性胃黏膜炎症，臨床上急性發病，常表現為上腹部不適、隱痛等症狀。慢性胃炎，由各種病因引起的胃黏膜慢性炎症或萎縮性病變，臨床上十分常見，占接受胃鏡檢查患者的80%～90%，隨年齡增長萎縮性病變的發生率逐漸增高。常見的臨床表現：上腹痛，大多數胃炎患者有上腹痛。

此病中醫學沒有對應的病名，可歸屬於中醫學「胃痛」、「痞滿」等範疇。目前眾醫家對其病因病機認識不一，認為其發病主要與飲食、情志因素、感受邪氣、脾胃虛弱等有關，病位以胃脘為主，與肝、脾兩臟密切相關，病機的關鍵主要為脾胃虛弱。中醫的辨證論治、整體調節，對治療慢性胃炎這種易復發、難以根治的疾病有著良好療效。中醫認為本病的發生主要與飲食、情志因素、感受邪氣、脾胃虛弱等有關。

中篇　臨證新論

醫案精選

◎案

某，男，40歲，工人。1993年3月10日初診。胃脘部疼痛反覆發作1年餘，6個月前胃鏡提示為重度淺表性胃炎，先後用過胃炎合劑、雷尼替丁、三九胃泰等治療，疼痛仍時有發作，近1個月來疼痛加劇，用上述藥物治療無效而來門診，患者疼痛無明顯規律性，胃脘部常有燒灼感，時有泛吐清水酸水，伴有口乾，大便乾燥，舌質偏紅，舌苔薄黃，脈弦。中醫辨證屬胃熱灼盛型胃脘痛。治以清瀉胃熱，理氣止痛。方用白虎湯加味。

處方：生石膏40g，知母10g，薏仁30g，炙甘草6g，蒲公英30g，八月札10g，九香蟲5g。

5劑後疼痛明顯減輕，燒灼感已無，但仍有泛吐清水酸水，再在上方基礎仁加瓦楞子30g、浙貝母10g，7劑後症狀大減，已無明顯疼痛。處方去石膏、知母，加茯苓10g、白朮10g，調理1週。6個月後隨訪，疼痛未再發作。

三、肝硬化腹水

肝硬化腹水是失代償性肝硬化最為突出的臨床表現之一。正常人腹腔內有少量游離液體，大約50ml，發揮維持臟器間潤滑的作用。而當腹腔內的游離液體超過200ml時稱為腹水。腹水的形成是慢性肝病自然病程的重要象徵，提示肝硬化肝功能失代償，預後不佳。腹水的形成是多種因素共同作用的結果。並且所有肝硬化患者腹水形成的病理生理學是相同的，

以及對利尿劑反應的逐步發展最終導致利尿劑抵抗，或者頑固性腹水的形成以及對肝腎功能衰竭，都只是內臟和系統血管舒張和腎臟血管灌注不足的表現。代償期肝硬化患者 10 年內約有 50% 進展為腹水形成。與無腹水形成的肝硬化失代償期患者相比，有腹水形成的患者死亡率明顯增高，約有 15% 的腹水患者在 1 年內死亡，44% 的腹水患者在 2 年內死亡。

中醫沒有肝硬化腹水的命名，根據其臨床症狀體徵，屬中醫「鼓脹」、「積聚」、「黃疸」範疇。早在《黃帝內經》就有肝硬化腹水病症的相關論述，《素問・腹中論》云：「有病心腹滿，旦食則不能暮食，此為何病？岐伯對曰：名為鼓脹。」《靈樞・水脹》謂：「鼓脹何如？腹脹，身皆大，大與膚脹等也。色蒼黃，腹筋起，此其候也。」根據肝硬化腹水的主要臨床表現，屬於「鼓脹」範疇。

其病來勢緩慢，男性較女性多見，容易反覆發作，與疫蟲毒感染、酒食不節、黃疸、脅痛、積聚失治有關，情志不遂亦可誘發或加重。疫蟲毒感染，感染肝炎病毒或血吸蟲等疫毒、蟲毒，未能及時治療，內傷肝脾，脈絡瘀阻，痰濁內生，日久可致積聚、鼓脹發生。酒食不節，飲酒太過，或嗜食肥甘厚味，損傷脾胃，中焦運化失職，升降失常，土壅木鬱，肝失疏泄，氣滯、血瘀、水溼三者相互影響，導致水停腹中，而成鼓脹。慢性病毒性肝炎、脂肪性肝炎、藥物性肝炎、自身免疫性肝病和遺傳代謝性肝病等引起肝、脾、腎俱損，氣滯血瘀，水溼內停，氣血水互結而成鼓脹。病機多為初起溼熱疫毒蘊阻中焦，肝失疏泄，氣滯血瘀，進而橫逆乘脾，脾失健運，水溼聚於腹中；久則及腎，腎關開合不利，氣化無權，水溼不化，則脹滿更甚。病程晚期，肝、脾、腎俱虛，腎陽虛不能溫煦脾土，則脾腎陽虛；或腎陰虛不能涵養肝木，則肝腎陰虛。終至肝、脾、腎虧敗，氣血水壅結更甚，病情危篤。鼓脹所涉及的臟腑主要是肝、脾、腎。肝失

疏泄，脾失健運，腎失氣化是形成鼓脹的關鍵病機。氣滯、血瘀、水停是形成鼓脹的基本病理因素，病理特點為本虛標實。

醫案精選

◎案

王某，男，49歲。1999年5月17日初診。自訴腹脹大2年餘，西醫診斷為肝硬化腹水，間斷服藥治療，病情一直比較穩定。1週前病情復發，經治療後無明顯緩解。患者腹大如鼓，按之不堅，脅下脹滿，時時作痛，腹脹難以忍受，身熱，口渴欲飲，飲後腹脹增劇，不惡寒，無汗，脈洪大。T 38.9℃，P 98次/min，BP 127/82mmHg。中醫診斷為鼓脹。證屬邪熱熾盛，肝氣鬱滯。治以清熱滋陰理氣。方用白虎湯加味。

處方：石膏50g（先煎），知母、粳米、甘草各10g，玉竹15g，枳實、青皮各9g。每日1劑，水煎服。

2劑後，身熱減輕，腹脹之苦亦稍緩，易生石膏25g（先煎），加白芍、赤芍各10g。再服2劑，熱勢盡退，病情復平穩，繼續服用柴胡疏肝散加減調理。

按：鼓脹病，為肝、脾、腎三臟功能失調，氣滯、水停而致，治療亦應據此立法。但該案患者此時發熱、口渴、脈洪大，陽明熱證突顯，即使無汗出，考慮到患者久病體弱，又因熱邪熾灼陰津虧耗，原因自可明瞭。清解陽明實熱就成為緩解病情的當務之急。本病本虛標實，虛實相兼，故清熱用寒涼，疏肝不可攻伐過猛，以免不耐藥力生其他變症。熱邪消除，逆亂的氣血得以循行常道，正氣就能漸漸平復。再以理氣柔肝的治療原則，行氣化瘀利水，即可取效。

四、腸胃炎

　　胃腸炎通常因微生物感染引起，也可因化學毒物或藥品導致。典型臨床表現為腹瀉、噁心、嘔吐及腹痛。對於健康成人，胃腸炎通常只會引起不適感及生活上的不便，並不會導致嚴重後果，但是在病重、虛弱、年幼或年老的患者中卻可以導致威脅生命的脫水和電解質紊亂。

　　根據胃腸炎典型臨床表現為腹瀉，其相當於中醫的「泄瀉」，中醫學把它歸屬於「霍亂」或「絞腸痧」的範疇。歷代醫家對本病的病因病機已有論述。如《素問·五常政大論》曰：「其病殠泄，邪傷脾也。」明代張介賓曰：「泄瀉之因，唯水火土三氣為最。夫水者寒氣也，火者熱氣也，土者溼氣也，此瀉痢之本也。」金代成無己曰：「傷寒霍亂，何以明之？上吐而下利，揮霍而撩亂是也。邪在上焦者，但吐而不利。邪在下焦者，但利而不吐。若邪在中焦，胃氣不治，為邪所傷，使陰陽乖隔，遂上吐而下利。」

▌醫案精選

◎案

　　耿知行運用白虎湯加味治療夏季急性腸胃炎。患者主訴，發熱（39℃），口渴，納呆，汗出，口渴，煩躁，想吃冷飲，腹陣痛拒按，大便先乾後溏，舌紅、苔黃、脈洪數。中醫辨證為暑熱鬱阻，肺胃受損。處白虎湯加味，服2劑後高熱退，再4劑，病癒，複查血液常規正常。

◎案

　　張桂玲巧用白虎湯加味治腸胃炎瀉痢1案。患者李某，始發熱，泄瀉，醫用升散、溫燥、止澀等藥治之，十餘天而病益甚。症見：形肉已

脫，四肢拘急，時欲作痙，唇焦目赤，大渴引飲，腹中熱痛，暴注下迫，利下青黃臭穢，小便短赤而澀，舌質紅，苔黃燥而乾，脈弦洪數；晝日尚明瞭，日晡以後則煩躁譫語，病乃暑溼內伏，至秋而發，復經誤治，悉從火化。此乃是陽明熱熾，肝火鳴張之候，即以白虎湯加味治之，加懷山藥、神曲、石斛，治癒 1 例，食慾不振 3 月餘的患兒，小兒病毒性腸炎。3 劑而熱象悉退，繼之進清淡潤養之品而安。

◎案

　　吳瑜報導，對大便次數多，瀉下水樣便，確診為病毒性腸炎的患兒（中輕度失水），透過中醫辨證，在白虎湯的基礎上加減變化。

　　處方：人參（紅參）3g，生石膏 20g，知母 5g，粳米 10g，甘草 3g。如舌苔厚膩，溼偏重者加蒼朮 10g、藿香 10g、白荳蔻 5g；溼熱並重者加黃連 3g、黃芩 10g、法半夏 10g、陳皮 3g、茯苓 10g。水煎服，每日 1 劑，具體劑量視患兒年齡大小調整。治療 98 例，痊癒 93 例，好轉 5 例。

　　按：腹瀉，其相當於中醫的「泄瀉」，中醫學把它歸屬於「霍亂」或「絞腸痧」的範疇。古人認為急性胃腸炎的病理變化為：胃虛寒不能調劑上下，致水寒上逆，熱鬱不得下降而成痞。故用乾薑、甘草以溫裡寒，人參補中州之虛，半夏散脅下水氣，石膏甘寒以清熱。本病多因感受溼熱等穢濁邪氣及飲食不潔損傷腸胃所致。脾胃受損，運化失常，升降失司，氣機逆亂，清濁之氣相互干擾，濁氣上逆而為嘔吐，清氣下陷則為腹瀉，氣機鬱而為腹脹腹痛。根據以上認識，治療上著重治理中焦，因為中焦是脾胃所居，是氣機升降之樞機。白虎湯在《傷寒論》中雖是用於陽明氣分熱盛，以無形邪熱瀰漫三焦為主，但胃腸炎急性發作期若泄瀉，肛門灼熱感，發熱等症狀，均表明有熱，故可用白虎湯，但泄瀉病機多夾溼邪，故宜加用健脾利溼之類。且考察古今中外的文獻證明粳米具有止泄瀉的作

用，且甘草對消化系統亦有相關作用，故白虎湯可靈活運用於泄瀉，即現代醫學的胃腸炎的治療中。

五、腸傷寒

腸傷寒也叫傷寒，是由傷寒桿菌引起的急性全身性傳染病，主要經水及食物傳播。患者及帶菌者從大小便中排菌，恢復期的患者排菌可持續2～6週，少數患者排菌可達1年以上，對健康人是很大的威脅。若水源或食物被汙染，同飲一源之水或同食一源之食的人有可能發生爆發流行，不分年齡大小均可發病，若母親患傷寒也可透過接觸傳染給新生兒。2歲以下患病較少，夏、秋兩季發病多。傷寒桿菌由口進入消化道，侵犯小腸黏膜的淋巴組織，在淋巴結內繁殖增多，再進入血液引起發熱、睏倦、頭痛、全身不適及噁心、嘔吐、腹瀉等症狀，此時稱菌血症期，如做血液培養，可見傷寒桿菌生長。細菌隨血流帶到各個臟器，但主要病變在腸道。

現代醫學所稱的腸傷寒（傷寒、副傷寒）是常見的熱性傳染病，四季均有發病率，但夏、秋兩季較多，約占本病全年病率60%。中醫認為腸傷寒屬於「溫病」範疇，隨著發病的不同季節，臨床上稱為溫熱、暑溫、溼溫、伏暑及伏邪晚發等，尤其夏末秋初腸傷寒最易流行。若以時氣學能來講，在這個時期，正是溼土主氣；若從症候的辨證觀點來講，腸傷寒初起先泛有溼熱症狀，如形寒發熱，頭脹頭痛，體重骨楚，胸悶，嘔呃，納呆，舌苔白膩，脈象濡緩等，因此一般多稱腸傷寒為溼溫傷寒。中醫的病因病機，即為外感溫毒之邪，或新感引動伏邪，發熱是腸傷寒的主症，也是辨治傷寒的重點。控制和消除發熱是治療本病的關鍵，故以清熱解毒為主，辨證兼夾其他症狀者，可調整用藥及治法。

中篇　臨證新論

醫案精選

◎案

鄭某，男，28歲，農民。1989年6月27日初診。患腸傷寒近20天，以持續發熱頭痛為主症，經靜脈注射慶大黴素、氯黴素後熱退，頭痛好轉，停藥後依然如故。現停靜脈注射2天，發熱（40.5℃），不惡寒，頭痛如裂，汗出口渴，大便每天1次，無腹痛。兩天前肥達試驗（H）1：320陽性。WBC 2×10⁹/L。脈洪數，苔黃燥。囑停用任何西藥，並按傷寒陽明經證治療。

處方：生石膏50g，知母15g，炙甘草6g，粳米一撮，川黃連70g，鉤藤（後下）、龍骨、牡蠣（先煎）、天花粉各30g。2劑。

二診：T 38.6℃，頭痛，汗出少，原方生石膏減至30g，川黃連減至6g，去牡蠣、鉤藤，續進2劑。

三診：體溫正常，唯口乾乏力，肝脾肋下剛觸及，以沙參麥冬湯加丹參、鱉甲，再服3劑。半月後隨訪，諸恙均癒，1個月後複查肥達試驗，已正常。

按：腸傷寒的病變分期病理特徵是全身單核吞噬細胞系統增生，以迴腸末端淋巴組織的病變最為突出，臨床症狀以炎症、發熱為主。西醫治療首先考慮使用抗生素，但人們對抗生素的耐藥性越來越強，抗生素往往發揮不了很好的降溫作用，致使患者高熱持續存在，引起一系列的併發症。溫病發生大多有明顯季節性。腸傷除根據發病季節與臨床表現診為相應溫病外，尚有相當數量患者，無法按上述規律診為溫病，卻又符合傷寒六經病變，當以仲景傷寒學說論證。中醫治療腸傷寒清熱解毒是首務，按傳統辨治方法，對感受溼熱病邪引起的溼遏熱伏、熱處溼中等證，治宜化溼

為主，多採用芳化、苦燥、分利等法。然而，循法治療傷寒則往往退熱慢，治療時間長，效果不理想。必須在辨證施治原則下，突出清熱解毒，早用和重用清熱解毒藥，才能盡快控制高熱，縮短退熱時間。白虎湯中石膏是溫病治療中最常用的清熱藥，經現代藥理研究，石膏解熱作用強，相當於西醫抗生素，對抗生素耐受者，選用石膏解熱。而且白虎湯中知母、甘草、粳米現代藥理研究顯示均有解熱作用。且全方四味藥經現代藥理研究顯示，均有抗炎、抑菌的作用。由於腸傷寒主要是由細菌感染引起，且其發熱的病理機制是全身單核吞噬細胞系統增生，以迴腸末端淋巴組織的病變為主，繼而引起炎症反應，觸動內源性發熱因子，引起患者高熱。根據白虎湯的現代藥理研究，這一發熱機制剛好可以用白虎湯，抑制炎性細胞，解熱，從而使患者體溫下降至正常。除此之外，白虎湯還可以增強患者免疫力，增強患者體質，使患者減少併發症的發生，以及二次感染的機會。

六、急性胰腺炎

　　急性胰腺炎是多種病因導致胰酶在胰腺內被刺激活化後引起胰腺組織自身消化、水腫、出血甚至壞死的炎症反應。臨床以急性上腹痛、噁心、嘔吐、發熱和血胰酶增高等為特點。病變程度輕重不等，輕者以胰腺水腫為主，臨床多見，病情常呈自限性，預後良好，又稱為輕症急性胰腺炎。少數重症的胰腺出血壞死，常繼發感染、腹膜炎和休克等，病死率高，稱為重症急性胰腺炎。臨床病理常把急性胰腺炎分為水腫型和出血壞死型兩種。本病病因迄今仍不十分明瞭，胰腺炎的病因與過多飲酒、膽管內的膽結石等有關。

　　根據本病的病因、發病部位及臨床特點，應屬中醫「腹痛」範疇。據

《黃帝內經‧厥病》載：「腹脹胸滿，心尤痛甚，胃心痛也……痛如以錐針灸其心，心痛甚者，脾心痛也。」症狀的描述與急性胰腺炎的臨床表現比較符合。急性胰腺炎歸屬於中醫腹痛、脾心痛、胰癉範疇。急性胰腺炎的中醫病因病機，中青年及女性多發，冬春季、節假日多發。病因主要與膽道疾患（包括創傷）、過量飲酒、暴飲暴食、高脂血症及情志等因素有關。酒食不節，過食辛辣肥甘，暴飲暴食，飲酒過度，導致肝膽疏泄失司，胃腸腐熟傳導失司，實熱內積，溼熱邪毒壅積，腑氣不通。蟲石內積：蛔蟲上擾或肝膽溼熱、膽汁鬱結煎熬成石，肝膽失於疏泄，通降受阻，阻塞膽腑氣機，不通則痛。跌扑損傷，外部創傷（可為 ERCP 所致）致胰臟受損，腑氣不通，血瘀氣滯。情志不舒，情志不暢，或暴怒傷肝，或憂思多慮，致肝氣鬱結或脾失健運，不通則痛。感受外邪，外感六淫之邪，傳裡化熱，熱鬱中焦，裡熱積滯，因熱致瘀，熱毒血瘀互結。

　　急性胰腺炎病性以裡、實、熱證為主。病位在脾、胃、肝、膽，並涉及心、肺、腎、腦、腸。病機演變以溼、熱、瘀、毒蘊結中焦而致脾胃升降傳導失司，肝失疏泄為中心。基本病機為「不通則痛」。可分為初期、進展期、恢復期。初期：正盛邪輕，多為氣滯邪壅。進展期：正盛邪實，多為溼熱內蘊、瘀毒互結、邪熱內陷、上迫於肺、熱傷血絡，成氣血逆亂之危症。瘀、毒互結是疾病加重及變證的病理基礎，重症急性胰腺炎存在著邪從熱化，熱從燥化的病機特點。恢復期：正虛邪戀，多伴氣血陰陽不足。急性胰腺炎以疏肝理氣、清熱利溼、通裡攻下、活血化瘀解毒、扶正祛邪為基本治則。

醫案精選

◎案

唐某，男，32歲。1996年6月25日初診。患者8小時前暴食及酗酒後出現上腹部持續性疼痛，痛勢劇烈，並伴右側腹痛，噁心嘔吐，為胃內容物，腹脹，在當地小診所診治（具體用藥不詳），症狀無緩解而來醫院就診。體格檢查：急性痛苦貌，鞏膜無黃染，腹平軟，上腹部壓痛明顯，無反跳痛，肌衛（一），移動性濁音（一），血漿粉酶612U/dl，尿澱粉酶1,200U/dl，超音波示胰腺增大，急性胰腺炎。舌質紅、苔薄黃，脈滑數。方用白虎湯加減。

處方：生石膏60g，知母、黃芩、炒梔子、連翹、川芎、香附、法半夏、制乳香、沒藥各10g，杭白芍20g，懷山藥30g，甘草6g。2劑，每日1劑。配合禁食。

10％葡萄糖500ml加慶大黴素16萬U，0.5％甲硝唑200ml，靜脈注射，每日1次。2天後腹痛有所減輕，嘔吐止，仍有噁心，再服2劑後，腹痛消失，無腹脹及噁心，並能進清淡半流質飲食。原方改生石膏為30g，去法半夏，續服3劑後複查血、尿澱粉酶均正常，又予5劑進服以鞏固療效。

按：急性胰腺炎的發病是由於患者胰腺自身分泌的消化酶被激發活化而導致其對自身胰腺組織的消化現象，其病理變化關鍵是患者全身過度炎症反應所致的「全身炎性反應綜合症」。患者患病後病情加重主要是由於急性胰腺炎患者的單核吞噬細胞、中性粒細胞、內皮細胞、血小板和淋巴細胞等多種細胞的參與疾病的發生發展全過程，免疫系統的介入和多種細胞因子導致急性胰腺炎患者的胰腺組織持續壞死及胰腺局部炎症並發展到

全身炎症反應乃至多臟器功能障礙。本病在中醫屬「脅痛」、「腹痛」等範疇，中醫認為，其病因病機不外乎氣滯、食積、溼蘊、熱結、血瘀及腑閉等。甘草解除急性胰腺炎患者腸麻痺，達到清除急性胰腺炎患者腸細菌及內毒素和腐敗物質的作用，可有效改善患者因腸功能衰竭導致的細菌移位及內毒素作用，且對革蘭陰性菌及厭氧菌有抑制作用。另一方面對與急性胰腺炎直接相關的幾種酶具有明顯的抑制作用。白虎湯現代藥理研究作用顯示有抗炎、促進胃腸道蠕動的作用，故根據現代藥理研究及白虎湯的中醫辨證論治，均可將白虎湯應用於急性胰腺炎。胰腺其功能歸屬於肝、脾兩臟，就急性胰腺炎的臨床症狀當屬於中醫學「胃脘痛」範疇。該病起因多由於飲食不節，恣食肥甘醇酒，損傷脾胃，釀溼化熱，致溼熱互結，內蘊中焦。方中石膏性味辛甘大寒，入肺、胃二經，具有清熱瀉火之功效，為清陽明胃腑實熱之聖藥，臨床應用劑量宜大，每用至 30g 以上，且石膏功擅止痛，《神農本草經》載其能治「腹中堅痛」，亦能止嘔，近代名醫張錫純的單味石膏煎服治嘔吐不止之症，為本方的主要藥物。知母苦寒質潤，既助石膏清胃腑之熱，又藉苦寒潤燥以滋陰；以懷山藥替代粳米，與甘草合用，既滋胃養陰，顧護胃氣，又防諸苦寒之藥傷中；黃芩、梔子、連翹具清熱、燥溼、解毒之功；川芎、香附、乳香、沒藥活血行氣止痛；白芍合甘草以緩急止痛。諸藥相伍，共奏清熱燥溼、行氣止痛之功效，配合西藥抗炎、解痙及禁食，從而提高療效。

第五節　血液系統疾病

急性白血病合併真菌感染

　　此病是原發於造血系統的惡性疾病，其病理特點為骨髓及其他造血組織，有白血病細胞異常增生，並浸潤全身各組織和器官，外周血液出現白血球量和質的異常。臨床特點為貧血、出血、感染和肝、脾、淋巴結不同程度的腫大等表現。急性白血病合併真菌感染是白血病治療過程中常見的併發症，感染部位以口咽部及腸道最常見，治療較為困難，死亡率亦較高。

　　本病多屬中醫學中溫毒內蘊，邪熱充斥氣營，或熱邪內陷營血、生風動血的危重症候。

醫案精選

◎案

　　張海蓮等收治急性白血病合併真菌感染者21例，男性13例，女性8例。年齡15～63歲，平均年齡36歲。入院時病程4～90天，平均29天。合併真菌感染的時間均為誘導緩解後3～12天，平均7天。體溫達38～39℃者5例（23.8%），高於39.9℃者16例（76.2%）。均有壯熱，咽喉腫痛，口腔黏膜可見白色乳酪狀假膜，喜冷飲，汗多，小便赤，大便乾。鼻咽或皮下出血。舌質紅或絳，苔黃膩，脈洪數或滑數等症狀。中醫辨證均屬溫毒陷血型。感染部位：咽喉部14例，尿道感染3例，多部位感染1例，肺部感染3例。菌培養結果示：11例咽拭子培養可見白色念珠菌生

長，3例口腔分泌物塗片可找到真菌；3例尿培養有真菌生長；1例血、糞、痰、皮疹活檢物培養均有白色念珠菌生長；3例痰培養有白色念珠菌生長。

末梢血化驗：WBC（0.7～2.9）×10⁹/L，平均為1.56×10⁹/L，N 48%。骨髓檢查21例。感染時骨髓有核細胞增生減低者17例，活躍者4例。治療方法停用抗生素及腎上腺糖皮質激素，其中18例輸新鮮血，中藥服用黃連解毒湯合白虎湯加減。

處方：黃連10g，黃芩10g，黃柏10g，梔子10g，生石膏30～60g，知母15g，金銀花15g，連翹15g，白花蛇舌草30g，黃藥子20g，蚤休20g，魚腥草20g，大青葉15g，玄參30g，苦參15g，紫草10g，藿香15g，佩蘭15g，半夏10g，水牛角粉30g（先煎），生地黃30g。諸藥水煎400ml分2次溫服。7天為1個療程。

如體溫不能降到正常可再繼續服5劑。口腔真菌感染者11例加用制黴菌素2g研細末加30ml甘油調勻，局部塗抹，每日3次。2例血、痰真菌陽性者加用達克寧針劑600mg，靜脈注射，共7天。治療結果：痊癒20例（95.2%），無效1例（4.8%），此患者經血液培養證實為白色念珠菌、金黃色葡萄球菌雙重感染敗血症死亡。

按：本病以專清氣分熱的白虎湯合清熱解毒、瀉火涼血、化瘀消斑的黃連解毒湯為主治療。方中生石膏、知母清氣分熱盛；黃芩、黃連、黃柏、梔子配金銀花、連翹、白花蛇舌草、大青葉、魚腥草等大寒之藥，以清熱解毒、涼血瀉火；紫草、玄參加強清熱涼血之功效；苦參、佩蘭，清熱燥溼，諸藥共奏清熱解毒瀉火，涼血化瘀消斑之功效。對西藥抗菌藥物的治療亦有協同作用。但本方藥物大苦大寒，以防傷正或損傷胃氣。

第六節　神經系統疾病

一、腦出血

　　腦出血是指非外傷性腦實質內血管破裂引起的出血，占全部中風的20%～30%，急性期病死率為30%～40%。發生的原因主要與腦血管的病變有關，即與高血脂、糖尿病、高血壓、血管的老化、吸菸等密切相關。腦出血的患者往往由於情緒激動、用力時突然發病，早期死亡率很高，倖存者中多數留有不同程度的運動障礙、認知障礙、言語吞嚥障礙等後遺症。出血前多無預兆，半數患者出現頭痛並很劇烈，常見嘔吐，出血後血壓明顯升高，臨床症狀常在數分鐘至數小時達到高峰，臨床症狀體徵因出血部位及出血量不同而異。

　　急性腦出血屬於中醫學「中風」、「厥證」範疇，其病因病機是由於氣、血、痰、食、暑等因素引起的陰陽失調。氣機逆亂，升降乖異，氣血運行失常，其主要症狀為突然昏仆、不省人事，伴四肢逆冷。急性腦出血90%以上有熱結便祕，當急則治其標，即熱者瀉之，符合以通為順之理。通腑瀉熱治療腦出血有上病取下、引血下行、瀉鬱熱、開上竅、瀉下存陰的作用。運用通腑瀉熱治療急性腦出血，能夠促進腦組織新陳代謝，降低顱內壓，減輕腦水腫，從而使氣血逆亂得以改善，風火痰瘀諸證得以緩解。腦出血急性期出現神志不清主要是由風火、痰熱上蒙清竅所致，故治療宜清熱解毒，豁痰開竅。

中篇　臨證新論

醫案精選

◎案

于某，女性，61歲。患者於6小時前突然昏仆在地，當即呼之不應，口流涎，右半邊癱瘓，嘔吐2次，吐出物暗紅混有食物。於1991年5月26日13時20分急診住院治療。體格檢查：T 37.2℃，P 96次/min，R 15次/min，BP 180/165mmHg。患者處於淺昏迷狀態，體型胖，鼾聲大作，面目紅赤，口向左側，壓眶反射尚存，左瞳稍散大，對光反射遲鈍，頸項中等抵抗，心界向左下擴大，心律有序，未聞及器質性雜音，腹壁反射消失，右側上下肢癱瘓，肌力「0」級，肌腱反射減弱，病理反射右側陽性。舌質暗紅，苔黃而乾，脈弦微數。中醫診斷為中風（中臟腑）。辨證為陽閉證，屬風陽痰火，胃腑實熱。西醫診斷為高血壓性腦出血。經用西藥甘露醇、酚妥拉明及抗菌、止血、冰敷、吸氧等搶救後效果不佳，至17小時許患者出現中樞性高熱達39.7℃，神志進入深度昏迷。左側瞳孔散大，近似卵圓形，對光反射及深淺反射均消失。呼吸不規則，呈潮式呼吸，偶有肢體抽搐，身熱便閉，口臭，舌苔黃燥。胃腑實熱已盛，病情垂危，立刻投重劑白虎湯加減治療。

處方：生石膏粉300g，生地黃、知母、白芍、龜板、石決明、懷牛膝各15g，地龍、僵蠶、鉤藤、鬱金、石菖蒲、生大黃（後下）、丹參、三七粉（沖服）各9g，甘草3g。3劑，水1,500ml，急煎取藥900ml，每次150ml經胃管推入，4小時給藥1次。

翌日晨5時，患者排軟便1次，體溫降至38.3℃，神志漸清，能簡單回答問話，但語言艱澀，並進少許流食，至下午7時盡劑後，又稀便1次，體溫穩步下降，雙側瞳孔等大對圓，對光反射仍遲鈍。原方2劑繼

服，病情明顯好轉。翌日繼服原方，除石膏、三七維持原量外，其餘藥物倍量。盡劑後，患者神志基本清醒，仍有嗜睡，可辨認熟人，語言欠清，體溫、脈搏、呼吸基本正常，雙側瞳孔對光反射靈敏。3天來共排便5次。面目紅赤、口乾口臭及苔黃燥等胃腑實熱證基本清除。改活血化瘀、養陰通絡之劑，並配合針灸治療。於6月2日患者突然復發高熱，喉間痰鳴，再度昏迷，T 39.5℃，呼吸急促，60次/min。血壓正常，雙側瞳孔散大，對光反應遲鈍，面紅唇紫，全肺滿布痰鳴音，白血球增高。中醫診為痰熱日盛，矇蔽清竅，經吸痰、吸氧後病情稍有緩解。方用重劑白虎湯加魚腥草、金銀花、蒲公英、地丁各30g，天竺黃、川貝母、黃芩、陳皮、生大黃（後下）、瓜蔞各10g，甘草3g。2劑，加水1,000ml，煎藥600ml，每次150ml，分次由胃管注入。2劑未盡，患者開始清醒，熱退身涼，痰鳴明顯減少。翌日又進原方1劑，痰鳴消失。痰熱平息，再改服活血祛瘀、養陰通絡之劑，病情很快恢復。至7月8日患者語言較清晰，肌力右下肢達2級，右上肢達3級，可扶物獨立行走，血壓正常，好轉出院。

　　按：邪熱不得下瀉，陽明實熱上壅，是本案主要病機，當肝亢或心火過激時，必致胃腑實熱極盛，又因胃的支脈絡於心，故胃腑實熱可影響心神而加重昏迷。胃腑實熱證的治療應首推白虎湯。方中石膏甘寒，清瀉胃火而除煩熱；知母苦寒，清瀉胃火，滋潤其燥；粳米、甘草護胃養陰。在該方應用時，重用其主藥生石膏，用量一般在300g以上。輕證患者每日1劑即可，屬於中度或重度。在應用重劑白虎湯時須隨證加減，如血瘀者加水蜂、三稜、莪術、當歸、川芎、赤芍、紅花、丹參、三七粉等；陰虛者加生地黃、白芍、龜板、何首烏、菊花等；痙急者加蜈蚣、地龍、僵蠶、鉤藤；神昏不語者加鬱金、石菖蒲；痰黃量多者加魚腥草、金銀花、連翹、蒲公英、地丁、板藍根、天竺黃、瓜蔞、川貝母；大便燥結，腑氣不通者

加生大黃。對急性中風辨證為胃腑實熱證患者，以重劑白虎湯為主加減治療，能有效遏制胃腑實熱，制止出血，降低血壓，退熱鎮靜，控制感染，尤其在縮短患者昏迷時間的作用更為突出，因而在降低死亡率和減輕後遺症方而具有重要意義。

◎案

男，65歲。主訴：發熱3天，噁心嘔吐，意識不清1天。於1994年11月入院。急診顱腦CT示：右側腦室高密度影，為腦出血破入腦室所致，雙側腦室擴大。過去有高血壓病史18年，經常口服降壓藥物，血壓大多維持在正常範圍。西醫診斷為高血壓性腦出血。給予抗感染、脫水降顱壓、止血藥物對症治療，病情穩定。11月22日陣發性肌肉陣攣樣抽搐，全身汗出，嘔吐物為胃內容物，伴有發熱（T 39.5℃），給予西藥對症處理，至11月28日體溫恢復正常，嘔吐停止，但汗出不減，考慮為丘腦出血損及體溫發汗中樞，致使肌肉顫動後產熱，透過出汗散發，西醫無法救治。症見神志不清，臥床不起，言語不能，汗溼衣被。細詢病史，陪伴代訴，患者大汗淋漓不止，每日更換多床衣被，其內衣如在水中浸過，汗出之前總是煩躁、面赤、全身肌肉抖動，繼而汗出如雨，晝夜不止，鼻飼飲食，二便自調，伸舌困難，脈弦細數。辨證屬於陽明經熱盛。治以清解陽明，養陰生津。方用白虎湯加味。

處方：知母20g，生石膏30g，沙參10g，麥冬10g，白扁豆10g，炙甘草10g。每日1劑，水煎，分2次服。

服藥3劑，汗出明顯減少，6劑藥後，大汗已止，面赤煩躁、肌肉抖動消失。停藥觀察，半月後復見大汗，較前量減少。再與上方6劑，汗出又止。隨訪3個月，病情未見反覆。

按：白虎湯係《傷寒論》之名方。書中第176條指出：「傷寒脈浮滑，此以表有熱，裡有寒，白虎湯主之。」一般被解釋為表裡俱熱，故以寒涼清肅之白虎湯，以解陽明在經之熱。關於白虎湯的應用範圍，有人概括為四個特徵：一是發熱不惡寒，二是口渴引飲，三是心煩自汗，四是脈洪大。並認為這四種主要脈證中，脈象洪大有力是辨證的關鍵，尤其是右手脈較左手脈更為顯著。因為左脈代表血分，右脈代表氣分，及病勢發展到白虎湯證，是氣分熱邪十分亢盛，必須用白虎湯泄氣分之熱，以退陽明經之燥熱。本案患者只具備心煩自汗這一特徵，但有鬱熱證可見。故治宜白虎湯以清瀉鬱熱，方中用生石膏清瀉裡熱為主，配以知母瀉熱養陰，藥房無粳米，以白扁豆代之養胃津，佐以炙甘草調和藥性，另加沙參、麥冬養陰生津，意在汗出傷津，以補充之。因此認為經方白虎湯確為解熱止汗之良方，臨證四個特徵不必悉具，只要緊扣病機放膽使用，便可收到滿意的療效。

二、老年性痴呆

老年性痴呆又名阿茲海默症（AD），是一種起病隱匿的進行性發展的神經系統退行性疾病。臨床上以記憶障礙、失語、失用、失認、視空間技能損害、執行功能障礙以及人格和行為改變等全面性痴呆表現為特徵，病因迄今未明。65歲以前發病者，稱早老性痴呆；65歲以後發病者稱老年性痴呆。

中醫學認為老年性痴呆屬「呆病」、「健忘」的範疇。明代《景岳全書‧雜證》第一次提出痴呆是獨立性疾病。《靈樞‧本神》說：「所以任物者謂之心，心之所憶謂之意，意之所存謂之志，因志而存變謂之思，因思而遠慕謂之慮，因慮而處物謂之智。」這實際是中醫對人類思考過程的描述。這對於以智力障礙為主要臨床表現的痴呆而言，「意、志、思、慮、智」

的理論意義重大。老年性痴呆患者主要症候要素為氣虛、血虛、陰虛、痰、血瘀、火、氣滯；主要涉及臟腑為腎、肝、脾、心。老年性痴呆涉及的臟腑並不是單一的，而是多個器官同時受累，影響上、中、下三焦。

醫案精選

◎案

徐某，男，英語教師。昔日思維清晰，反應靈敏。近年出現逐漸進展的閱讀困難，前讀後忘，即讀即忘，書寫不能。就診時已完全無法看書讀報和書寫，反應極遲鈍，步履蹣跚，吐言遲緩，良久一句，重複「忘了」、「記不住」，近事事後即忘，往事略能回憶。視其面色穢滯，脈細弦，苔薄而質有瘀點。MRI顯示：兩側基底節區、半卵圓區及腦橋腔隙梗死、腦萎縮。證屬瘀阻脈絡，腦海失養。

處方：生石膏30g（先煎），知母12g，桃仁、紅花、三稜、莪朮各9g，川芎、水蛭各6g，牛膝、佩蘭各12g，10劑。

二診：家屬代述。藥後有益，反應好轉行動亦顯輕便。於上方中加入丹參30g、凌霄花9g，繼用20劑。

三診：患者自訴，大腦有點記憶了，並能與醫生簡單交談，神態自如，但吐詞緩慢，且喜形於色地告知，1年來無法與國外子女通信，昨日已寫出了一封信寄往國外。原方略作益損，又進30餘劑。複診時告知，閱讀書寫功能基本恢復，近期記憶功能也有顯著改善。視其面色微紅潤，全無灰滯，舌質瘀點大半已除。

按：此患者為進行性記憶力衰退，閱讀困難發展到不能閱讀書寫，近期記憶全無。從舌象、面色反映了有瘀阻血脈之嫌，絡脈不通，精微營養

不能循經上榮頭腦神明，故健忘失聰，反應遲緩。白虎湯加活血之品，使瘀血得化，經絡通暢，因而得驗。

白虎湯擅清肺胃肌表之熱，其中主要藥物知母、石膏為常用清熱之品，應用經方配伍的合理內涵，對比現代醫學對發病機制的認知，移植該處，對於腦組織存在炎症現象，確實得到一定驗證，值得進一步的研究。

三、三叉神經痛

三叉神經痛是最常見的腦神經疾病，以一側面部三叉神經分布區內反覆發作的陣發性劇烈痛為主要表現，某地統計的發病率52.2／10萬，女性略多於男性，發病率可隨年齡而增長。三叉神經痛多發生於中老年人，右側多於左側。該病的特點是：在頭面部三叉神經分布區域內，發病驟發、驟停、閃電樣、刀割樣、燒灼樣、頑固性、難以忍受的劇烈性疼痛。說話、洗臉、刷牙或微風拂面，甚至走路時都會導致陣發性時的劇烈疼痛。疼痛歷時數秒或數分鐘，疼痛呈週期性發作，發作間歇期與正常人一樣。

三叉神經痛屬於中醫「面痛」、「面頰痛」、「偏頭痛」、「厥頭痛」、「齒槽風」、「頰痛」、「面遊風」等範疇。早在《靈樞‧經脈》就有頰痛、頷痛、目外眥痛的散在記載。而《張氏醫通》中云面痛「不能開口言語……手觸之即痛」，即是本病的描述。中醫學認為本病與「風」密切相關，其來去突然，且患病部位居於面部，符合風性善行數變、風為陽邪、易襲陽位的特點。風的形成有內、外風之別，亦可挾痰、挾瘀、化火等，諸邪可隨風氣上擾清竅。不論病因如何，最終病機為邪阻頭面脈絡，氣機鬱滯，血行不暢，不通則痛，發為面痛。治療則應遵循「治風先治血，血行風自滅」以及通則不痛的原則。

醫案精選

◎案

王某，女，61歲。2008年9月8日初診。主訴：咳嗽氣喘6個月，右側面頰刺痛1週就診。患者1年前因咳嗽、氣喘、消瘦，經CT診斷為右肺肺癌，經放射治療（放療）、化學治療（化療）後肺部腫塊消失，但仍時有咳嗽、氣短，1週前突發右側面頰疼痛，呈針炙樣痛，每次發作1～2min，時發時止，發作時疼痛難忍。伴心煩口渴，鼻咽乾燥，乾咳少津，尿赤便乾。舌質紅、苔少，脈細數。西醫診斷為三叉神經痛。中醫辨證屬肺胃陰虛，燥熱上炎。治以清熱潤燥。予以白虎湯加味治之。

處方：竹葉、半夏、山藥各10g，生石膏40g，麥冬、太子參各20g，甘草6g，白芍15g，大棗4枚。3劑，每日1劑，水煎服。

9月10日二診：患者訴頭痛緩解，遂停用卡馬西平，心煩口渴，鼻咽乾燥，乾咳亦減，大便變溏，每日兩行，小便調。考慮其脾胃虛弱，遂上方生石膏減為30g，去太子參，加黨參15g，白朮、白扁豆各10g。繼服6劑，諸症悉解。

◎案

李某，女，48歲。1999年8月28日初診。左側面頰疼痛1週。患三叉神經痛4年，常反覆發作，以往服卡馬西平、苯妥英鈉等可緩解。近1週每於刷牙、咀嚼、洗面則發作左側面頰疼痛，左側下顎疼痛尤甚，而且疼痛發作較前頻繁，每天發作疼痛十幾次，服以上西藥未效，轉診中醫。診時訴左側面頰疼痛，如火灼，如刀割，口苦口乾，大便乾結，尿黃，左眼紅赤，舌紅、苔黃乾，脈弦滑。證屬裡熱熾盛，肝鬱化火。治以清熱瀉火疏肝。

處方：石膏 40g，知母 10g，生地黃 20g，毛冬青 30g，全蠍 6g，蜈蚣 2 條，柴胡 10g，白芍 30g，甘草 5g。

服上藥 3 劑，左側面頰疼痛緩解，發作次數減少，每日發作疼痛數次。複診時見舌仍紅、苔黃，脈弦，續服上方 8 劑，舌淡紅、苔薄白，無發作疼痛，咀嚼、洗面等均無誘發。隨診 2 年未見發作。

按：《靈樞·經脈》明確描述了足陽明胃經和足厥陰肝經在頭面部的循行區域，與三叉神經的分布區域大體相同。《類證治裁》言：「風依於木，木鬱則化風。」風者，厥陰木氣之所化。肝在五行屬木，氣機的通暢主要依賴於肝氣的條達。肝氣鬱結，疏泄失職，木鬱不達，氣逆不暢，橫竄妄行，肝風內動，上擾頭面而致經脈失和，產生疼痛。《脾胃論》曰：「頰腮急緊，胃中火盛。」面為陽明所主，陽明火盛，胃腸積熱，胃火循經上攻頭面，氣血失和，經脈凝滯不通，不通則痛。誠如《景岳全書》所言：「陽明胃火盛於頭面而直達頭維，故其痛必甚。」故治療應從陽明胃火論治，使用白虎湯加減。

四、偏頭痛

偏頭痛是臨床最常見的原發性頭痛類型，臨床以發作性中重度、搏動樣頭痛為主要表現，頭痛多為偏側，一般持續 4～72 小時，可伴有噁心、嘔吐，光、聲刺激或日常活動均可加重頭痛，安靜環境、休息可緩解頭痛。偏頭痛是一種常見的慢性神經血管性疾患，多起病於兒童和青春期，中青年期達發病高峰，女性多見，男女患者比例為 1：(2～3)，人群中患病率為 5%～10%，常有遺傳背景。

偏頭痛屬於中醫的「偏頭風」、「腦風」、「頭痛」、「頭風」等範疇。頭

為精明之府、神明之主,諸陽之會,內藏腦髓而為髓海。偏頭痛患者的中醫症狀主要表現為:風邪兼夾寒、熱、溼之邪,阻遏經絡、上犯巔頂、氣血失和、矇蔽清陽、肝失疏泄、脾失健運、腦絡失養、腦髓失充、營血虧損、脈絡失榮等。偏頭痛病位在腦絡,與肝、脾、腎有關。由於偏頭痛發病多樣,病程較久、反覆、頑固,因此關於偏頭痛的病因病機,歷代醫家論述頗多,結合古今頭痛、頭風等相關文獻研究,一般認為風、寒、火、痰、虛、瘀是偏頭痛發病的病理基礎。

醫案精選

◎案

譚錦培用白虎湯治陽明頭痛 1 例。某,女,40 歲,烈日下工作後用冷水洗頭洗面而出現頭痛如掣,雙眼如冒火,以額前髮際、眉心鼻額為劇。不能抬頭,舌滑膩苔垢,脈弦滑大。辨證陽明頭痛,治以白虎湯加味,服用 1 劑,痛即大減,服完 3 劑,頭痛若失。

◎案

王裕頤以白虎湯加味治療血管神經性頭痛 1 例。李某,女,63 歲。2008 年 5 月 26 日初診。症見:頭痛以前額為重,呈脹痛甚時頭痛如裂,伴面紅目赤,口乾舌燥,口渴喜飲,便乾尿赤,心煩眠差,舌質紅、苔黃少津,脈滑數。中醫辨證屬陽明火熱上攻,方用白虎湯加味治之,6 劑服完,患者訴頭痛較前明顯減輕,僅稍感隱痛,口乾亦減,心煩未見,眠改善,二便調。舌質紅、苔薄黃,脈滑。觀其舌苔轉為薄黃,知其陽明熱勢漸退,又恐其傷陰,故將原方生石膏減為 30g,加菊花 10g,繼服 6 劑後,頭痛全消。

按：偏頭痛西醫致病機制目前尚不十分清楚，其屬於中醫「偏頭風」、「腦風」、「頭痛」、「頭風」等範疇。偏頭痛病位在腦絡，與肝、脾、腎有關，病性有虛、有實，風、火、瘀、痰、虛等均為主要致病因素。頭面為陽明經循行主要部位，鼻、咽喉均為陽明經循行之所，急性熱病多以肺胃熱盛上攻為多見，因此，在白虎湯基礎上，加清熱解毒、活血化瘀、通竅辛散之品。石膏為硫酸鹽類石膏的礦物質，主要成分為含水硫酸鈣，其性味辛、甘、大寒，歸肺胃經，功效清熱瀉火，除煩止渴，為傳統的清熱藥。《神農本草經》言石膏「主中風寒熱，心下逆氣，驚喘，口乾舌焦，不能息，腹中堅痛，除邪氣，產乳，金瘡」；《名醫別錄》謂石膏「除時氣頭痛身熱，三焦大熱，皮膚熱，腸胃中膈熱，解肌發汗，止消渴煩逆，腹脹，暴氣喘息，咽熱」；金元張元素《珍珠囊》云「治頭痛，解肌發汗」；《本草備要》以石膏為「發斑、發疹之要品」；《藥性論》載石膏「解肌，出毒汗」；《本草新編》謂生石膏主「發狂可安，譫語可定。乃降火之神劑，瀉熱之聖藥也。」《傷寒雜病論》中應用石膏組方有20方，廣泛應用於外感及雜病中，後世歷代醫家尤其溫病醫家，將石膏類經方發揮至極，以白虎加蒼朮湯治療溼熱證；化斑湯治療陽明發斑；三石湯治療暑溫病等，不僅擴展了石膏類經方的應用範圍而且創製了一系列療效。生石膏重用方可顯效，為避免「開門揖盜，引邪深入」之弊，其中常配以荊芥、葛根，其中荊芥性味雖辛微溫，但加入辛涼解表藥後，可增強疏散透表之力；葛根發表解肌，升陽止痛，解熱生津，與荊芥同用，須重用方能效彰。肺氣的宣降，多用桔梗、枳實相伍，其中桔梗主升，引藥入肺，枳實主降，下氣除痞。二藥合用，可寬胸消脹，促進諸藥更加發揮作用。白虎湯的應用，關鍵在於準確掌握肺胃實熱的基本病機，病機掌握準確，透過藥味加減，可治療多種病症，是一個療效卓著的變通方劑。

五、自主神經功能紊亂

自主神經紊亂是一種內臟功能失調的綜合症。包括循環系統功能、消化系統功能或性功能失調的症狀，多由心理社會因素誘發人體部分生理功能暫時性失調，神經內分泌功能出現相關改變而組織結構上並無相應病理改變的綜合症。因不受人意志支配，故稱自主神經，也稱植物神經。人體在正常情況下，功能相反的交感和副交感神經處於相互平衡制約中，在這兩個神經系統中，當一方起正作用時，另一方則起負作用，很好地平衡協調和控制身體的生理活動，這便是自主神經的功能；如果自主神經系統的平衡被打破，那麼便會出現各式各樣的功能障礙。

中醫學一向無自主神經之說，更無自主神經功能紊亂之病名，可歸屬於中醫「功能性」疾病，基本無器質性病變。中醫學據其臨床表現將本病歸屬於「頭痛」、「不寐」、「頭暈」、「胃痛」、「腹瀉」等範疇。病因主要是七情所傷，臨床多數患者有情志異常的明確病史，可由驟遇驚恐，憂思惱怒，悲哀過度或過度緊張而引起；情志不節或情志太過，最終逆犯心神，其心神動搖，不能自主而驚悸。本病在脾胃功能虛弱的前提下，因外因的促發，如飢飽失度、思慮難解、鬱怒紛擾使心氣虧虛、心血不足、心火亢盛、血脈凝澀，進而出現心神失養、神明失聰的一系列症狀，如頭痛、頭昏、失眠、記憶力減退、情緒不穩定、煩躁等。

▍醫案精選

◎案

劉某，女，58 歲。2008 年 5 月 12 日初診。主訴：自汗 3 月餘，加重 1 個月就診。症見：全身汗出，活動後加重，甚至大汗淋漓，浸溼衣物，

伴有乏力，氣短，口乾欲飲，納眠可，二便調。舌質紅、苔黃少津，脈滑數。西醫診斷為自主神經功能紊亂。中醫辨證屬陽明熱盛，氣陰兩傷。方用白虎湯化裁。

處方：生石膏 40g，知母、山藥各 10g，黃耆、煅龍骨、煅牡蠣各 30g，浮小麥、太子參各 15g，甘草 6g。4 劑，每日 1 劑，水煎服。

5 月 16 日二診：自覺汗出程度明顯減輕，僅有活動後輕微汗出，仍覺乏力、氣短，舌質紅、苔薄黃少津，脈滑數，考慮其汗出程度減輕，知其陽明熱盛症減，但有傷氣陰之徵象，遂繼以上方加麥冬 30g，女貞子、墨旱蓮各 10g，繼服 4 劑，自汗痊癒。

按：中醫學認為本病多因五志過極、勞逸失度、久病體虛等原因造成機體陰陽失和、氣機逆亂、臟腑失調所致，多與心、肝、脾臟腑功能有關。治以調和陰陽、條暢氣機、恢復臟腑正常生理功能為主。本病雖多以虛證為主，但與其相關的胃腸道反應，心血管系統的反應，只要臨床表現為熱症，均可以應用白虎湯。

第七節　精神疾病

一、精神官能症

精神官能症，又稱神經官能症、精神症，是一組非精神病功能性障礙。包括神經衰弱、強迫症、焦慮症、恐懼症、軀體形式障礙等，患者深感痛苦且妨礙心理功能或社會功能，但沒有任何可證實的器質性病理基礎。病程大多持續遷延或呈發作性。精神官能症的發病通常與不良的社會

心理因素有關，不健康的體質和人格特性常構成發病的基礎。症狀複雜多樣，其典型體驗是患者感到不能控制的自認為應該加以控制的心理活動，如焦慮、持續的緊張心情、恐懼、纏人的煩惱、自認毫無意義的胡思亂想、強迫觀念等。患者雖有多種軀體的自覺不適感，但臨床檢查未能發現器質性病變。患者一般能適應社會，其行為一般保持在社會規範容許的範圍內，可以為他人理解和接受，但其症狀妨礙了患者的心理功能或社會功能。患者對存在的症狀感到痛苦和無能為力，常迫切要求治療，自知力完整或完全完整。精神官能症也是門診中最常見疾病之一。精神官能症的症狀複雜多樣，有的頭痛、失眠、記憶力減退；有的則有心悸、胸悶、恐怖感等。其特點是症狀的出現與變化與精神因素有關。

　　精神官能症在中醫屬「鬱證」範疇，是由於情志不舒、氣機瘀滯所致，以心情憂鬱、胸部滿悶、脅肋脹痛，或易怒易哭，或咽中如有異物梗塞等症為主要臨床表現的一類疾病。《丹溪心法·六鬱》提出了氣、血、火、食、溼、痰六鬱之說，創立了六鬱湯、越鞠丸等相應的治療方劑。明代《醫學正傳》首先採用鬱證這一症候名稱。自明代之後，逐漸把情志之鬱作為鬱證的主要內容。如《古今醫統大全·鬱證門》說：「鬱為七情不舒，遂成鬱結，既鬱之久，變病多端。」《景岳全書·鬱證》將情志之鬱稱為因鬱而病，著重論述了怒鬱、思鬱、憂鬱三種鬱證的證治。鬱證主要見於現代醫學的精神官能症。常見於神經衰弱、癔症、更年期症候群，以及部分精神分裂症患者。鬱證的發生，是由於鬱怒、思慮、悲哀、憂愁七情所傷，導致肝失疏泄，脾失運化，心神失常，臟腑陰陽氣血失調而成。病變主要部位是肝、脾、心三臟。本證初病多實，以六鬱見證為主，其中以氣鬱為病變基礎。病久則由實轉虛，引起心、脾、肝氣血陰精的虧損，成為虛證類型。臨床上虛實互見者亦較為多見。所以雖然精神官能症症狀複

雜多變，只要從一個「氣」字出發，重點掌握從氣、從痰、從瘀及從風、火、溼等論治。

辨明受病臟腑與六鬱：鬱證發生主要為肝失疏泄，脾失健運，心失所養，素體肝旺或體質素弱，復加情志刺激，肝鬱抑脾，飲食之所減，生化乏源，日久必氣血不足，心脾失養，或鬱火暗耗營血，陰虛火旺，心病及腎，而致心腎陰虛。中醫學認為本病主要是因七情過極，刺激過於持久，超過機體調節能力，導致情志失調，尤以悲、憂、惱、怒最易致病。若惱怒傷肝，肝失條達，氣失疏泄，而致肝氣鬱結，氣鬱日久，鬱久化火，則為火鬱；氣滯血瘀則為血瘀；謀慮不遂或憂思過度，久鬱傷脾，脾失健運，食滯不消而蘊溼生痰、化熱等，則又可成為食鬱、溼鬱、痰鬱、熱鬱。臨床治療應依據臨床症狀，辨明其受病臟腑側重之差異。

鬱證以氣鬱為主要病變，但在其治療時應辨清六鬱。一般來說，氣鬱、血鬱、火鬱、主要關係於肝；食鬱、溼鬱、痰鬱主要關係於脾。而虛證則與心的關係最為密切。辨別症候虛實：實證病程較短，表現精神憂鬱，胸肋脹痛，咽中梗塞，時欲太息，脈弦或滑；虛證則病已久延，症見精神不振，心神不寧，心慌，虛煩不寐，悲憂善哭，脈細或細數等。

理氣開鬱，調暢氣機，怡情易性是治療鬱證的基本原則，對於實證者當理氣開鬱，並應根據是否兼有血瘀、火鬱、痰結、溼滯、食積等而分別採用活血、降火、祛痰、化溼、消食等法。虛證則應根據損及臟腑及氣血陰精虧虛的不同情況而補之，對於虛實夾雜者又當視虛實偏重而虛實兼顧，故其治療應遵循個體化的原則，因人而異，制定系統的治療計畫，以達到治療的目的。鬱證多發於青中年女性，無其他疾病的症狀及體徵，臨床有憂慮、悲哀、恐懼、憤怒等情志內傷的病史。由於對鬱證的病因病機較難控制，醫者要關心患者疾苦，做好說服，充分帶動患者的積極因素，

中篇　臨證新論

正確對待客觀事物，解除思想顧慮，樹立戰勝疾病的信心；患者要注意精神調節，保持樂觀情緒，有助於防止發病，提高治療效果，促進恢復健康，否則鬱結不解，徒恃藥石，其效不著。

醫案精選

◎案

倪某，男，25歲。1999年8月16日初診。失眠半年，近2天持續發作，徹夜不眠。顏面紅赤，發熱汗出，心煩多夢，口渴。或話多聲高，或萎靡不語。舌質淡，脈洪數有力曾用抗焦慮等藥治療，效果不顯。T 39.2℃，BP 120/75mmHg。

化驗：WBC 8.9×109/L。西醫診斷為精神官能症。中醫診斷為鬱證。證屬氣鬱熱盛、擾亂神明。治以清熱瀉火、解鬱安神。方以白虎湯加味。

處方：生石膏60g（先煎），知母、粳米、合歡花、玄參、酸棗仁各10g。

2劑後發熱明顯減退，煩躁症狀減輕。夜間能睡數小時，但入睡仍困難。二診：前方生石膏減至30g（先煎），加蘆根、香附各10g，4劑後，發熱、顏面紅赤、煩躁消退，失眠緩解，但仍口微苦，胸脅不舒。後擬疏肝解鬱安神之劑，調治而癒。

按：患者年輕氣盛，因情志不遂，憂思過度，致心脾陰血耗傷，血不養心，則神不守舍，久則病情遷延。復感受寒邪，留邪未去，入裡化熱，致使病情錯雜。以氣分熱盛為病之標；氣血損耗、神失所守為病之本。故以白虎湯為主方，方中石膏、知母攻其熱盛；合歡花、酸棗仁解鬱安神；玄參、蘆根、粳米活血生津。使熱邪得除，心神疾病康復。

◎案

男，69 歲。1998 年 9 月 20 日初診。訴 1988 年妻子不幸病逝，1990 年經人介紹，草率再婚。因無真實感情致長期精神憂鬱，1993 年檢查發現患有高血壓、冠心病等多種疾病。1998 年 4 月自感雙眼視物模糊，診為眼底出血，經治半月視力恢復正常。但突感左心前區經常疼痛，時斷時續，疑為「心絞痛」，經多家醫院住院治療無緩解，各相關心臟檢查未發現異常，證明心前區疼痛與心臟無關。只好出院在門診用中藥治療，仍無好轉。1998 年 7 月下旬（即出院後 1 週），突然發現左胸乳房部位有一腫塊，邊緣不有序，約 2cm×2cm。經外科檢查診斷為男性乳腺增生，在某醫院心胸外科住院治療，並於 8 月 5 手術切除，病理檢查為良性。術後幾天，左胸疼痛有所減輕，但不久疼痛又加劇，每隔 3～5min 就疼 1 次，每次有時 1～2min，有時，長達 10 多分鐘，晚上睡覺也經常被疼醒，甚至根本不能入睡，且疼痛與日俱增，最後發展為持續性劇烈疼痛，給精神、肉體帶來極大痛苦，複查未發現異常，後來醫院就診。症見：神情焦慮，面色潮紅，左胸劇痛，輾轉不安，煩躁易怒，目珠脹痛，思飲，便祕尿黃，舌紅略暗，舌下繫帶稍紫，苔薄黃少津，脈弦滑數。診為胸痛。證屬肝鬱化火、心火亢盛、熱灼陰傷、氣滯血瘀。治以清瀉肝心實火，輔以養陰柔肝、理氣活血。方用白虎湯加味。

處方：生石膏 60g（先煎），粳米 30g（先煎），黃連 10g，龍膽草 10g，梔子 10g，炒柴胡 6g，生地黃 20g，白芍 60g，山藥 60g，丹參 60g，枳殼 15g，香附 15g，白荳蔻 10g（後下），甘草 10g。1 劑。

頭煎冷水浸泡 30min 後煎，3 煎共取汁約 600ml，分 6 次溫服。囑消除顧慮，保持心情愉快，忌食辛辣香燥動火之品，勿吸菸飲酒。

1998年9月21二診：患者服藥後胸痛程度稍減，偶有短暫疼痛，煩等症狀也有所緩解，仍便祕尿黃。藥中病所，效不更方，將山藥、白芍、丹參用量增加到各100g，繼服1劑。

1998年9月22日三診：胸痛較前又有減輕，晚上可間斷性入睡，服藥後無不良反應。繼方續服，每日1劑。至1998年10月15日病告痊癒，1年後追訪未復發。

按：此患者病程長，痛勢重，重劑可癒，故藥量重。以白虎湯為清熱生津要藥，黃連、梔子清瀉心肝之火功著，龍膽草清瀉肝火力強，以上均為主藥；白芍養血斂陰、柔肝止痛，生地黃清心肝熱、養陰生津，山藥養陰健脾，可防久熱傷陰、苦寒傷陰之弊，丹參清熱活血，柴胡疏肝解鬱，枳殼行氣止痛，香附疏肝理氣，以上為輔藥；白荳蔻開胃醒脾，可防苦寒藥物傷中之虞，為佐藥；甘草清熱和中，緩急止痛、調和諸藥，為使藥。諸藥合用，共奏清熱瀉火、養陰柔肝、理氣活血止痛之功，與該患者病情藥證相符，故療效好。

二、失眠

失眠是指無法入睡或無法保持睡眠狀態，導致睡眠不足。又稱入睡和維持睡眠障礙，為各種原因引起入睡困難、睡眠深度或頻度過短、早醒及睡眠時間不足或品質差等，是一種常見病。失眠往往會為患者帶來極大的痛苦和心理負擔，又會因為濫用失眠藥物而損傷身體其他各方面。但也有很多方法可以緩解和治療失眠。失眠的病因多種多樣，大都為不良的生活習慣引起，半夜失眠的人，最容易拿起鬧鐘來看時間，結果時間分秒過去，自己就真的睜眼到天亮，所以正確辦法是半夜起來不要看時間，轉身

倒頭繼續睡。

　　失眠病的中醫病名為「不寐」，是以經常不能獲得正常睡眠為特徵的一類疾病。多為情志所傷、飲食不節、勞逸失調、久病體虛等因素引起臟腑功能紊亂，氣血失和，陰陽失調，陽不入陰而發病。病位主要在心，涉及肝、膽、脾、胃、腎，病性有虛有實，且虛多實少。治療以補虛瀉實，調整臟腑陰陽為原則。不寐在《黃帝內經》稱為不得臥、目不瞑。《素問・逆調論》記載有「胃不和則臥不安」。《傷寒論》及《金匱要略》認為其病因分為外感和內傷兩類，提出「虛勞虛煩不得眠」的論述。《景岳全書》中將不寐病機概括為有邪、無邪兩種類型。明代李中梓提出：「不寐之故，大約有五：一曰氣虛，一曰陰虛，一曰痰滯，一曰水停，一曰胃不和。」戴元禮《證治要訣》又提出「年高人陽衰不寐」之論。

　　中醫認為失眠病機為陰陽失衡，當機體陽盛陰衰，衛陽不能入於營陰而陰陽失交發為失眠。因「心主神明」，將失眠歸於心神病變，以心為病位，且與肝、脾、腎關係密切，或因情志不遂，肝鬱化火，肝火擾神，或為飲食不節，食滯傷胃，聚溼生痰，痰熱擾神，或為心脾、心肝血虛，血不養神，或為腎陰虧虛，不能上奉於心，水火不濟，神失所養，或為心膽氣虛，神魂不定。臨床多從心神論治，兼以疏肝、化痰、養血、滋陰、益氣。

　　營衛不和，陽不入陰。《靈樞・寒熱病》曰：「陰蹻、陽蹻，陰陽相交，陽入陰，陰出陽，交於目銳眥，陽氣盛則瞋目，陰氣盛則瞑目。」即在病理情況下，任何因素使陽氣失去正常運行，陰陽蹻脈失去協調，從而使陽不交陰，都會引發失眠。正如《靈樞・大惑論》所云：「衛氣不得入於陰，常留於陽……故目不瞑。」此後，歷代醫家受《黃帝內經》影響，多從「營衛失和，陽不入陰」的角度認識失眠證的發病病機。臟腑損傷，古代從臟

腑損傷認識失眠的論述多涉及心、肝、脾、腎及胃等諸臟腑。《素問・病能》曰：「人有臥而有所不安者，何也？岐伯曰：臟有所傷，及情有所倚，則臥不安，故人不能懸其病也。」

古今也有眾多醫家將失眠歸為一臟一腑，也有將其歸於多個臟腑。脾胃：凡脾胃不和，痰溼、食滯，以致寐寢不安者可從胃論治，《素問・逆調論》載「胃不和則臥不安」，脾之陰血不足亦可使神無所養。心膽：心神失常是失眠發生的重要原因，可為心陽不振，可為心之陰血不足。《葉氏醫效祕傳・不得眠》中說：「心藏神，大汗後則陽氣虛，故不眠；心主血，大下後則陰氣弱，故不眠。」肝臟：肝的生理功能失常也可導致失眠，肝火亢盛，肝血不足，是其主要原因。《症因脈治・內傷不得臥》曰：「肝火不得臥之因，或因惱怒傷肝，肝氣怫鬱；或盡力謀慮，肝血有傷，肝主藏血，陽火擾動血室，則夜臥不寧矣。」

失眠的病位主要在心和肝，也與脾、腎、胃、膽相關；失眠症候病機虛和實出現頻次對半，既有氣血陰陽正氣的不足，又有痰濁、氣滯、火熱、血瘀、食滯等實邪阻滯。運用補益、安神和清熱的同時，特別要重視疏肝解鬱和活血祛瘀方的選用。臨床對失眠的治療中，用藥頻次排在第三位的是清熱藥，顯然火熱是引起失眠的常見病因。所用的清熱藥主要是清實熱的清熱涼血、清熱燥溼和清熱瀉火藥。說明失眠多見實熱證，清實熱是失眠常用治法。根據《黃帝內經》從胃論治之法，以及臨床療效觀察出清熱法在臨床中具有重要作用，且白虎湯現代藥理研究顯示對神經系統具有調節作用，故臨床辨證施治，可將白虎湯用於失眠病。

醫案精選

◎案

李某，男，48歲。2001年3月10日初診。失眠2週餘，夜晚難以入睡，且每天凌晨4點即醒，難以再眠，身熱喜涼，全身汗出，咽乾，口渴飲冷，胸悶心悸，心煩，小便短黃，脈洪大有力。曾服用西藥治療（具體不詳）效果不滿意。T 39℃，WBC 8.3×109/L，尿液常規、胸部X光片等輔助檢查未見異常。診斷為不寐。治以清熱滋陰，養心安神。方用白虎湯加味。

處方：生石膏60g（先煎），知母、粳米、甘草、玄參各10g，柏子仁15g。每日1劑，水煎服。

服用2劑後，發熱煩躁減輕，出汗減少，囑患者保持心情暢快，勿多思過慮。前方減生石膏為30g，去玄參，加香附、遠志各10g，陳皮5g。繼續服用3劑，熱勢盡退，患者神情安穩，不適症狀消失，睡眠恢復如常。

按：壯年氣血充盛，情志不遂，憂思過度，易致心脾陰血耗傷，血不養心，則神不守舍；若感受寒邪留而未去，入裡化熱，熱擾心室，則致不寐。採用急則治其標的方法。發熱之病因去除，心神無火熱之邪的燔擾，則症狀減輕。此時囑患者調暢情志，切勿過度憂慮，再針對病情，更方繼續施治，症狀就會漸消殆盡。

三、精神病食慾亢進

飲食異常多數是在精神病理基礎上發生的，有很大一部分精神病患者發生飲食障礙。主要症狀：少食、拒食、飲食過量、異食等。食慾亢進即

中篇　臨證新論

飲食過量，精神病患者反覆出現不可抑制的暴食衝動，短時間內迅速吃光大量食物，患者發作時並無飢餓感，食後又自我造成嘔吐，盡量吐掉所進食物。食慾亢進，是指容易飢餓、想進食物及進食量明顯增加。精神病食慾亢進分為多食慾亢進或不知飢飽而發生暴飲、暴食及不能控制飲食。且治療精神病的藥物也會引起患者食慾亢進，目前精神病食慾亢進發病機制目前尚不十分清楚，西醫尚無較好的治療方法。

　　中醫無精神病食慾亢進這一說法，根據其臨床症狀體徵相當於中醫的「鬱證」。精神病患者食慾亢進均為情志失調導致氣機鬱結，進而化火，胃火熾盛，腐熟水穀力強，腐食作用過盛，食下不久即感飢餓。《靈樞·經脈》指出：「氣盛則身以前皆熱，其有餘於胃，則消穀善飢，溺色黃。」《靈樞·大惑論》指出：「經氣并於脾，熱氣留於胃，胃熱則消穀，穀消故善飢。」其特徵為消穀善飢，胃納過旺，勢必加重脾胃運化的負擔，久則脾運不及，易生溼生痰，痰溼蘊熱，復困脾胃，二者之間惡性循環。另一方面，胃納所受之物，並非皆為氣血生化所需之物，諸如肥甘之品，反影響氣血生化，使人體脂質代謝紊亂，使機體儲存增多，形成肥胖。如《脾胃論》中所述「脾胃積熱，消穀善飢」、「能食而肥」。《素問·生氣通天論》有：「膏粱之變，足生大丁。」對於肥胖患者來說，食慾旺盛，並不代表脾胃功能正常，相反是處於胃強脾弱的狀態，其臨床的病理表現為：肥胖，消穀善飢，大便乾結，動則汗出，口臭，口乾，舌苔黃膩，脈弦數。胃熱證根據其熱勢臨床可將食慾亢進分為，輕度食慾亢進，飢餓感較平時有所增加，食量增加2分之1以下。中度食慾亢進，每於食後2小時即有飢餓感，食量增加2分之1以上，1倍以下。重度食慾亢進，整日有飢餓感，食量增加1倍以上。

醫案精選

◎案

劉某，女，22歲。2000年7月10日初診。患者18歲時患精神病治療後緩解，但嗜食無度，甚則半夜都要起床吃東西，否則夜不能寐。自認為身體肥胖是由於服用抗精神病藥物引起進食過多所致，不願服用維持藥。方用白虎湯加減，服2劑後症狀減輕，4劑後患者食慾恢復正常，觀察至今未復發。

◎案

潘某，男，32歲。1999年9月3日初診。患精神病2年，家屬述其飯量較平時加倍，餐後2小時即想進食，且每餐喜食肥肉才覺過癮，否則煩躁難奈，納食則安。以白虎湯加生地黃30g，水煎溫服3劑，食慾亢進減輕且煩躁漸消。原方再服2劑，食慾恢復正常。

按：精神病患者的飲食直接影響軀體健康狀況，進而影響精神疾病的治療，飲食對治療的實施有著緊密的連繫，中醫雖無精神病食慾亢進這一命名，但鬱證相當於精神病，鬱證中的火鬱，胃火旺盛者，多有食慾亢進的臨床表現。《素問·靈蘭祕典論》說：「小腸者，受盛之官，化物出焉。」抑制小腸的蠕動，減少小腸的吸收功能，從而使患者的飢餓感降低，減少了飲食攝取量，具有通調腑氣之作用。瀉胃熱，可以改善胃火熾盛、消穀善飢狀態，從而抑制食慾。胃為水穀之海，化生精微，調理脾胃功能。調理脾胃之氣。以上者結合，共奏消脂利水之功。故用清陽明胃熱的石膏、知母。據前人張錫純說：石膏取其辛涼之性，質重氣輕，不但長於清熱，且善排擠內蘊之熱息息自毛孔達出也。用甘草者取其甘緩之性，使逗留石膏之寒涼不至下趨也。陽明為多氣多血之經，胃熱多為血氣俱熱，故除清

陽明胃熱的石膏、知母之外，更配伍涼血的玄參，並與麥冬相合，是取其金水相生之義。用山藥代白虎湯中粳米，張錫純說粳米不過調和胃氣，而山藥兼能固攝下焦元氣，最善滋陰。數藥合用，共奏清胃火養胃陰，用以治癒精神病患者食慾亢進療效肯定。且現代藥理研究顯示白虎湯對精神病具有一定的治療作用，故白虎湯運用於精神病患者食慾亢進，不但對患者精神病的臨床症狀體徵有一定緩解，還可以調節患者的飲食，改善患者食慾亢進的症狀體徵。臨床還可結合針灸中脘、天樞、內庭等穴。中脘屬任脈穴，為胃之募穴，又是八脈交會穴之腑會，為調理脾胃升清降濁之要穴，用此穴可調節胃腸功能，有使胃腸運動向良性發展之功效。天樞為足陽明胃經穴，為大腸之募穴，其位置在小腸區域，既為循經取穴，又為局部取穴，有調理腸胃、升清降濁之功效。針灸該區域穴位可抑制小腸的蠕動，減少小腸的吸收功能，從而使患者的飢餓感降低，減少飲食攝取量。

四、精神性煩渴症

精神性煩渴又稱為小兒精神性多尿，可發生於任何年齡，見於長期人為大量飲水造成致病性多飲多尿，每日尿液量可達 4,000ml 以上，但血液及尿液中的抗利尿激素正常，內分泌功能試驗均正常，限水試驗，立即可使尿液量逐漸減少、尿液相對密度逐漸上升達 1.020 以上，而同時血鈉正常。該病屬於中醫「消渴」範疇。

醫案精選

◎案

李某，男，12 歲。1992 年 10 月 5 日初診。患兒訴多飲、多尿半年餘。患兒於半年前無明顯誘因出現口渴、多飲，飲水量 5,000ml，繼之出現尿

量增多經多方求治無效。現仍口渴多飲，每日飲水量多達5,500ml，小便清長，每日排尿10餘次，無尿急及排尿痛，無腰膝痠軟，食納正常，食量不多，伴口舌乾燥，24小時尿液量4,000～5,000ml，大便正常，症見：一般精神狀態尚可，舌質紅，苔薄白而乾，脈數略細。查血液常規、尿液常規、大便常規及血糖、尿糖均正常，血液及尿液中的抗利尿激素水平正常，頭部CT及頭顱正側位片未見異常。查限水試驗排除尿崩症，確診為精神性煩渴症。中醫診斷為消渴。證屬肺燥陰傷。治以清熱潤肺，滋腎縮泉，生津止渴。方用白虎湯合天花散加減。

處方：天花粉20g，生石膏15g，知母10g，生地黃15g，麥冬10g，枸杞子15g，山茱萸10g，牡丹皮10g，葛根15g，金櫻子10g，桑螵蛸10g。每日1劑，水煎服。

服用3劑後飲水量減至24小時4,000ml，煩渴諸症減輕，繼服前8劑後患兒諸症皆消失，飲水量2,300ml，尿液量約為2,000ml。症見：舌質淡，苔薄白，脈沉。停藥後隨訪1年未見覆發。

◎案

孫某，女，17歲，學生。2011年8月9日初診。主訴：煩渴引飲半年。因高二分文科、理科班更換新班導，與班導頻繁發生不快，以致看到班導身影，聽到班導聲音即感全身不適。最近半年煩渴引飲，日間須隨身攜帶水瓶頻繁飲水，夜間飲水7～8次，每次約300ml，伴有納差，厭甜食及油膩食物，半年體重減輕7kg，舌邊頻發潰瘍，大便每週1次，質乾難解。眼袋大而明顯發青。現代醫學檢查：血糖正常，HGB 95g/L。曾求治某中醫，給予清熱瀉火攻下之品非但煩渴不解，且每天腹痛而欲便不得，仍每週1次大便。舌紅、苔薄白，脈弦。因情志不遂，肝膽氣鬱，鬱而化

火，傷津耗氣則煩渴引飲而不緩解。肝膽氣鬱乘伐脾胃，則納差而厭食油膩及甜食，且眼袋發青，久之氣血生化乏源則消瘦乏力。火熱上攻，則舌邊頻發潰瘍。肝膽氣鬱，三焦不布，腸道本已乏潤，且火熱傷津，腸道津液更加匱乏則大便乾結。治以清利肝膽、扶助脾胃、益氣生津。方用小柴胡湯合白虎加人蔘湯加減。

處方：柴胡30g，黃芩15g，半夏20g，生薑20g，黨參20g，炙甘草10g，大棗15枚，生石膏（先煎30min）45g，知母20g，枳殼15g，當歸20g，白芍15g，茯苓20g，白朮15g，天花粉20g，淡竹葉20g。3劑。每日1劑，水煎，分早、晚2次服。

8月12日二診：現每晚喝水3～4次，每次約300ml，食慾明顯好轉。舌紅，苔薄白，脈弦。取效，守原方4劑。

8月16日三診：夜間僅喝水1次，約200ml，食慾大增，大便每天1次。囑再進原方3劑。

8月19日四診：煩渴消除，夜間已不需喝水。大便每天1次，便軟成形，飲食正常。舌淡紅、苔薄白，脈弦細。原方減生石膏至30g，減柴胡至20g，7劑，水煎服。並囑日常學習中應注意調整情緒，及時排解壓力，以防復發。

按：據精神性煩渴症臨床表現、症候特點，將其歸於中醫「消渴」進行辨證求治。其病位在肺腎，其病性為陰虛肺燥，肺熱熾盛，肺陰被灼，耗傷津液，故見舌燥、多飲；內熱熾盛故見煩渴；正常肺主治節，腎陽主開，腎陰主合，燥熱傷肺，治節失職，水不化津，直趨於下，腎為水臟，主氣化而司開合，陰不足，關門失靈，故見尿頻量多。治以清熱潤肺、滋腎縮泉、生津止渴，方選白虎湯天花散加減，使燥熱得清、陰得滋，肺主治司開合功能正常，則諸症隨之而除。

五、抗精神病藥物所致不良反應性病症

長期服用抗精神病藥物所致的各種不良反應中，以藥物毒邪蘊久化熱，灼傷陰津之證多見，雖見於不同疾病，但其發病機制同出一轍。應用中醫理論辨證施治，異病同治，療效滿意。

醫案精選

耿小英等介紹其應用白虎湯加減治療抗精神病藥物所致常見不良反應的體會如下。

(一) 遲發性運動障礙

為抗精神病藥物中酚咪唑類、丁酰苯類等常見的不良反應，多表現為不自主地、有節律地、刻板式運動，睡眠時消失，情緒緊張時加重，唇舌不自主地運動，如吸吮、鼓腮、舔舌、伸舌、咀嚼，乃至言語不清，進食困難，歪頸，伴咽乾唇燥，渴喜冷飲，煩躁不寧，大便祕結，舌紅苔黃少津，脈弦數有力。證屬陽明熱盛，陰津不足。治以盪滌陽明，滋陰清熱。方用白虎湯加減。

處方：生石膏80～160g（先煎），生地黃30g，天花粉30g，石斛30g，麥冬30g，瓜蔞30g，黃連10g，酒大黃10g（後下），知母10g。

加減：以上肢、頭頸部症狀為主者，如雙手呈捻丸樣動作、歪頸，加葛根30～90g；以下肢及軀幹症狀為主者，如不自主地踱步，原地踏步，加雞血藤20～40g、白芍20～40g。

(二) 流涎

為抗精神病藥中二苯氧氮平類常見的不良反應，雖不影響繼續治療，

對患者健康也無嚴重影響，但卻對患者帶來一定的痛苦及不便，輕者時及少或無流涎，夜間入睡後大量流涎，常浸溼枕頭、衣領；重者流涎量多而質稀，日夜均流，張口即可自出，且經常順口角流淌不止，口臭，小便黃，大便祕結，舌紅苔白厚膩或黃厚，脈滑數。證屬陽明熱盛，胃緩流涎。治以清熱瀉火，和胃止涎。方用白虎湯加減。

處方：生石膏30～60g（先煎），炒麥芽60～120g，茯苓30g，竹茹10g，知母10g。

加減：舌紅少苔以陰虛為主者去竹茹、茯苓等，加玄參30g、生地黃30g、天花粉10g；腹脹便祕者加厚朴10g、玄參30g、酒大黃10g（後下）。

（三）閉經綜合症

為服用抗精神病藥物的常見不良反應，尤以苯甲酰胺類藥物舒必利明顯，雖不影響療效，但給患者帶來一定的心理壓力。女性患者以持續3個月以上月經未至（除生理性閉經外），部分患者閉經同時伴有乳房脹痛、溢乳、性功能減退。閉經（溢乳）者同時多伴有心煩急躁，口苦咽乾，煩渴欲飲，或舌生瘡，小便黃，大便祕結，舌紅絳少苔，脈弦細數。證屬熱鬱營血，經脈不通。治以清熱涼血，養血通經。方用白虎湯加減。

處方：生石膏60～120g（先煎），知母10～20g，生地黃20g，玄參20g，牡丹皮20g，益母草15g，當歸20g，酒大黃5～10g（後下）。

加減：頭暈耳鳴，腰膝痠軟，夜眠夢擾者加梔子15g、山茱萸20g、龜板10g、首烏藤30g。

（四）藥疹

多在初服抗精神病藥出現。輕者皮膚搔癢，上肢及軀幹腹側散在紅色

粟粒樣皮疹；重者皮膚潮紅，劇烈搔癢，周身密布紅色丘疹，甚至出現水皰、糜爛、剝脫，為精神科嚴重的併發症之一。臨床上常同時伴有心煩急躁，口渴或不渴，坐立不安，失眠多夢，小便黃赤，大便祕結，舌紅絳、苔黃少津，脈弦細數。證屬毒邪入血，血熱妄行。治以清熱解毒，涼血散瘀。方用白虎湯加減。

處方：生石膏 60～180g（先煎），知母 10～20g，連翹 20g，金銀花 10g，白鮮皮 30g，牡丹皮 10g，梔子 10g，玄參 30g，生地黃 30g，大黃 10g（後下）。

加減：心煩甚者加竹葉 10g、滑石 30g；皮膚潮紅者加紫花地丁 10g、蒲公英 15g。

(五) 藥物性肝損害

抗精神病藥氯丙嗪、舒必利、氯氮平等主要在肝臟代謝，部分患者出現酶代謝紊亂等肝臟毒性反應。出現藥物性肝損害多在用藥 3 週內發生，兼見納呆厭食，噁心嘔吐，脅肋脹痛，倦怠無力，小便黃，大便祕，舌紅苔黃膩，脈弦數或滑數。證屬溼熱內蘊，氣機阻滯。治以清熱化溼，理氣消脹。方用白虎湯加減。

處方：生石膏 60～120g（先煎），滑石 30g，梔子 10g，黃芩 10g，茵陳 30g，鬱金 15g，厚朴 10g，酒大黃 10g。

加減：肝區刺痛，心煩急躁者加柴胡 15g、赤芍 10g、龍膽草 10g；失眠多夢者加玄參 30g、麥冬 15g、女貞子 30g。

(六) 性功能障礙

性功能障礙在男性表現為陽痿，在女性表現為性慾減退，對康復期的

患者帶來一定的痛苦及心理壓力。本文列舉之證型為服用抗精神病藥物所特有。不同於內科雜病所見症，故治療也有別於一般補腎壯陽，清利溼熱等。臨床常見性功能障礙的同時伴有坐立不安，雙手發抖，心中煩熱，失眠多夢，口渴，頭暈眩，小便短赤，大便祕結，舌紅苔薄少津，脈細數。證屬熱灼津傷，宗筋失養。治以清熱養陰，濡養宗筋。方用白虎湯加減。

處方：石膏60～120g（先煎），知母10g，玄參30g，生地黃30g，白芍20g，女貞子30g，竹茹10g，沙參15g，酒大黃10g。

加減：腰痠乏力，記憶力減退者加熟地黃30g、菟絲子60g、杜仲10g；心煩急躁者加雞子黃1個（沖服）、麥冬20g。

按：臨床觀察到多數患者在初服抗精神病藥物1～3週後，可見到口渴，喜冷飲，便祕，口臭，舌紅、苔黃，脈滑數等內熱壅盛之證。其遲發性運動障礙是由於藥物毒邪蘊結，積聚於胃，耗傷胃陰，津不上榮，故出現舌、頰不自主的運動。而四肢不自主地、有節律地擺動，震顫是由於毒邪久蘊體內，損及肝血，筋脈失養所致。流涎乃由於藥物毒邪蘊結於胃，中熱胃緩則可見流涎、口臭等症。閉經症候群由於藥物毒邪蘊於體內，陰耗所致，心陰不足則失眠多夢、心煩急躁，肝腎陰虛、兩顴潮紅、腰膝痠軟，津不榮則口乾口渴，虛火上炎則口舌生瘡。又脾主運化水穀精微，今受胃經邪熱克擾，水穀之精失其常道，上溢為乳，故見泌乳。藥疹於毒邪內蘊，外發於表，故見皮膚潮紅、搔癢，血熱迫血妄行則見瘀點、瘀斑，毒熱擾心則心煩急躁、坐立不安、失眠多夢。藥物性肝損害由於藥物毒邪聚之於胃，反侮肝膽，疏泄失調，故見脅肋脹痛、噁心嘔吐，溼熱上擾心神則心煩急躁，病久損及肝血，肝血不足，則雙目乾澀。如有瘀血停滯則見刺痛難耐等症。性功能障礙乃由於藥物毒邪耗傷陰血，日久肝腎兩虛，陰精不足，虛火上炎，故心中煩熱、失眠多夢、口乾口渴、頭暈目眩。肝

陰不足，筋脈失養，故坐立不安，雙手發抖等，肝血腎精不足則性慾減退。上述疾病均由於毒邪內蘊，損傷脾胃，耗傷陰津這一共同病機而發。由於稟賦不同，藥量不同及用藥時間長短不一，可單一發病，也可同時而發，相繼而發，證屬陽明熱盛，陰津不足，故取白虎湯清瀉陽明實熱，熱去津存為治本之道，根據不同症狀或配以養血柔筋，或涼血解毒，或和胃止涎，或養血通經，或舒肝解毒，或補血填精之品，以治諸症。精神病患者尤其是以陽性精神症狀為主的患者，出現毒熱內蘊之證，應用白虎湯加減可收到良好效果，說明白虎湯不僅局限於《傷寒論》所論之證，而且在精神科應用範圍廣泛，有其新的適應證。

第八節　理化因素所致疾病

中暑

　　中暑是在高溫環境下引起的，以機體體溫調節中樞功能障礙，汗腺功能衰竭，以致散熱功能障礙，水電解質流失過多為特點的急性疾病。根據中暑病情的輕重、發病機制和臨床表現等的不同，一般將中暑分為先兆中暑、輕症中暑和重症中暑三種類型，其中，重症中暑又可分為熱射病、熱痙攣和熱衰竭三類。由高溫引起人體體溫調節中樞功能障礙，熱平衡失調，表現為高熱、驚厥、意識障礙、無汗、頭痛者，稱為熱射病，其中因頭部直接受烈日曝晒引起的熱射病，又叫做日射病。在高溫環境中，由於劇烈勞動之後汗出過多而失水、失鹽，以致口渴、四肢肌肉等痙攣性疼痛為特徵者，稱為熱痙攣。年老體弱及心血管功能不能適應高溫，以致周圍

血循環量不足，從而引起虛脫或暈者，稱為熱衰竭。這是中暑最常見的一種臨床類型。

中醫常將本證分為傷暑和中暑兩類。感受暑熱或暑溼病邪，表現為壯熱、汗出、口渴者，稱為傷暑，類似於西醫的先兆中暑和輕症中暑。在高溫烈日或氣候炎熱溼悶環境中，暑熱或暑溼穢濁之邪卒中，致熱盛津傷，邪閉心神，引動內風，表現為高熱汗出，心煩口渴，神昏譫語，頸椎僵直，四肢抽搐等症狀者，稱為中暑，與西醫重症中暑相類似。

醫案精選

◎案

劉某，女，25歲。1998年7月21日初診。發熱2天，伴煩熱、心中懊憹，出汗少，口渴引飲，喜冷飲，小便多，舌紅、苔黃乾有刺點，脈浮數。中醫診斷為暑熱病。證屬暑熱熾盛型。治以清熱生津。方以白虎湯加味。

處方：石膏30g，知母10g，柴胡6g，梔子10g，乾葛根30g，天花粉10g，白茅根10g，金銀花10g，五味子6g。每日1劑，水煎分2次服，連服3天。

二診：發熱已退，仍有汗出，夜間手足心熱，上方去金銀花加地骨皮、白薇，連服6劑，告癒。

按：地區氣候炎熱，且溼潤多雨，素體氣陰兩虛，尤其是老年、兒童及體弱多病者，因身體元氣不足，適應能力差，暑熱之邪可乘虛而入，導致本病發生。暑邪的性質和致病特點是炎熱，多挾溼，易傷津耗氣。根據這些特點，暑熱病按中醫辨證分型治療，以白虎湯、葛根芩連湯、清暑益氣湯為主，隨症加減，獲得滿意療效。

◎案

　　王某，女，3歲。1999年7月2日初診。T 39℃，面赤唇乾，煩躁不安，神志模糊，時而驚哭。其母代述：患兒發熱已3天，曾服西藥頭孢氨苄及肌內注射退熱劑，汗出多但發熱不減。觀其舌質絳紅，光剝無苔，指紋青紫，顯於命關，口舌乾燥，睡臥不寧，小便短少，色赤黃。1天飲食未進。當夏秋之季，暑氣旺盛，小兒元氣薄弱，真陰不足，易感暑邪。暑為陽邪，化火最速，傳變急驟，熱熾最易傷陰耗津，又經發汗更傷津液，導致熱邪未去而內陷，入營擾心，故見壯熱神昏。恐傷津動風而抽搐痙厥，急用清熱解毒、開竅寧神之品。投透熱瀉熱、清心解毒之藥，牛黃清心丸1粒合紫雪丹0.15g頓服。藥後熱勢稍減，神志漸清，但仍唇舌乾燥，口渴欲飲，小便仍短少，大便乾。此為熱邪解而津未復，宜養陰清熱為治，投甘寒養液之品。方用白虎湯化裁。

　　處方：生石膏30g，生地黃15g，玄參15g，麥冬12g，黃芩6g，鬱金6g，甘草3g。

　　服2劑後複診，病情大減，熱退，體溫恢復正常，神志清醒，口和，食納正常，經調理7天痊癒。

第九節 內科發熱疾病

一、外感高熱症

發熱是內科急症，屬臨床常見病、多發病，其中大部分屬外感發熱，外感高熱症是因外感邪毒所致的急性發熱，以體溫升高（38.5℃以上）、惡寒或伴有口渴、脈數等為臨床特徵的病症。

醫案精選

◎案

劉某，男，88歲，公務人員。2002年5月17日初診。主訴：發熱、咳嗽、痰黃1月餘，手足發涼，大便祕結2週，頭暈3天。因感冒引起發熱、咳嗽、痰黃，使用多種抗生素發熱未能控制。2週後出現手足發涼，大便祕結，每次大便必用浣腸。現發熱、咳嗽、稍喘、納差、乏力，晨起痰黃成塊，手足涼，3天未大便。T 38.6℃，P 96次/min，R 24次/min，BP 150/95mmHg。唇燥，苔黃，脈洪而虛，手足涼。曾患支氣管炎，嗜菸，平素血壓低。心電圖正常。胸部X光示雙肺紋影增粗。中醫診斷為咳嗽、熱厥、便祕、眩暈。西醫診斷為上呼吸道感染，便祕。證屬陽明熱盛，津氣兩傷，厥之病機為邪熱內鬱，陽不外達。治以辛寒清熱，益氣生津，透達鬱陽。方用白虎湯加減。

處方：生石膏60g，知母20g，炙甘草10g，黨參10g，山藥10g，金銀花10g，牛膝10g，陳皮15g。7劑，每日1劑，水煎溫服，每日3次。

5月24日二診：發熱、咳嗽、痰黃明顯減輕，手足轉溫，除服藥當天

用浣腸通便外一直未用。飲食量增，自覺氣力增強。

查：T 36.6℃，P 82 次/min，R 20 次/min，BP 140/90mmHg，舌苔薄黃，脈稍弱，手足溫。

處方：知母 10g，炙甘草 6g，黨參 10g，山藥 10g，金銀花 10g，陳皮 5g。7 劑，每日 1 劑，水煎溫服，每日 3 次。

2002 年 5 月 31 日三診：諸症悉除，停藥。

2002 年 6 月 7 隨訪，未再復發。

按：熱厥為多種原因分致邪熱內盛，陽氣內鬱，不能外達四末而致。因其表象雖為寒，疾病實質卻是熱，故最易引起誤診，臨證之時應格外注意。熱厥多發生於陰陽失於順接之時，臨床以熱盛體質、病變為實證最為多見。本案症狀特點：一是併發症多，有咳嗽、熱厥、便祕、眩暈四種；二是症狀虛實夾雜，實者如發熱、不大便、痰黃等，虛者如納差、乏力等，脈洪而虛是典型的虛實夾雜之脈，這些與熱厥一般表現為實證、陽盛體質不同。此外，患者年高體弱更為治療加大了難度。

本案辨治特點，一是辨證準確，二是用藥精當，前提是辨證。本案因「感冒」引起發熱，咳嗽，痰黃成塊，大便祕結，手足涼，使用多種抗生素，發熱未能控制。此時辨證的關鍵是無形邪熱亢盛，還是陽明燥結成實。根據熱盛而四肢厥冷，並有 2 週大便祕結，最易辨成陽明燥結成實。若仔細分析發熱 1 個月，便祕 2 週，眩暈、納差、乏力則應辨為無形邪熱亢盛，而用白虎湯主治。

本案用藥特點：一是基本方應用，即白虎參湯清解裡熱，益氣生津，透達鬱陽，清熱是其核心。白虎湯主治陽明熱盛證、熱厥證。前者以大熱、大渴、大汗出、脈洪大為典型症狀，後者並見四肢厥冷。凡辨證屬實熱內盛或陽熱內鬱者，無論年齡大小或西醫診斷何病，皆可酌情用之（中

西藥聯用時宜慎，雖有此，不可貿然用此方藥）。二是黨參易人參，白虎湯原方用人參。年高體弱熱祕，不宜用人參，況本案患者血壓較平時高，更不宜用。黨參藥性平和，補氣之力不如人參，但對虛實夾雜之證有利。三是藥組應用，即石膏、知母、山藥、牛膝。石膏清熱迅速，但藥性不能持久；知母清熱較石膏慢，但清熱之性長久，且有滋陰之效；山藥滋陰收斂，培補脾胃，利於石膏知母清熱之性留於中焦而無傷中之弊。牛膝化瘀，利於陰陽交通，改善四肢厥冷，又能降壓，治療眩暈，收一箭雙鵰之功。

二、癌性發熱

惡性腫瘤患者在病程中常常伴有發熱症狀，這種發熱大多數是由於感染所致，但現在已知，某些腫瘤伴有發熱時並無感染的證據，稱為癌性發熱。是由腫瘤本身引起的發熱症狀，其原因尚未最後明瞭，可能有以下幾種原因：①腫瘤迅速生長，形成腫瘤組織相對缺氧、缺血，引起組織壞死。②由於炎症刺激，使腫瘤內發生白血球浸潤。③腫瘤細胞釋放抗原物質引起免疫反應。④腫瘤侵犯或影響體溫調節中樞。⑤未能發現的腫瘤阻塞性感染。目前臨床治療癌性發熱以服解熱鎮痛藥物為主。部分患者初次服萘普生後仍出現體溫反覆。部分患者有慢性胃炎、消化道潰瘍等疾病病史，長期服用萘普生等解熱鎮痛藥物後出現胃痛、消化道出血等症狀而影響疾病的治療。

癌性發熱的診斷標準：①體溫每天至少1次超過37.8°C（口腔）。②持續時間超過2週。③體檢、實驗室、放射檢查缺乏感染依據。④缺乏過敏機制。⑤抗生素至少應用了7天，但發熱無變化。⑥應用萘普生治療，體溫可降至正常。臨床，許多癌性發熱的患者可表現為陽明經熱證，這類

患者一般體質尚可，症見高熱不惡寒，口渴多飲，汗出，脈洪大，但不一定四症悉俱，只見一、二症即可應用。

醫案精選

◎案

梁某，男，42歲。患者於2002年2月曾行結腸癌手術，術後行多個療程化療。2002年3月初出現右下腹疼痛，經腹部CT檢查診斷為轉移性肝癌，遂於2002年3月底入院，診為腸癌肝轉移。入院後予抗腫瘤藥康萊特靜脈注射，並加強對症及支持治療。入院後第7天患者突然出現高熱，體溫達39℃，先後給予靜脈注射抗生素、抗病毒藥物、激素等，並口服吲哚美辛及物理降溫。治療後體溫短時間內稍降，復又升高，最高達39.8℃，持續3日。症見：壯熱，無汗，不惡寒，口渴喜飲，右脅部疼痛不適，大便2天未解，小便黃，舌質紅，苔薄白，脈洪大。辨證為少陽病邪傳陽明所致。邪在少陽，樞機不利，故見口苦，脅痛；邪傳陽明，陽明經熱邪熾盛故見壯熱，口渴喜飲，小便黃，舌質紅，脈洪大；邪熱傷陰，津虧腸失濡潤則見大便祕結。證屬陽明熱盛，耗傷陰津。治以清熱解毒，滋養陰液。方用白虎湯加減。

予白虎湯加白花蛇舌草30g、牡丹皮10g、天冬15g、麥冬15g、生地黃25g、七葉一枝花30g、鱉甲3g（先煎），每日1劑，水煎服。1劑後體溫降至38.5℃，2劑後體溫降至37.8℃，3劑後體溫降至正常。

按：白虎湯是張仲景為陽明裡熱證所設，吳鞠通《溫病條辨·上焦》第9條云：「白虎本為達熱出表，若其人脈浮弦而細者，不可與也；脈沉者，不可與也；不渴者，不可與也；汗不出者，不可與也。」而《傷寒來

蘇集》亦有「發熱無汗，其表不解者，不可與白虎湯」之說，但在臨床，癌性發熱的患者多無汗，故對此不可盡信書，可不必拘泥於吳鞠通之「四禁」。大凡掌握表邪未解者應慎用，而裡熱未盛或病非陽明實熱者在禁用之列。該患者壯熱無汗，然其脈洪大，口大渴，喜飲，大便祕結，陽明裡熱熾盛。若遵前人之言，不可用白虎湯，則必高熱不退，傷陰耗液，致使加重病情。故使用白虎湯，酌加滋陰之品，收效俱佳。張錫純在《醫學衷中參西錄》云：「石膏原具發表之性，其汗不出者不可藉以發其汗乎……然陽明實熱之證，渴而兼汗出者，十人之中不過一二人，是不幾將白虎湯置之無用之地乎？」確為經驗之談。因此在臨床應用本方，不必拘泥於是否有汗出，但見有高熱不惡寒，口渴多飲，脈洪大，大便祕結等陽明裡熱熾盛之證，即可加減用之。

第十節　風濕類疾病

一、風濕熱

風濕熱是一種與鏈球菌感染有關的全身性變態反應性疾病。其主要病變是全身結締組織的炎症反應，以關節炎和心肌炎最為顯著，其次為皮膚、血管、漿膜和神經系統等。初次發作多在 5～15 歲，3 歲以下者極為少見，復發多在初發後 3～5 年內。主要臨床表現為：發熱、關節炎、心肌炎、皮下小結、環形紅斑及舞蹈病。

從其發病及臨床特徵分析，本病屬於中醫的「發熱」、「痹症」等範疇。若患者出現心力衰竭，則應參照水腫、喘證等進行辨治。

醫案精選

◎案

馮某，女，25歲。1999年2月13日初診。1年前，患風溼熱，經住院治療月餘始癒。此次新產旬餘，百脈空虛之體，客邪外湊，宿疾舉發，身熱無寧時，晝輕暮重，T 38.4～39.6℃，汗出甚多而熱不為汗衰，煩躁，胸痞太息，渴欲飲水，四肢骨節疼痛，肘膝紅腫灼熱，難以步履，小溲黃赤，大便乾結，三四日一行。脈滑數，三五不調，舌苔黃中心灰膩。證經半月，熱痹之疾也，法當清熱、化溼、祛風、通絡。方用白虎加蒼朮湯合四妙丸增損。

處方：生石膏50g，知母、蒼朮、炒黃柏各10g，漢防己15g，赤芍10g，白芍20g，牡丹皮6g，粉甘草3g，懷牛膝、羌活、獨活各10g，薏仁30g。3劑。

二診：身熱稍退，T 38.1～39.1℃，肘膝紅腫之勢頓挫，周身疼痛十去其三，黃膩之苔漸化，症情已有轉機，上方去甘草，加六一散（布包）30g，石膏加至60g。3劑。

三診時，體溫降至36.6～38.2℃，肢體疼痛已減過半，原方略事出入，續服6劑而癒。

◎案

余某，男，22歲。1978年12月23日初診。因持續發熱3天，咽喉腫痛，關節遊走性疼痛，心律失常而住院，治療經旬，應家屬要求請中醫會診。症見：不惡寒，但發熱，T 37.9～38.9℃，有汗不解，日晡煩躁懊憹，有難以明言之狀，肩、肘、腕、膝、踝、趾灼痛，上下無定處，肘

膝且紅腫，渴頻飲，舌紅，苔黃中心厚膩，脈促。證屬熱痹。治以清化溼熱，除煩，袪風。方用白虎湯合梔子豉湯出入。

處方：生石膏30g，知母、白朮、羌活、獨活各10g，漢防己15g，川黃連3g，炒黃柏、梔子、香豆豉、懷牛膝各10g，薏仁30g。3劑。

二診：身熱已退其半，T 37.4～38.1℃，煩躁已定，飲水不多，肢節疼痛迭減，唯肘膝尚紅腫，小溲澀痛，症情尚未穩定。溼熱之邪，非辛不開，非苦不降，遵此意立方。上方去梔子、淡豆豉，加龍膽草10g。3劑。

三診：日前不慎感寒，以致身熱復起，T 37.8～38.7℃。惡寒，咽喉腫痛，肘膝腫雖消而痛未已，小溲已不澀痛，厚膩之苔漸化色仍黃，有津。上方去黃連、龍膽草，加荊芥、防風各3g，板藍根12g，3劑。另六神丸3瓶，每次10粒。

按：在「異病同治」和「辨證論治」法則的指導下，對於風溼熱病溼熱並重型屬實者，予白虎加蒼朮湯；表證未罷，裡熱又熾，屬實者，用白虎加桂枝湯；氣陰兩傷，體虛證實者，用白虎加人參湯；陽明經腑證並見者，用白虎承氣湯。需要指出的是，無論何種證型，袪風化溼之劑不能少，否則，熱將難退而痛亦必不止。氣陰兩傷患者汗出甚多，對這一類型的少年患者，更須密切注意症情變化。一方面辛散性藥如羌活之流應慎用，一方面宜加入龍牡之屬，以防汗脫。

二、成人史迪爾氏病

成人史迪爾氏病是一種以發熱、皮疹、關節痛和白血球增多等為主要表現的全身性疾病。由於本病缺乏特異性症狀及特異性的診斷方法，常易造成誤診。目前多採用ACR診斷標準。主要條件有：①持續性或間斷性

發熱。②易消失的橙紅色皮疹或斑丘疹。③多或少關節炎。④白血球或中性粒細胞增加。次要條件：①咽痛。②肝功能異常。③淋巴結腫大。④肝脾腫大。⑤其他器官受累。確診：4項主要條件均具備。疑診：具有發熱、關節炎1項主要條件，1項以上次要條件。同時，須排除感染性疾病、腫瘤性疾病及其他風溼性疾病。

本病的中醫辨證多認為屬於「溫病」範疇，方藥則選用新加香薷飲、白虎湯、增液湯等。也有認為本病與溼熱關係密切。

醫案精選

◎案

女，45歲。因「反覆發熱、皮疹、關節痛伴咽痛1年，再發2天」，於2011年4月18日入住醫院風溼科。1年前無明顯誘因下出現發熱，體溫在39～40℃，發熱時有四肢及軀幹部紅色斑丘疹，熱退後皮疹逐漸消退，伴四肢關節遊走性疼痛和咽痛。抗感染治療無效。予糖皮質激素和甲氨蝶呤治療後病情逐漸緩解。2天前勞累後再發，遂至醫院。體格檢查：T 39.2℃，P 90次/min，四肢及軀幹可見散在紅色斑丘疹，右踝關節略腫，壓痛陽性。舌紅、苔薄膩，脈數。WBC 16.5×109/L，N 89.4%，CRP 122.6mg/L，ESR 90mm/h，鐵蛋白（FS）1,103μg/L，ANA（－），BC（－）。中醫診斷為熱疹痹（邪入氣營證）。西醫診斷為成人史迪爾氏病。西醫治療予以甲強龍針40mg/天、甲氨蝶呤片10mg/週、羥氯喹片0.2g/天，抗炎免疫抑制治療。中醫治療如下：高熱，汗出，肢體皮疹隨熱而出，踝關節疼痛，咽痛，納寐可，二便調，舌紅苔薄膩，脈數。治以清熱涼營，除溼透熱。方用白虎湯合青蒿鱉甲湯加減。

處方：柴胡 10g，桂枝 6g，石膏 30g（先煎），知母 12g，青蒿 30g，牡丹皮 12g，赤芍 20g，升麻 9g，黃芩 12g，薑半夏 9g，滑石 24g（包煎），生甘草 9g，白僵蠶 9g，蟬蛻 6g，防風 9g，獨活 10g，佛手 9g。7 劑，水煎服，每日 1 劑。

二診：藥後發熱、皮疹逐漸消退，仍有下肢關節隱隱作痛，訴口乾，舌紅苔薄白，脈數。前方去石膏、滑石，加威靈仙 30g、徐長卿 30g 以祛風除溼，加麥冬 20g 滋陰潤燥。再進 7 劑，水煎服，每日 1 劑，溫服。

三診：藥後皮疹隱隱，下肢關節時有疼痛，感有口乾，舌紅苔薄白，脈細數。前方去黃芩、升麻，加生地黃 15g 以滋陰養血，獨活 9g、川牛膝 12g 以祛風溼通絡。續進 7 劑，水煎服，每日 1 劑，溫服。如此治療 3 週後患者發熱、皮疹、關節痛及咽痛症狀消退。門診繼續予以中西醫結合治療 3 個月後複查 WBC 12×109/L，N 81.1%，PLT 255×109/L，CRP 27mg/L，ESR 30mm/h，激素逐漸減至潑尼松（潑尼松）片 10mg/ 天、甲氨蝶呤片 12.5mg/ 天、羥氯喹片 0.2g/ 天治療。病情得到明顯改善。

按：本案患者初診時高熱起伏，汗出，肢體皮疹隨熱而出，踝關節疼痛，咽痛，舌紅苔薄膩，脈數，屬「熱痹證」邪入氣營之表現。此時治則當清熱涼營、除溼透熱，藥用辛微寒之柴胡、升麻，合辛溫之桂枝，取柴胡桂枝湯之義，共奏和解通陽之效；石膏、知母甘寒以清熱瀉火；青蒿、牡丹皮、赤芍苦寒以清熱涼血；再加苦寒之黃芩、辛溫之半夏、佛手燥溼，寒熱並用以祛溼邪；滑石甘寒利尿通陽，蟬蛻利咽透疹，白僵蠶、防風、獨活通絡止痛，輔以生甘草調和諸藥。藥後發熱、皮疹逐漸消退，下肢關節仍隱隱作痛，故去石膏、滑石之寒涼藥，加用威靈仙、徐長卿以祛風除溼、通絡止痛，患者又訴口乾，此乃熱後津傷之徵，故用麥冬滋陰潤燥。三診時，熱已消，唯皮疹隱隱，口乾，下肢關節時有疼痛，原方去黃

芩、升麻，加用獨活、川牛膝以袪風通絡，合生地黃以養陰生津。辨證用藥準確，故療效顯著。

◎案

王某，女，40歲。2013年6月19日初診。患者因「反覆發熱伴皮疹、關節疼痛2年餘，加重40天」。患者於2011年5月17日突發高熱，體溫達39.5～40.0℃，伴全身泛發紅色皮疹、肌肉疼痛、咽痛，住院治療。查血液常規三項均降低，伴肝功能損害；血液培養、血液塗片陰性；病毒感染篩查無異常，H1N1RNA定量陰性；真菌感染定性試驗3次結果均偏高（559ng/L，348ng/L，78ng/L）；GM試驗陰性；降鈣素原PCT正常；FS異常升高>1,100μg/L，甲狀腺功能正常；心臟、腹部等均未發現異常。患者曾先後多次行骨髓穿刺、骨髓活檢、骨髓培養，均未發現異常。PET/CT檢查發現一處腋窩淋巴結代謝活躍，行氨水試驗複查後考慮反應性增生，疑與入院後應用升白血球藥物有關。經非類固醇類藥物退熱及對症治療1個月後，患者體溫降至低熱出院。7月患者再次因高熱入院，複查PET/CT無異常，西醫考慮成人史迪爾氏病可能性大，予甲潑尼龍片（24mg/天）治療，約1個月後體溫降至低熱出院。出院後患者體溫持續波動在37.1～37.5℃，並反覆出現皮疹及關節腫痛。8個月後激素減量至每日10mg。

2012年5月，患者因低熱和溼疹求診於中醫科，辨為陰虛發熱，服藥4個月後低熱消退，溼疹及關節腫痛好轉，遂停用激素。10個月後患者進食海鮮後再次發病，服用中藥效果不佳。其後發熱、關節肌肉疼痛、皮疹等症狀反覆發作，多可於7天左右自行改善。

2013年5月8日，患者失眠後再次出現上述症狀，因病情反覆遷延不

癒，遂於 1 個月後求診。症見：反覆發熱惡寒，先惡寒後發熱，發熱有定時，以傍晚為多，偶爾白天也有發熱，熱峰達 39.7℃，體溫多可自行下降至 37.5～38.5℃，汗出熱稍退；肌肉疼痛，全身出現淡紅色皮疹，無搔癢；咽痛、咽中有黃黏痰，咳痰甚時欲吐；腰腹膚冷，四肢不溫，心煩易怒，胃納減少；口乾甚不欲飲，若渴則喜熱飲；大便稀爛，小便黃；月經正常；舌紅暗、苔厚黃膩，脈弦。李教授考量患者的發熱特點與《傷寒論》「往來寒熱，休作有時」相符，並見「心煩喜嘔，嘿嘿不欲飲食」，病涉少陽無疑。汗出熱減、皮疹、肌肉疼痛，考慮外邪鬱於肌表，導致「支節煩疼」，乃「外證未去」之徵，與少陽有關。腰腹膚冷、四肢不溫、口乾甚不欲飲，若渴則喜熱飲、大便稀爛，乃「自利而渴屬少陰也」，少陰陽虛寒盛，失於溫煦，津不上承所致。考慮本病病位以少陽、太陽、少陰為主，先擬柴胡桂枝湯合附子理中湯加味。

處方 1：柴胡 30g，黃芩 15g，法半夏 10g，黨參 30g，黑棗 10g，生薑 10g，甘草 15g，附子 10g（先煎），乾薑 10g，麩炒白朮 30g，桂枝 10g，白芍 10g，粉葛根 90g，桔梗 15g，連翹 30g，板藍根 15g。3 劑。

方 1 中加粉葛根，取桂枝加葛根湯之意，以升陽止瀉；加桔梗，取桔梗湯之意，以利咽止痛；加連翹、板藍根以清瀉肺熱。另外，患者咽痛、咳黃黏痰、四肢不溫、大便稀爛、舌紅暗、苔厚黃膩，與厥陰「手足厥逆，咽喉不利，泄利不止」相符，為肺熱脾寒、寒熱錯雜、虛實夾雜之證，遂另擬白虎湯加減。

處方 2：麻黃 10g，升麻 30g，乾薑 10g，炙甘草 10g，黃芩 10g，生石膏 30g，茯苓 20g，玉竹 10g，天冬 10g，白朮 10g，知母 10g，天花粉 15g，桂枝 10g，當歸 10g，柴胡 30g，青蒿 30g。3 劑。

方2加柴胡疏解少陽，加青蒿以透邪外出。上述兩方交替服用，每日1劑，溫服。

二診患者熱退，瀉止。

第十一節　免疫系統疾病

全身性紅斑狼瘡（SLE）

此病是一種多發於年輕女性的累及多臟器的自身免疫性炎症性結締組織病，早期、輕型和不典型的病例日漸增多。有些重症患者（除患者有瀰漫性增生性腎小球腎炎者外），有時亦可自行緩解。有些患者呈「暫時性」發作，經過數月的短暫病程後疾病可完全消失。本病病因至今尚未肯定，大量研究顯示遺傳、內分泌、感染、免疫異常和一些環境因素與本病的發病有關。本病累及男女之比為1：（7～9），發病年齡以20～40歲最多，幼兒或老人也可發病。

全身性紅斑狼瘡為現代病名，其病情複雜多變，臨床表現多種多樣，在中醫古籍文獻中尚無系統的闡述，但與其症候特點相似的論述在古籍文獻中卻有著大量的記載，其中以《金匱要略》一書涵蓋最廣，該書中所提出的陰陽毒被現代醫家認為最貼近全身性紅斑狼瘡的描述，而另外所提及的痙病、虛勞、腎著、懸飲、黃疸等病，在其症候描述上均與全身性紅斑狼瘡的臨床症狀相類似。

醫案精選

◎案

段某，女，29歲，職工。1990年3月22日初診。患者SLE史2年，因反覆低熱月餘，不規則高熱3天，伴咽喉疼痛，口渴多汗，四肢關節疼痛而入院。體格檢查：T 39℃，P 90次/min，面部紅斑，咽部充血明顯，兩側扁桃體無腫大，心肺檢查（一），肝、脾未觸及，兩腎區叩痛（一），脊柱無畸形，四肢、大小關節均有程度不同的壓痛，雙手雷諾徵象，舌質紅苔黃膩，脈象滑數。化驗：WBC $10.1×10^9$/L，N 78%，ESR 30mm/h，尿液常規、肝功能、腎功能無異常，胸部X光、心電圖均為正常。西醫診斷：①全身性紅斑狼瘡；②上呼吸道感染。中醫診斷：①痹症；②感冒。入院給予潑尼松30mg，早晨一次頓服，青黴素80萬U肌內注射，每6小時1次，中藥辛涼解表合疏風通絡治療，3天來臨床症狀無改善，第四天改用白虎加桂枝湯加減治療。

處方：生石膏50g（先煎），知母9g，桂枝6g，薏仁15g，忍冬藤15g，連翹15g，秦艽9g，牡丹皮9g，赤芍12g，丹參15g，玄參15g，甘草6g。5劑。

用藥後體溫漸趨正常，關節疼痛亦有所緩解，面部紅斑漸消退，口渴出汗，咽喉疼痛等症狀均有所減輕。守方加減治療46天，症狀基本控制，好轉出院。

按：患者入院前正值早春，初暖乍寒，氣候多變，不慎感受外邪，表邪不解，繼而化熱入裡，出現高熱。熱邪灼傷津液而見口渴，內熱盛迫汗外出則見多汗，寒邪鬱於骨節，故見四肢關節疼痛。因此入院後雖給予抗生素及激素加大治療量；但中藥予以的是辛涼解表、疏風通絡之品，由於

藥不對證，故而效果不佳。根據患者的舌苔、脈象，結合臨床體徵，為衛分未解，營分已傷，營衛合邪，故予白虎加桂枝湯。方中石膏甘寒清熱瀉火而透肌膚為主藥；知母苦寒清瀉肺胃之熱，質潤滋燥為輔藥，二藥合用清熱除煩；桂枝溫通經絡，透達鬱熱，調和營衛；易粳米為薏仁利水滲溼除痹；忍冬藤清熱解毒，疏通經絡；甘草調和諸藥以護胃陰，同時佐以牡丹皮、赤芍、玄參涼血清營。諸藥合用具有清熱解毒，祛風勝溼，舒筋通絡之效，故藥到熱退，關節腫痛改善。

第十二節 外科疾病

一、急性闌尾炎

急性闌尾炎是外科常見病，居各種急腹症的首位。轉移性右下腹痛及闌尾點壓痛、反跳痛為其常見臨床表現，但是急性闌尾炎的病情變化多端。其臨床表現為持續伴陣發性加劇的右下腹痛、噁心、嘔吐，多數患者白血球和中性粒細胞計數增高。右下腹闌尾區（麥氏點）壓痛，則是該病重要體徵。急性闌尾炎屬於中醫學「腸癰」的範疇，因飲食不節，溼熱內蘊，以致腸道傳化不利，氣滯血瘀，溼阻熱壅，導致瘀滯熱積不散、血肉腐敗，主要症狀是轉移性腹痛，右下腹壓痛拒按及反跳痛，同時伴有噁心、嘔吐等。

中篇　臨證新論

醫案精選

◎案

　　夏某，男，22歲。轉移性右下腹痛3天，3天前上腹部悶痛陣發性加劇，伴發熱38.8℃，噁心，嘔吐，胃納欠佳，輕度煩躁，全身疲乏無力。昨日腹痛移向右下腹，大便祕結，小便少赤，今日上述症狀加劇，體溫升高至39.5℃，右下腹部持續性劇痛，右腿不能伸直，急診入院。T 39.5℃，P 98次/min，BP 100/58mmHg，神清，痛苦病容，面色潮紅，呼吸急促。精神萎靡不振，心律齊，HR 98次/min，雙肺正常，右下腹部肌肉緊張，麥氏點有明顯壓痛，並觸及小包塊如拇指大，右下腹部有明顯反跳痛，腰大肌徵陽性，閉孔內肌徵陽性，羅氏徵陽性，腸鳴音亢進。化驗：WBC 20×10^9/L，G 90%，L 10%。二便常規示正常。胸部X光心肺無異常。腹透肺部下無游離氣體，腸管有少量充氣，未見液平面。診斷為腸癰。治以清熱解毒，活血散瘀，托裡排膿。用白虎湯合大黃牡丹湯加減。

　　處方：大黃9g，牡丹皮9g，赤芍9g，桃仁9g，紅花9g，冬瓜仁15g，薏仁8g，敗醬草24g，黃芩12g，黃連6g，金銀花10g，連翹10g，石膏90g（先煎），天花粉12g，知母9g，甘草3g。進1劑半。

　　二診：服藥後症狀明顯減輕，體溫下降到38.5℃，腹痛明顯減輕，按之微痛，腹皮拘急消失，口不渴，能進食流質，大便未通，舌質紅，苔黃，脈數。右下腹包塊縮小。化驗血液常規：WBC 13.2×10^9/L，G 80%，L 20%。上方去天花粉，進1劑半。

　　三診：服上方後，患者體溫降至37.9℃，腹痛消失。右下腹按之不痛，右下腹包塊消失，自覺神疲倦怠，大便已通，舌質淡紅，苔薄白，脈弱。

化驗血液常規：WBC 8.2×10^9/L，G 75％，L 24％，E 1％。照上方去黃芩，減石膏 60g，再進 1 劑。

四診：服上方後，患者體溫正常 36.5℃，無自覺症狀。腹部無陽性體徵發現。飲食正常，生活自理。舌質淡紅，苔薄白，脈弱。

化驗血液常規：WBC 5×10^9/L，G 74％，L 25％，E 1％。胸部 X 光及腹透均正常。住院第四天痊癒出院。

按：白虎湯主要是治療陽明經證和熱入氣分，用之治療腸癰，主要用於蘊熱型腸癰。其臨床症狀是：壯熱面赤，煩躁汗多，口渴喜飲，舌質紅，苔黃乾，脈洪數。這些症狀是因熱邪深入陽明，灼津迫液，屬陽明經熱。而白虎湯是治療陽明經證和熱入氣分的主方，石膏辛寒，不但能清陽明經熱，還能清二經之火邪，配以苦寒知母，既能協助石膏加強清熱瀉火之功效，又能除熱盛之煩躁，並能養陰以解胃熱口渴之症，甘草和胃養陰，採用白虎湯和大黃牡丹湯加減治療腸癰，要正確運用中醫辨證論治，分析其病因病機，才能收到滿意效果。

二、燒燙傷

燒燙傷一般是指由熱力（包括熱液、蒸汽、高溫氣體、火焰、灼熱金屬液體或固體等）所引起的組織損害，主要是指皮膚的損害，嚴重者也可傷及皮下組織。此外由於電能、化學物質、放射線等所致的組織損害及臨床過程類似於熱力燒傷，臨床均將其歸於燒傷一類。也有將熱液、蒸汽所致之熱力損傷稱為燙傷，火焰、電流等引起者稱為燒傷。燒傷的嚴重程度取決於受傷組織的範圍和深度，燒傷深度可分為一度、二度和三度。燒傷後常常要經過幾天才能區分深二度與三度燒傷。

燒傷屬於中醫「水火燙傷」的範疇。火熱邪毒是其發生和發展的主要原因，治療的主要環節亦在於清除火邪熱毒。

醫案精選

◎案

靳瑞英在經方白虎湯臨床新用提及治療燒燙傷病例1例。張某，男，45歲，工人。2001年1月19日因不慎被蒸汽燙傷，燒傷面積50%，為二度、三度燒傷，傷後第七天行雙手削痂，自體皮移植手術。術後第三天，症見發熱，口渴大飲，煩渴不解，多尿，朝輕暮重，雖值冬季仍惡熱，面紅色垢，舌質紅，苔黃燥，脈數大，辨證屬陽明燥熱證。擬白虎湯原方治療。4小時後口渴大減，翌日繼服1劑，諸症皆除。

◎案

杜某，男，28歲。因汽油著火，為救別人而受重傷，總面積達70%，其中二度、深三度燒傷占57%。入院5天，傷口滲出較多，口渴喜飲，嘔吐不能進食，大便4天未行，請中醫會診。查：患者舌質紅，苔黑而乾燥，脈滑數，T 37.8℃，P 88次/min，BP 95/66mmHg。辨證為陽明經腑熱盛。治以清熱生津，通便瀉火。方用白虎湯加減。

處方：石膏30g，知母、芒硝、大黃、枳實各9g，金銀花、白茅根各15g，甘草6g。3劑。

服藥2劑後，大便通，傷口滲出液減少，稍能進食。原方去大黃、芒硝、枳實，加人蔘鬚3g、黃耆6g、麥冬12g，以生津育陰，托腐生肌。

5劑後傷口滲出已基本控制，舌質呈淡紅，苔稍潤。繼續運用中西醫結合治療，住院65天，痊癒出院。

按：燒傷後傷口滲出液，一般在 72 小時內停止滲出，水腫開始回收。但重度燒傷患者，創傷面積大而深，往往滲出液較多，持續時間較長，難以在數天內控制。這與陰陽證中的「大汗出」有很多類同之處。血汗同源。因滲出液屬津液，與汗同源於血。大汗為熱邪迫津外泄，燒傷後滲出液是因火毒內攻，迫津外泄。二者都可以致津液耗傷。故認為：燒傷面逾期滲液不止，類似熱邪逼津的「大汗」出。患者有煩渴喜冷、舌苔黃燥、黑燥、大便難等陽明腑實證的症狀，故採用白虎湯清陽明經之熱邪，配承氣湯泄陽明之腑實證，兩方相配一清一泄，以清陽明之邪熱。

三、腎移植術後感染發熱

腎移植術後因服用大量免疫抑制劑，尤其是細胞毒藥物，易引起機體抵抗力下降，使各種細菌、病毒侵犯機體，導致全身各個部位感染，出現全身炎症反應症候群（SIRS），甚至膿毒症，危及生命。治療在採用抗生素等措施基礎上，可辨證應用白虎湯，減少病死率。

醫案精選

◎案

女，30 歲。以腎移植術後 9 個月、發熱 2 天為主訴入院，因慢性腎功能不全、尿毒症在醫院行同種異體腎移植術，術後移植腎功能良好，規律服用免疫抑制劑 CSA 3～7mg/（kg·天）、潑尼松 0.2～0.5mg/（kg·天），痊癒出院。20 天前開始用 AZAO 50mg，每日 1 次。10 天前查血液 WBC 4.0×10⁹/L，未停用 AZAO。2 天前出現發熱，體溫最高達 41℃，晨起開始，持續 3～4 小時，汗出後逐漸降至 36.5～37.0℃；伴胸悶、氣促、口渴、腹脹、大便乾結；無咳嗽、咳痰，無水腫，尿液量正常，以

上呼吸道感染在當地醫院予雙黃連注射液、柴胡注射液、頭孢曲松等治療，效果差。入院後查：T 37～40℃，P 90～120次/min，R 28～32次/min，扁桃腺無腫大，兩肺呼吸音清，未聞及乾、溼性囉音；HR 為 90～120次/min，律齊；移植腎區無壓痛，雙下肢無水腫；不吸氧狀態下血氧飽和度 0.90～0.92；血巨噬細胞病毒陽性；痰培養示銅綠假單胞菌生長。血液常規：WBC $0.9×10^9$/L，G 66%，L 33%，HGB 94g/L。腎功能：BUN 9.15mmol/L，Cr 121mol/L。X 光片：兩肺紋理增粗。彩色超音波：移植腎形態結構無異常。入院診斷：腎移植術後急性粒細胞減少症。治療：立即停用 AZAO，潑尼松用量不變，CSA 減至 2mg/（kg·d）。持續高流量吸氧，全身高熱量、高維生素營養支持療法。清開靈及柴胡注射液退熱；利血生、鯊肝醇、非格司亭升高白血球；頭孢哌酮、頭孢曲松、雙黃連等抗細菌和病毒。用藥 1 週，效果不佳，WBC $1.0×10^9$/L，T 39.0℃；查舌質紅苔黃膩，脈細數。分析此證為正氣不足，熱邪侵襲肺衛，治不及時，邪熱入裡，致陽明熱盛，腑氣不通。治以清熱解毒，補氣生津，通腑泄濁。方用白虎湯加減。

處方：生石膏 120g（先煎），知母 15g，炙甘草 6g，黃連 6g，黃芩 10g，龍膽草 10g，梔子 10g，大黃 10g（後下），萊菔子 10g，麥冬 20g，天花粉 20g，黃耆 30g，粳米一撮，大棗 3 枚。每日 1 劑，分 4～5 次頻服，每次 50～100ml。

用藥 1 天，體溫降至 38.0～38.5℃，繼服此方，大黃、黃連減量。5 天後體溫為 36.7～36.9℃，口渴、胸悶、大便乾結等症狀緩解，血液 WBC 升至 $2.7×10^9$/L，停用非格司亭注射液。7 天後，血液 WBC 恢復正常，不吸氧狀態下血氧飽和度 0.97，停大黃，生石膏減量，繼續服用中藥。12 天後病情穩定，停中藥，西藥鞏固治療。20 天後痊癒出院。

按：本案患者自及時應用中藥白虎湯加減治療後，體溫得以控制，機體抵抗力得以增強，扶助了正氣，驅除了濁氣，為抗生素的應用提供了一個良好的內部環境，使得西藥抗感染力量得以充分發揮。SIRS 可由嚴重感染等引起，其核心是機體強烈的生理損傷，相繼激發活化巨噬細胞以及內皮細胞導致內源性炎症介質的過度釋放，並引起持續性全身炎症反應。SIRS、敗血症、多器官衰竭常是感染性疾病進行性發展的結果。它們都屬於中醫外感病學、現代感染病學範疇。中醫外感病學、現代感染病學兩者都是研究感染炎症發熱這一主題的，兩者在發生發展中所產生的證與病理狀態有可相融性，名為「證態」，即中醫外感病學中的陽明病、氣分證與現代感染病學中的感染急性期同屬一個證態，都有壯熱（高熱）、脈率（90～100次/min）等臨床表現。而白虎湯所治的氣分證中的陽明熱證即符合 SIRS 的診斷標準。全方清熱生津，扶正祛邪，從而達到穩定機體內環境的目的；配合西藥抗菌及全身支持療法，使腎移植術後免疫力低下造成的感染高熱得到控制。應用中藥要掌握發病時機，要做到早發現，早治療。當出現嚴重缺氧和急性呼吸窘迫症候群（ARDS）時，還需要輔助給予連續性床旁血液淨化（CBP）或呼吸機等治療方式。另外，術後及時監測各項實驗室指標，及時調整免疫抑制劑用量，對臨床很有指導意義，可避免嚴重併發症的發生。總之，腎移植術後感染高熱，應用中西醫結合的方法進行治療，是提高腎移植術後移植腎存活率及減少患者死亡的有效方法。

第十三節 皮膚科疾病

一、帶狀皰疹後神經痛

帶狀皰疹是由水痘－帶狀皰疹病毒引起的累及神經及皮膚的常見疾病。皮損以沿某一周圍神經單側分布，呈帶狀排列的水皰群為主，局部神經痛為本病特徵之一，可在發疹前或伴隨皮損發生，30%～50%中老年患者於損害消退後可遺留頑固性神經痛，常持續數月或更久。

中醫將帶狀皰疹稱為「纏腰火丹」、「蛇串瘡」等，認為其發病多由於情志內傷，或脾失健運，飲食失節，肝脾不和，氣滯溼鬱化熱化火，溼熱火毒外攻皮膚所致。本病初起多為溼熱困阻，中期多為溼毒火盛，後期多為火熱傷陰，經絡阻塞，氣滯血瘀，餘毒未消。

醫案精選

◎案

耿某，男，76歲，農民。2004年11月19日初診。自訴2個月前，患額部帶狀皰疹，經治皰疹消退，而劇痛未止。症見：局部皮膚紫暗，舌質紅，苔黃，脈洪大。喜冷飲，大便可，小便微黃。查前醫之方，多為清熱解毒，瀉肝火，涼血祛瘀止痛之劑，用之多不效驗。細問患者得知，每次疼痛發作，必大量飲冷水，甚至食生雞蛋4～5枚，疼痛方減輕。綜合上述脈症特點，辨證為白虎湯證。

處方：生石膏40g，知母12g，生甘草10g，粳米6撮，水煎服。1劑後渴飲大減，疼痛亦輕。效不更方，上方再加丹參30g、赤芍10g、生白

芍 40g、土鱉蟲 20g、醋延胡索 15g、全蠍 8g。3 劑，日 1 劑，水煎服。

再服 3 劑後，渴飲消，疼痛大減。繼服上方 10 劑而癒。

按：白虎湯方所治，為外感寒邪，入裡化熱，或溫邪傳入氣分的實熱證。氣分實熱，熱邪熾盛，故身熱不寒；內熱迫津外出故大汗；熱灼胃津故煩渴舌燥；邪盛於經，故脈洪大或滑數。所以臨床症見大熱、大汗、煩渴、脈洪大或滑數等；氣分實熱者，均可應用。本案患者係外邪入裡化熱，邪入陽明氣分實證。故選用甘寒滋潤，清熱生津之白虎湯較為恰當。方中石膏辛甘大寒，清瀉肺胃而除煩熱；知母苦寒以清瀉肺胃實熱，質潤以滋其燥；石膏配知母清熱除煩之力尤甚；甘草、粳米益胃護津，使大寒之劑而無損傷肺胃之虞。諸藥合用，共奏清熱生津之功。裡熱既清，諸症遂解。

二、單純皰疹

單純皰疹是一種由單純皰疹病毒所致的病毒性皮膚病。根據皮膚黏膜交界處的簇集性水皰群，自覺症狀輕，皮損局部有灼熱感。病程短、反覆再發，在發熱或胃腸功能紊亂時發生，即可診斷。

中醫稱為「熱瘡」，《聖濟總錄》云：「熱瘡本於熱盛，風氣因而乘之。」侵入陽明，陽熱充斥，內不得疏泄，外不得透達，鬱於皮膚而發，治當清熱條達。

醫案精選

◎案

曹某，女，28 歲。鼻唇周邊針尖樣紅疹，反覆發作，癢而有燒灼感，易感冒，紅疹發作常於感冒相關，口乾尿赤，舌紅，苔中黃，脈數。治以

清肺胃之熱，疏解條達。

處方：石膏 30g（先煎），知母 9g，生甘草 3g，粳米 15g，金銀花 9g，連翹 9g，野菊花 9g，蛇床子 9g，地膚子 15g，車前子 30g（包煎）。

4 劑緩解，6 劑消失，半年未復發。

按：患者肺胃有熱，復感外邪所致。以白虎湯為主方，佐以清熱疏解之品。

三、嬰兒溼疹

嬰兒溼疹，是一種多發於 2 歲以內嬰兒期的溼疹。其特點是好發於頭面，重者可延及軀體和四肢，患兒常有家族史。

中醫稱為「奶癬」、「胎瘡」。認為本病是由於胎中遺熱遺毒，稟賦不耐，或飲食失調，脾失健運，內蘊胎火溼熱，外受風溼熱邪，兩邪鬱阻肌膚而成；或因消化不良、食物過敏、衣服摩擦、肥皂水洗等刺激而誘發本病。

醫案精選

◎案

英某，8 個月。1994 年 12 月 10 日初診。其母訴患兒腹背部出現淺紅色皮疹，狀如粟米全身搔癢，不能入睡，無畏光，流淚。曾在某皮膚病治療中心就診，第一次按疥瘡治療無效，第二次按小兒溼疹治療效不理想。舌紅苔黃，指紋紫。四診合參，診為營血熱毒熾盛生風所致。以白虎湯加減水煎外洗，1 劑。

處方：石膏 45g，知母 30g，金銀花 15g，玄參 30g，牡丹皮 20g，蟬

蛻 4g，僵蠶 15g，地膚子 20g。

服上方 3 劑後，僅四肢少量紅疹，守方治療。翌日，患兒全身滿布紅疹，疹癢加重，此乃熱毒外泄之象。繼用原藥 3 劑，皮疹盡退，僅覺搔癢，原藥加白鮮皮 20g，3 劑煎水外洗善後。

按：患兒乃純陽之體，體內有胎毒，營血熾盛遇外感誘發出疹，治以清熱涼血，透疹止癢。故以石膏、知母為主，輔以金銀花、牡丹皮、玄參清熱涼血，佐以蟬蛻、僵蠶透疹，諸藥合用，藥證合拍，故獲良效。

四、接觸性皮炎

接觸性皮炎是指因皮膚或黏膜接觸外界物質而發生的炎性反應。其臨床特點為在接觸部位發生邊界鮮明的損害，輕者表現為水腫性紅斑，較重者有丘疹、水皰，甚至大皰。有明顯接觸某種物質病史。

中醫根據接觸物質的不同及其引起的症狀特點而有不同的名稱，該病屬中醫「漆瘡」、「馬桶癬」、「膏藥風」等範疇。中醫認為因稟賦不耐，皮膚腠理不密，接觸某些物質，如漆、塑膠、橡膠製品、染料及植物花粉、葉、莖等，使毒邪侵入皮膚，鬱而化熱，邪熱與氣血相搏而發病。

醫案精選

◎案

女，30 歲。1992 年 4 月 12 日初診。2 天前因使用新油漆的家具於當天下午顏面部、頸部及雙手皮膚感到灼癢難忍，搔抓後皮膚呈現細小的紅疹，伴有小水皰，經用氯苯那敏片、葡萄糖酸鈣針、地塞米松等西藥抗過敏治療 2 天，症狀無明顯好轉。症見：顏面、頸部及雙手均可見紅腫，皮

膚可見抓痕及小水皰，皰壁飽滿，抓破處有滲液流出，並伴有發熱，口渴，大便乾燥，舌質紅，苔微黃，脈弦而數。辨為外受毒邪、熱蘊肌膚的「漆瘡」。治以清熱泄毒、利溼涼血。方用白虎湯加減。

處方：生石膏 40g，知母 10g，薏仁 30g，甘草 10g，地膚子 10g，赤芍 10g，防風 10g，牡丹皮 10g。

3 劑後身熱退淨，口乾渴大減，皮膚紅腫、水皰、搔癢明顯減輕，原方再用 3 劑，各種症狀均消退，唯皮膚留有抓痕及水皰結痂。

◎案

林某，女，24 歲。2000 年 7 月 10 日初診。眼面紅腫 3 天，患者於 3 天前到美容店做面部護膚，回家後數小時即出現面部皮膚紅腫，用開瑞坦、地塞米松治療 3 天未效。診時見滿面皮膚通紅腫脹，紋理消失，兩眼腫脹，睜眼困難，頸部皮膚紅腫呈大片水腫性紅斑，尿黃短，大便乾結，口乾不渴，無大熱、無大汗，舌紅、苔黃，脈滑。證屬風熱客表，裡熱熾盛，熱盛化風。治以清熱涼血祛風。

處方：石膏 40g，知母 10g，生地黃 20g，金銀花 20g，皂角刺 10g，防風 10g，白及 30g，甘草 3g。

上藥服 2 劑，面部、頸部紅斑消退，睜眼自如，大便通暢，續服 2 劑善後。

五、藥物性皮炎

凡口服、注射或皮膚黏膜直接用藥後，而引起機體的反應稱藥物反應。以皮膚黏膜急性炎症為主者，稱藥物性皮炎。

本病總由稟賦不耐，毒邪內侵，外發肌膚所致。或因風熱之邪侵襲腠理；或由溼熱蘊蒸鬱於肌膚；或因外邪鬱久化火，溢於肌表；或是火毒熾盛，外傷皮膚，久而可致氣陰兩傷，脾胃虛弱之證。

醫案精選

◎案

蕭某，女，54歲。因慢性支氣管炎並感染入院，用抗生素治療14天後，軀幹突然出現紅色斑疹，搔癢不止，伴燥熱，鼻癢，舌紅苔黃。診斷為藥物性皮疹，停用抗生素，方用白虎湯加減。

處方：石膏60g，知母40g，玄參10g，連翹15g，牡丹皮20g，僵蠶15g，蟬蛻15g，蚤休15g。

翌日諸症加重，用原方加地龍15g治療。3劑後皮疹漸退，但搔癢不止，燥熱不適，守原方加白鮮皮20g，續服3劑諸症消失。

按：本病因對藥物過敏而得，中醫認為，此乃熱毒所致，故重用石膏、知母，輔以玄參、連翹、牡丹皮清熱解毒涼血，蟬蛻、僵蠶透邪外達，可使熱毒外泄，皮疹得消。

◎案

趙某，男，教師，23歲。1998年8月6日初診。2天前因咽痛服磺胺嘧啶片，2天後，周身出現花生米大小紫紅色斑片，口腔黏膜糜爛，腰部及龜頭部可見數個黃豆大小血皰，皰壁鬆軟，癢甚，高熱不退，口唇焦燥，口乾渴，大便乾燥，小便赤短，舌質紅絳，少苔，脈沉細而數。證屬毒入氣血。治以清熱除溼，涼血解毒止癢。方用白虎湯加減。

處方：水牛角粉 12g（沖服），生地黃 30g，牡丹皮 12g，赤芍 12g，生石膏 30g（先煎），知母 12g，生甘草 8g，白鮮皮 12g，防風 12g，金銀花 15g，連翹 15g，牛蒡子 12g。1 劑，早、晚分服。

服用 1 個療程後，熱退身涼，頭面部紅腫消退，周身紫斑顏色變淺，但腰部及龜頭部水皰破潰流津，舌質淡、苔薄黃。照原方去水牛角粉、生石膏，加生薏仁 12g、豬苓 12g，繼服 1 個療程。水皰潰破處，加生地榆 30g、地膚子 30g，煎水 500～1000ml，冷溼敷。每次 30min，每日 3 次，溼敷後，外用氯氧油外塗，每日 3 次，4 天後 1 個療程，告癒。

按：藥疹的發生是由於其人稟賦不耐，內中藥毒，毒入氣血，血熱蘊結，外發肌膚則出現紫斑，熱蘊鬱於內則發熱，溼熱毒邪上蒸則頭面紅腫，口腔糜爛，溼熱下注則龜頭起水皰糜爛，熱盛則癢甚。根據以上病機擬定犀角（水牛角代）地黃湯和白虎湯化裁，重在清熱解毒，涼血散瘀，兼除溼止癢。方用生地黃、牡丹皮、赤芍，清熱涼血解毒。知母、生石膏、生甘草，清陽明胃經之熱，因胃主肌肉，清胃熱亦即清肌熱。佐以金銀花、連翹，清熱解毒；竹葉輕清上焦風熱；白鮮皮清熱燥溼，祛風止癢，並能利小便，能使溼熱從小而出。防風為風中之潤藥，祛風止癢之中不論偏寒偏熱證都可配合使用。本方中生地黃、生石膏用量獨重，滋陰清熱，清熱又不傷陰，為方中之主藥。臨床應用時可根據發病部位及皮損的特點，在該方基礎上適當加減，如皮損以頭面部為重且搔癢甚者，為風熱偏重，可加入荊芥、蟬蛻，輕疏風熱，但忌用羌活、白芷等辛溫燥烈之品，以免助熱生風加重病情；如見皮損以下部為主，且糜爛，流津較重，舌苔黃膩，為兼有溼熱之徵，可用龍膽草、黃芩、黃連等藥，助其清化溼熱；如浮腫較甚，加入冬瓜皮、車前子之類，行水消腫，隨症加減。

六、銀屑病

銀屑病是一種常見的原因不明的慢性炎症性皮膚病。俗稱「牛皮癬」。其特徵性損害為紅色丘疹或斑片，上覆以銀白色鱗屑，可發生於任何部位，但以四肢伸側、頭皮和背部為主，有明顯季節性。根據其皮損的不同特點臨床上一般將銀屑病分為四型：尋常型、關節型、紅皮病型、膿皰型。銀屑病病因目前仍不清楚。目前對銀屑病尚無特效療法。現有各種療法只能達到近期療效，不能防止復發。

銀屑病屬於中醫學的「白疕」、「松皮癬」等範疇，其發病原因複雜，概括起來有外因和內因兩種。外因有風、寒、溼、熱、燥、毒之邪，侵襲肌膚；內因可由素體血熱，飲食不節，情志內傷等。臨床治療中，尋常型銀屑病一般辨證為血熱型、血瘀型、血燥型、血虛型；膿皰型一般辨證為膿毒型；紅皮型一般辨證為毒熱型；關節型一般辨證為寒溼型或風溼痹阻型。

▌醫案精選

◎案

蘇某，男，45 歲。1998 年 3 月雙下肢於雙膝關節外側出現地圖狀皮疹，漸蔓延至臀部，搔癢難忍，經西醫多方治療 1 年半無好轉，經皮膚科專家會診為頑固性銀屑病。採用白虎湯加減治療，病情逐漸好轉，1 年後痊癒，至今 2 年未復發。

按：肺與大腸相表裡，肺主皮毛，司呼吸，為體內外氣體交換的場所。大腸為六腑之一，六腑以通為用，其氣以通降為貴。肺與大腸之氣化相同，故肺氣降則大腸之氣亦降，大腸通暢，則肺氣亦宣通，大腸蘊毒必

然影響於肺，因而皮毛有病則如肺有病。本方石膏為君，取其辛大寒，以制肺胃內盛之熱，知母苦寒質潤為臣，一助石膏清肺胃之熱，二藉苦寒潤燥而滋陰。重用蒲公英、金銀花以增強清理大腸溼毒，加強解毒之功，本方清熱、瀉火、解毒、滋陰，藥證相符，切中病機，故獲佳效。

七、痤瘡

痤瘡是青春期常見的一種慢性毛囊皮脂腺炎症，好發於面部，有粉刺、丘疹、膿皰、結節囊腫及瘢痕等多種損害，並常伴有皮脂溢出。該病的發生主要與遺傳、性腺內分泌失調、皮脂分泌過多、毛囊角化異常及痤瘡棒狀桿菌的大量繁殖有關。

該病屬於中醫「肺風」、「粉刺」範疇，與肺、脾、胃、心經關係密切。病因病機為肺經血熱上蒸頭面，脾胃溼熱蘊結肌膚，心經伏熱，戀而不去。

▍醫案精選

◎案

男，23歲。於2000年8月5日晚大量飲酒。並嗜食肥甘厚膩之品。翌日晨起，面部廣泛出現痤瘡，大如黃豆，小如粟粒，連成片，根部深紅色，頂部褐白相間，並逐漸形成油性痂垢。於2000年8月7日來醫院求治。患者訴面部明顯繃緊感，無明顯搔癢及疼痛，乾渴，喜飲，大便數不解，小便黃赤。體格檢查：顏面、前額成片遍布黃褐色油性痂，形狀不規則，痂皮高出皮膚3mm，色澤深褐，剝離痂皮，可見痂皮下皮膚深紅，有少許油性分泌物。舌質紅，苔黃，脈數有力。各項實驗檢查均未見異

常。中醫診斷為面垢。證屬陽明熱盛。西醫診斷為面部痤瘡。治以清熱瀉火，涼血生津。方用白虎湯加味。

處方：生石膏 100g，知母 15g，玄參 15g，炙甘草 10g，葛根 15g，大黃 15g，赤芍 15g，牡丹皮 15g。水煎服，每日 1 劑。

同時患處覆蓋消毒液溼紗布。服藥 7 劑後。面部油脂分泌明顯減少，面部痂皮脫落，皮膚表現潤紅，口不乾，大便調，小便正常，舌仍紅，苔薄黃，脈細數。於上方加丹參 30g、紫草 20g，以清熱涼血、活血散結，7 劑後顏面皮膚恢復正常。

按：《傷寒論》「三陽合病，腹滿身重，難以轉側，口不仁，面垢……若自汗出者，白虎湯主之」。此條提出了面垢為白虎湯主治病症之一。患者嗜酒及服食辛辣厚味之品，熱毒之邪伏於三陽，不得疏泄，陽明主胃，故面部油垢結痂；熱結於腸，故大便乾燥不解，小便黃赤，舌質紅，舌苔黃；熱邪傷陰，故口乾喝，喜飲。治以白虎湯清熱除煩，生津止渴；加赤芍、牡丹皮以清血分之熱；加大黃通便瀉熱，釜底抽薪；加葛根、玄參解熱生津。諸藥合用清熱瀉火，涼血生津，藥證相符，病症得癒。

◎案

李某，女，13 歲。1986 年 3 月 11 日初診。頭額、下顎以及鼻翼兩側可見米粒大小的丘疹，少許膿瘡，皮膚油膩潮紅，大便乾結，舌質微紅，苔薄黃，脈數。診斷為痤瘡。中醫辨證為肺胃之熱，上壅於面。治以清肺胃熱。方用白虎湯加減。

處方：生石膏 15g，知母 6g，寒水石 10g，桑白皮 10g，炒梔子 6g，黃芩 6g，熟大黃 6g，冬瓜皮 15g。

服藥 15 劑，顏面潮紅減輕，上方去梔子，加白花蛇舌草 12g，再服 10 劑，外擦硫磺。

按：方中生石膏、桑白皮、黃芩清上部之熱；冬瓜皮利溼祛脂；熟大黃瀉熱下行，上清下瀉，熱邪自解。

八、皮膚垢著病

皮膚垢著病最早由日本的坂本邦樹於 1960 年報導，近年有散在病例報導。是一種罕見的精神性皮膚病，可能由精神因素、外傷、不潔衛生習慣引起，部分患者可出現性格異常，有學者提出可能與內分泌紊亂有關。

本病多見於女性青少年，發病年齡多為 9～17 歲，皮損好發於乳暈、乳頭及其周圍、面頰和額部，乳暈周圍皮損初為綠豆大小，多數呈黑褐色小丘疹，以後逐漸增多，丘疹可擴大為魚鱗樣網狀黑褐色斑。頰額部皮損呈黑褐色疣狀汙垢樣色素沉著或薄膩的黑褐色痂，可呈樹皮狀、結節狀或疣狀，質硬，不易剝離。部分患者感覺搔癢。皮損可於雙側或單側發生，一般只限於某一部位。現代醫學以對症處理為主。

醫案精選

◎案

胡某，男，23 歲。1994 年面部被柴油燒傷，呈淺二度，於當地醫院抗炎及對症治療後痊癒。1 個月後燒傷部位油脂分泌增多，並漸形成油膩痂垢。服用穀維素、酮替酚等藥物無效，痂垢遍及整個面部，於 12 月 18 日初診。發病後患者自覺面部有繃緊感，無搔癢及疼痛，口乾喜飲，大便乾結，小便調。體格檢查：一般情況好，顏面及雙耳連成片遍布密集黃褐

色油膩性皮，形狀不規則。痂皮於顏面中心部增厚，2～3mm，顏色加深，剝離痂皮，可見痂下皮膚充血，有少許油膩性分泌物。舌質紅，苔薄白，脈滑數。各項常規化驗及生化檢查均無異常，瘡面分泌物菌培養陰性。中醫診斷為面垢。證屬陽明熱盛。西醫診斷為皮膚垢著病。治以清熱瀉火。方用白虎湯化裁。

處方：生石膏30g（先煎），知母10g，炙甘草10g，葛根20g，熟大黃6g，赤芍10g，牡丹皮10g。水煎服，每日1劑，同時口服維生素C 0.2g，每日3次。

皮損局部清除痂垢，並以黃柏等中藥研細末外敷，每日1次。服藥5劑，患者顏面油脂分泌減少，仍有垢著形成，面部有緊繃感，大便調，舌紅稍減；繼服14劑，油脂分泌明顯減少，未再形成垢著，於上方加丹蔘30g、夏枯草15g以清熱涼血，活血散結。14劑後顏面皮膚恢復正常，油脂分泌正常，臨床治癒出院。後隨訪，患者未再復發。

按：白虎湯是《傷寒論》中的經典方劑，用於治療傷寒陽明熱盛及陽合病之證。《傷寒論》曰：「三陽合病，腹滿身重，難以轉側，口不仁，面垢……若自汗出者，白虎湯主之。」在此條中提出了面垢為白虎湯的主治症候之一。該患者燒傷後毒熱之邪伏於三陽，不得疏泄，蒸越於上，陽明主面，故面部油垢結痂；熱結於裡，故痂下皮膚色紅，大便乾結，舌質紅；熱邪傷陰，故口乾喜飲。治以白虎湯清熱除煩，生津止渴；酌加赤芍、牡丹皮以清血分之熱；熟大黃、葛根以解熱生津，諸藥合用，清熱瀉火，涼血生津，藥證相符。

九、日曬傷

日曬傷，又叫曬斑，是由於日光過度照射引起的皮膚疾病，屬於日光性皮炎的一種。

中醫稱「日曬瘡」、「夏日沸爛瘡」等。

醫案精選

◎案

萬某，男，24歲。1986年8月5日初診。皮膚紅斑脫皮，因外出遊玩，曝曬日光，致使頸、四肢等暴露部位出現大片紅斑，略有腫脹，部分脫皮，自覺灼熱，痛癢不適，伴口渴尿赤。舌質淡紅，苔薄黃，脈浮數。診斷為日曬傷。中醫辨證為暑熱傷膚。治以辛涼疏透，解暑退斑。方用白虎湯加減。

處方：生石膏15g，冬瓜皮10g，知母6g，香薷3g，連翹10g，青蒿10g，山藥10g，綠豆衣15g，沙參15g，甘草6g，凌霄花6g。

服藥1週，紅斑消退，無脫皮現象，臨床獲癒。

按：日曬傷為暑熱之邪，鬱於氣分，傷於肌膚所致。故在解氣分熱中，加香薷、青蒿清暑；山藥、冬瓜皮養陰潤膚，諸藥合用，曬瘡得癒。

十、皮膚搔癢症

皮膚搔癢症為一種僅有皮膚搔癢而無原發損害的皮膚病，分全身性和局限性兩種。中醫稱之為「風搔癢」、「癢風」。

醫案精選

◎案

陳某，男，42歲。1986年8月24日初診。皮膚搔癢1週，在軀幹、四肢可見瀰漫性紅斑，針尖大小的丘疹，色淡紅，壓之退色，部分抓破。結有血痂，煩熱，口乾，便祕，尿赤，舌質微紅、苔薄黃，脈細數。此乃風熱內蘊，經氣不宣，發為本病。治以清氣疏透。方用白虎湯加減。

處方：生石膏15g，知母、寒水石、荊芥、牛蒡子、蟬蛻、甘草各6g，沙參、綠豆衣各15g，防風、連翹各10g。

服藥12劑，紅斑丘疹基本消退，臨床獲癒。

按：皮膚搔癢症因火鬱氣分，外侵於膚。故方中生石膏、知母、寒水石清氣分之熱；金銀花、連翹、蟬蛻疏透熱邪於外，諸藥合用，共奏清透之功。

第十四節　婦產科疾病

一、經期延長

月經週期基本正常，行經時間超過7天以上，共或淋漓半月方淨者，稱為經期延長，亦稱經水不斷、月水不絕、經事延長等。

本病的發病機制，有虛有實，實者多因瘀血、瘀滯衝任，新血不得歸經；虛者多由陰虛內熱，擾動血海以致經期延長；或氣虛不能約制經血，致經期延長。

本病辨證以月經的量色質為主,結合形、氣、舌、脈綜合分析。一般以經量少,色紅,質稠,舌紅,脈細數屬陰虛內熱;量多,色淡,質清稀多屬氣虛;量中等,色紫暗有塊,經行不暢,小腹脹痛屬血瘀。本病治療務必縮短經期,以止血為要。以固衝止血調經為大法。

醫案精選

◎案

李某,女,35歲。2005年9月2日初診。月經7月28日來潮,至今未淨,經量少色黑,無塊,倦怠嗜睡,無腰腹疼痛,平時月經3天淨。生育史:2－0－2－2,輸卵管已經結紮。舌稍紅,苔薄白,脈細。診斷為經期延長。治以清熱瀉火止血。方用梔子豉湯合白虎湯加味。

處方:炒梔子15g,淡豆豉15g,石膏15g,知母10g,生甘草6g,側柏葉10g,貫眾炭20g,阿膠10g(烊沖)。3劑。

2005年9月5日二診:進藥1劑,陰道出血即淨,舌脈如上。婦科檢查:外陰(－),陰道通暢,宮頸光滑,宮體後位,大小正常,質中,活動可,無壓痛,兩側附件壓痛。西醫診斷為雙側附件炎。功能性子宮出血。改用清利溼熱方劑繼續治療。

按:梔子豉湯是清宣鬱熱的方劑,並未見用此方治療婦科血證的報導。方中梔子可以瀉火止血已明,而淡豆豉用於止血,歷代記載不多,查《本草綱目》淡豆豉條,有用它治療血痢、小便出血、舌上出血、墮胎血下,可見淡豆豉的確具有止血的功效,只是這點功效被後人疏漏淡忘了。由於梔子、淡豆豉兩味藥物均具有止血作用,因此可以用於婦科血證而屬於血熱者。白虎湯的適應證為陽明氣分經熱熾盛而具備四大症狀者。白虎

湯用於婦科血證也無人語及。然而在《傅青主女科》治療黑帶下的利火湯中有石膏和知母，這兩味就是白虎湯的主藥，而所謂的黑帶，即是陰道出血呈暗黑色者。此外，治療牙齦出血的玉女煎和治療熱病皮下紫斑的化斑湯，都含有石膏和知母兩味藥物，可見石膏與知母配伍適用於因火熱之證引起的少量出血性疾病，而非崩淋之症。

二、經行鼻衄

經行鼻衄又稱倒經、代償性月經，是指每值經期或行經前後，出現有規律的鼻衄，並伴有經量減少或不行。這與鼻黏膜對卵巢分泌的雌激素較為敏感，雌激素可使其微血管擴張、脆性增加，因而易破裂出血。

中醫認為經行鼻衄的主要機制為血熱而衝氣上逆，迫血妄行所致。

醫案精選

◎案

陳某，女，16歲，學生。1995年5月22日初診。患者經行鼻衄2年，自14歲初潮以來，每於經行前2～3天鼻衄，其勢洶湧，顏色鮮紅，量300ml，其後月經方至、量少。平素嗜食於辣。曾經多方求治，屢服中西醫藥物而效果不顯。症見：面色潮紅，口乾欲飲，舌質紅，苔薄黃，脈象滑數。治以清熱降逆。方用白虎湯加減。

處方：生石膏45g（先煎），知母10g，代赭石30g，炙甘草5g，懷牛膝10g，生地黃12g，赤芍10g，牡丹皮10g，麥冬10g，製大黃10g，茜草15g，白茅根10g，大棗5枚。囑經前1週煎服3劑。

隔月複診，鼻衄明顯減少，經量增多，原方再進3劑。

翌月再診，鼻衄已無，月事按時下，上方繼進3劑。隨訪1年未發。

按：女子行經，衝氣旺盛，血海充盈，方可以時下；衝脈既屬肝腎又為陽明，陽明多氣多血，經脈行鼻之交。患者嗜食辛辣，陽明胃熱，內蘊衝任，血熱氣逆，從清道而出，發為經行鼻衄。方投白虎湯，恰中病機，直達病所。石膏配代赭石，為張錫純清熱而鎮衝氣之義；輔以生地黃、牡丹皮、牛膝、大黃、白茅根等涼血降火，共奏熱清血涼、氣順逆降之效。

三、產後乳汁自出

產後乳汁自出是指產婦乳汁不經嬰兒吮吸而自然流出者。又稱漏乳及乳汁自湧。若產婦體質盛壯，氣血充足，乳房飽滿而乳汁溢出，或哺乳時間已到，而未按時哺乳，以致乳汁外溢者，則不屬於病態。

本病多因產後氣血虛弱，胃氣失固，攝納無權，致乳汁自然流出。治以益氣養血，佐以固澀；或因胃火亢盛，肝經鬱熱，疏泄失常，迫乳外溢，治以疏肝清熱。

醫案精選

◎案

女，25歲，教師。1995年9月14日初診。患者於9月5日順產1男嬰，9月10日開始雙側乳房乳汁未經嬰兒吸吮即大量自然湧出，自己用毛巾圍住兩乳房乳頭，不到兩小時即被乳汁溼透欲滴，須不斷地更換毛巾，每當起床稍有活動，乳汁即如泉湧。家人曾用杯子接受湧之乳汁觀察8小時，量達1,200ml（嬰兒餵服量），乳汁較濃稠，如同橡膠汁。患者故感苦楚。症見：體質健壯，面紅目赤，汗出較多，心中煩熱，躁擾不安，口

乾舌燥，極喜涼飲，乳房脹滿，胸脅不舒，飢餓感明顯，時欲進食，大便乾結，小便黃赤，舌質紅，苔黃，脈弦數。中醫辨證為胃火亢盛，肝經鬱熱。治以清瀉胃火，疏肝清熱。方用白虎湯合丹梔逍遙散加減。

處方：知母、牡丹皮、梔子、赤芍、白芍、當歸、枳實各15g，生石膏、夏枯草、丹蔘、石斛各30g，柴胡、製大黃、甘草各10g。每日1劑，水煎服，服3次，每服100ml。

連服4劑後，患者乳汁即不再自出，分泌量恢復如常，其他諸症亦漸消失。

按：本案患者乳汁自出大量與胃火亢盛、肝經鬱熱有關。因足明胃經經過乳頭，足厥陰肝經至乳下，故臟腑肝與胃的病變均能透過經脈影響乳房的正常生理功能。又乳汁來源於精血，婦人產後哺乳期間，經水不行，轉變為乳汁分泌。故若胃火亢盛，肝經鬱熱，在女性行經期間可迫血妄行而成崩漏；在產後哺乳期間，可致乳汁自出。用白虎湯合丹梔逍遙散加減治療，是取白虎湯能清胃瀉火，丹梔逍遙散能疏肝清熱，合而用之，使胃火除，肝熱清，臟腑平安，陰平陽祕，乳汁自不外出。

四、卵巢癌晚期納差

醫案精選

◎案

王某，女，76歲。卵巢癌晚期，口大渴，唯食冰塊，不能進食，食則嘔吐殆盡，大便少而難，舌質光紅無苔，舌體瘦小少津，脈沉細，給予沙參麥門冬湯、益胃湯、增液湯等病情依舊，且藥入即吐，後改用白虎湯合

旋覆代赭石湯加減。

處方：生石膏 30g，知母 10g，生甘草 6g，代赭石 15g，旋覆花 10g，麥冬 10g，太子參 10g。囑其頻服，代茶飲。

服藥 3 劑後，口渴減輕，不再覓食冰塊，目前嘔吐止，能少量進食，再進 3 劑後，口渴止，食慾增加。

按：惡性腫瘤晚期為邪氣盛極，正氣虛衰，脾胃為後天之本，胃為多氣多血之腑，熱毒熾盛，必然耗傷胃之津液，導致胃之功能受損，胃氣上逆，此例為何用沙參麥門冬湯、益胃湯等養陰生津藥無效，而白虎湯合旋覆代赭石湯卻效如桴鼓？根據《黃帝內經》云：「壯火食氣，氣食少火；壯火散氣，少火生氣。」該患者雖然體質虛弱，但其病本質為邪熱內熾，引起壯火食氣，抓住「大渴」一證，大膽採用清熱瀉火生津之白虎湯合重鎮降逆之旋覆代赭石湯使渴止食增，正所謂「揚湯止沸，不如釜底抽薪」。

五、產後發熱

產後發熱是指在產褥期內出現持續發熱，或突然高熱寒戰，或往來寒熱，並伴有其症狀者。

中醫認為本病的原因有以下 5 個方面：①感染邪毒：分娩產傷，元氣受傷，或產後調護不慎，邪毒乘機內侵，客於胞中，正邪交爭，致令發熱。②血瘀：產後惡露不行，或行而不暢，瘀血停滯，阻礙氣機，營衛失調，故成產後發熱。③外感：產後失血傷氣，元氣大虧，百脈空虛，腠理不密，以致風、寒、暑、熱之邪，乘虛襲人。④血虛：素體血虛，產時或產後失血過多，陰血暴虛，陽無所附，陽氣浮越於外，遂成產後發熱。⑤傷食：產後因急於滋補，飲食過度，或嗜食肥甘油膩，脾胃虛弱，不能運

化，食積氣壅，蘊而發熱。其治療，應以調氣血、和營為主。應注意產後多虛多瘀的特點，不宜過於發表攻裡，但又不可不問症情，片面強調補虛而忽視外感和裡實之證，勿犯虛虛實實之戒。

醫案精選

◎案

女，產後3天，發熱不退，口渴，煩躁不安。前醫認為「敗血攻心症」，以生化湯加減治療，反增氣急，譫語，自汗出。病後2天（即產後5天）來診，患者脈洪大而數，舌質紅絳而燥。予人蔘白虎湯加減。

處方：生石膏一兩二錢，知母三錢，潞黨參一兩，炙甘草二錢。囑以粳米四兩用水3大碗煮至微熟為度，取米湯3杯入上藥，煎成1杯，剩餘米湯留作次煎用（次煎兩杯煎1杯），每日服2次。

時值隆冬季節，病家見方中有石膏頗為疑懼，蓋鄉人雖不識藥性，但石膏大寒則為群眾所共知，俗有產後宜溫不宜涼之說，所以猶豫不敢服用。後經解釋，說明是產後溫用乃一般治法，如有特殊情況則不受此拘限。現患者高熱、口渴、煩躁、汗出、脈洪數、舌質紅絳燥，是因熱甚劫津，故前醫用生化湯加減，症狀反而增劇，便是明證。此證此時，急需清裡熱，救津液，用人蔘白虎湯乃依證施藥。病家聽後，才半信半疑而去。服1劑後，症狀大減，次照原方再服1劑而癒。

按：這例產婦大熱、大汗、大煩、大渴和舌質紅絳燥，脈洪大，用白虎加人蔘湯，是慮其產後多虛，耗血傷津之故。應用白虎加人蔘湯力挽狂瀾，使病轉危為安。

◎案

張某，女，23歲。1993年7月22日初診。新產20天因貪涼自食西瓜及冰棒，當夜即發熱，經當地診所治療無效，又請某醫診治，診為「產後受涼」，給湯藥2劑，其服藥後蓋被發汗，並囑將房屋門窗緊閉以防透風而影響發汗，服1次藥3小時後神志不清，面色潮紅，全身肌膚灼手，滿身疹子，呼之不應，遂來就診。診見其面色潮紅，滿身疹子，神志不清，雙側瞳孔等大等圓，對光反射存在，雙肺（一），心律齊，HR 92次/min。肌膚灼手，T 40.2℃，口唇乾焦，苔薄微黃，脈數。此乃傷暑所致，宜清熱解暑，擬白虎湯加減。

處方：生石膏300g，粳米30g，知母、藿香各12g，甘草6g，水牛角、竹葉各10g。水煎灌服，另給支持療法。

服藥後0.5小時後即全身微汗，熱勢漸減。2小時後睜眼索要水喝，體溫降至38.9℃；再服藥後，神志已清，體溫降至37.6℃，第二劑減石膏為200g，翌日清晨已清醒如常人，T 37.2℃，已能進食。上方減石膏為100g再進1劑後痊癒出院。

按：白虎湯原為「傷寒、脈浮滑，表裡俱熱」而設。患者因新產體虛加之飲冷而致病。恰逢暑天，少用袪寒劑即可，某醫不但給予袪寒之重劑，反而加被令其出汗，並緊閉門窗，致患者中暑。《集驗良方》載：「白虎湯，治中暑口渴飲水、身熱、頭暈、昏暈等症。」用之果獲良效。

第十五節　兒科疾病

一、麻疹

麻疹是由於麻疹病毒引起的一種急性發疹性傳染病。其特徵為皮膚遍發粟粒至綠豆大小玫瑰斑疹或丘疹，伴發熱、咳嗽、鼻塞、流涕、怕光、淚水汪汪等全身症狀。本病好發於6個月到5歲兒童，流行於冬春季節。

中醫學對此病早有記載，如《麻科活人全書·麻疹骨髓賦》中記載：「初則發熱，有類傷寒，眼胞腫而不止，鼻噴嚏而涕不乾，咳嗽，少食，作渴發煩。以火照之，隱隱於皮膚之內；以手摸之，磊磊乎肌肉之間。其形似疥，其色如丹。」在發病過程中，只要護理得當，出疹順利，預後較好；若年幼體弱，正氣不足，抗病力差，或護理失宜，或邪毒較重可發生「逆證」或「險證」可危及生命。麻疹「順證」的治療，疹前期宜辛涼透表為主；出疹期宜清熱解毒為主，佐以透發為輔；收疹期宜清餘熱、養肺陰、調脾胃以善其後。

醫案精選

◎案

患兒，女，3歲。正值8月間氣溫甚高時出麻疹，透疹前3天持續發熱 38.5～39℃。表現嗜睡兼煩躁、拒乳。兩肺呼吸音粗糙，未聞及乾溼性囉音。給予青黴素 40 萬 U 肌內注射，2 次/天。到第四天午，突然高熱達 41℃。神志昏迷，周身赤如雲團略紫暗，鼻煽氣促，兩肺可聞及廣泛溼性囉音。遂改用四環素、紅黴素加入 10% 葡萄糖溶液靜脈注射；以

50%乙醇擦浴；肌內注射安乃近等治療，用藥後症情有增無減。當時又無吸氧條件，病情十分凶險。遂投以大劑量白虎湯：

處方：生石膏 30g，知母 10g，生甘草 5g，粳米 1 撮。

煎成約 200ml，囑少量頻餵以防嘔吐。約餵服了一半，時過 40min 左右，患兒神志逐漸轉清，赤如雲之團塊明顯消退，呼吸平穩，後以清潤解毒法治癒出院。

按：本例係麻疹逆證，病情凶險，肺胃實熱顯然。白虎湯屬辛涼重劑，用於本症的搶救當屬首選。

二、小兒外感高熱

高熱主要指體溫超過 39℃以上為主要臨床特徵的各種急性發熱性疾病，可由各種病毒、細菌、支原體等感染而發病。

中醫認為外感高熱是人體衣著失宜，復感風、寒、暑、溼、燥、火六淫邪毒所致。

醫案精選

◎案

畢某，女，1.5 歲。發熱 3 天，T 39～40℃，不欲進食，但欲飲水。口唇乾燥，汗出量多。無涕，不咳，二便正常。體格檢查：精神好，血紅耳赤，力一般，髮枯成束。指紋紫紅，皮膚熱，腹部脹，無壓痛，舌苔薄黃不潤。辨證為外邪入裡化熱，熱在氣分。治以清瀉氣分之熱。方用白虎湯加味。

處方：生石膏30g（先煎），知母10g，甘草6g，金銀花10g，連翹10g，板藍根15g，粳米15g。3劑。

當日1劑，煎2次，分上、下午各服1次，當晚熱退，精神好，服完第二劑，自動停藥，痊癒。

按：白虎湯在傷寒與溫病中，應用較廣。適用於外邪入裡，傷及氣分、白虎湯能夠保其津液，退其大熱。本病用白虎湯加味，它能使內熱從表外散，方中石膏甘辛大寒，寒能清熱降火，辛能發散，甘能緩脾渴，故為清氣瀉熱之要藥；知母辛苦而寒，能滋水降火；粳米、甘草配石膏、知母以養陰，並能調和脾胃，以防兩味寒涼之品傷及脾胃；方中板藍根苦寒，能清熱解毒；金銀花、連翹清熱解毒清心熱，古人說「火有餘便是毒」，故加清解毒藥是非常必要的。

三、小兒流行性感冒

流行性感冒由流感病毒引起，傳染性強，容易造成流行。西醫治療以對症治療為主。

中醫認為本病屬於「風溫病」範疇，稱「時行感冒」。認為多因氣候暴寒暴熱，感受時節之氣，從口鼻而入，蘊鬱肺、胃兩經，外達肌表，滯於經絡，故表現為肺胃及全身症狀，且發病大多急驟。

▌醫案精選

◎案

沈樹人治療80例小兒流行性感冒患兒，體溫39～40℃。中藥組：男性28例，女性22例，年齡6～12歲，病程在36小時之內；對照組：患

者性別、年齡、病程及臨床表現與中藥組相仿。應用羌蒿白虎湯內服。

處方：羌活 5～10g，青蒿 8～15g，石膏 10～30g，知母 5～10g，滑石 10～15g，杏仁 5～10g，板藍根 8～15g，白薇 8～10g。

中藥組盡服方劑，原則上不用西藥；對照組則用金剛烷或病毒內酞類生素。結果：24 小時內體溫降至正常者，中藥組 15 例（30％），對照組 3 例（10％）；48 小時內體溫常者，中藥組 45 例（90％），對照組 18 例（60％）。中藥組療效明顯優於對照組，兩組顯著性差異（$P<0.05$）。

按：中醫認為夏季流行性感冒是外有寒束、內蘊暑邪，白虎湯就是根據這病因病機而設立的。方中以羌活、白虎湯為主藥，解表散寒，清化暑熱。名醫王天如的經驗是青蒿、石膏清暑瀉熱，不但在理論說得通，亦歷試不爽。杏仁、滑石宣肺利溼，使暑溼之邪上下分消，從而彌補了白虎湯化溼之力不足。名醫劉紹勳治療流行性感冒時必滑石、石膏配伍。板藍根清熱解毒，白薇雖以清虛熱見長，但清實熱亦有效，在治療外感熱病的時方中每每用之。全方共奏解表散寒、清暑瀉熱、清熱解毒之功效。

四、小兒咳喘證

小兒咳喘證常見於支氣管炎、肺炎、哮喘病等。

中醫認為病因外責之於感受風邪，內責之於小兒形氣未充，肺臟嬌嫩，抵抗力差而發病。由於外邪犯肺，使肺氣鬱阻，日久生熱，肺熱燻蒸，煉液為痰，痰附肺絡，不得宣通，因而上逆。痰、熱是其主要病理產物。

醫案精選

◎案

李某，男，7歲。1986年12月6日初診。患兒素體虛弱，遇寒即發哮喘，已歷1年餘。近年來，天氣驟冷時，哮鳴難平。先後經用氨茶鹼、麻黃素、腺素等藥治療未效。症見：喉間哮鳴不止，咳嗽痰稠色黃，口渴喜冷飲，大便祕結，小便黃。苔薄黃，脈滑數。雙肺聞及較多乾、溼囉音。血液常規示：WBC 19.0×109/L，G 0.78；胸部X光：右肺下可見片狀模糊陰影。診斷為支氣管哮喘並感染。證屬表衛不固，痰熱鬱滯，肺氣上逆，而為熱性哮喘方選白虎湯加紫蘇子、杏仁、前胡、牛蒡子、葶藶子、馬兜鈴、白茅根、浙貝母。

服藥2劑，症狀大減，守方再進3劑，諸恙遂癒。

按：本案因內有壅塞之氣，外有即受之感。膈有膠固之痰，用白虎湯加減清熱化痰，和胃養陰，降氣定喘，如是熱清痰除，氣道通利，哮喘乃癒。

◎案

李某，女，2歲半。1990年11月25日初診。患兒發熱、咳嗽、氣促，經當地醫院用青黴素、服中藥治療無效而來就診。體格檢查：T 39℃，咳嗽喘促，鼻翼翕動，口渴喜冷飲，汗出不暢，倦怠，納呆；舌紅、苔黃，指紋紫紅達氣關；雙肺聞及較多溼性音；血液常規示：WBC 13.0×109/L，G 0.77，診斷為支氣管肺炎。證屬痰熱閉肺，肺失肅降。治以清熱豁痰，宣肺平喘。擬白虎湯加沙參、白茅根、川貝母、牛蒡子、前胡、杏仁、桔梗治之，連服5劑，諸疾遂癒。

按：本案以熱痰壅肺為主，肅降無權，投白虎湯瀉熱為首務，杜其生痰之源，復佐以豁痰順氣，故療效滿意。

五、小兒夏季熱

夏季熱為嬰幼兒時期一種特有的疾病，尤以 1～2 歲的小兒發病最多，臨床以長期發熱、口渴多飲、多尿、汗閉或少汗為主要症狀。本病的發生與氣候有密切關係，其發病季節多集中在 6～8 月，秋涼後多自行消退。發熱一般在 38℃以上，持續不退，無固定熱型，病程長者可達 3 個月，甚至更長。

中醫認為小兒夏季熱與小兒生理的特殊性有關，由於小兒體溫調節功能不全，且腎氣不足，脾氣未充，正氣虛弱，故不耐盛夏炎熱之消灼而發病，暑氣蘊遏肺胃，燻灼皮毛，腠理閉塞，耗氣傷津，致陽明氣分實熱。

醫案精選

◎案

張某，男，1 歲 4 個月。1995 年夏初診。素體虛弱，入夏以來，發熱不退近月餘，曾用抗生素、退熱藥等治療，效果欠佳。症見：面色蒼白無華，神疲體倦，皮膚灼熱，手足心熱，T 39.2℃，口渴頻飲無汗，納呆便結，尿多而頻，舌紅、苔黃膩，脈數，指紋紫紅。診斷為小兒夏季熱。證屬暑傷肺胃。治以清熱益氣，養陰生津。方用白虎湯加味。

處方：生石膏（先煎）、粳米（先煎）、狗肝菜（鮮）各15g，知母、蟬蛻（後下）、甘草、黃芩、西洋參各4g，淡竹葉 6g，鮮生地黃 10g，白薇 3g。水煎服，3 劑。

二診：皮膚手足心已不感灼熱，頻飲、多尿有所改善，體溫早、晚37.9℃，午後仍38.5℃。原方減去石膏、黃芩，加地骨皮9g、玄參4.5g，再服5劑。

三診：面色紅潤，胃納尚可，舌淡、苔薄，偶有低熱，二診方去狗肝菜、蟬蛻，加太子參10g、黃耆8g，3劑。藥後患兒精神食慾良好，停藥後，囑其家屬用大碗（鮮）15g，煲豬骨或單清蒸飲服，後經隨訪已癒，未再發熱。

按：方中以石膏清陽明氣分邪熱，輔以知母清熱養陰，石膏配知母則加強清熱除煩作用；佐以黃芩、狗肝菜清肺胃之熱；甘草、粳米和胃養陰；生地黃涼血養陰；白薇涼血善退虛熱；蟬蛻善於定驚解痙；西洋參益氣生津，養陰清熱。故用此方能獲較好療效。

◎案

黎某，女，1歲7個月。1994年7月5日初診。患兒持續發熱已40餘天，T 37.8～38.7℃，曾在某院住院治療15天，熱仍不退，後來醫院求治。症見：T 38.3℃，精神尚好，飲食、二便、睡眠如常，咽部稍充血，口唇乾，結核菌素試驗及肺部X光檢查，未發現結核病，肥達反應（一），血液常規檢查，除WBC偏高外，無異常。方用白虎湯加味。

處方：生石膏15g，知母5g，薄荷10g，白芍、柴胡各8g，地骨皮12g，青蒿、鱉甲各6g，鮮荷葉1片。3劑，水煎頻服。

患兒服第二劑時，體溫降至37.2℃，第三劑後體溫漸降至36.7～36.9℃，繼續調治，追訪無復發。

按：治以白虎湯加荷葉清暑熱，益胃生津；青蒿、薄荷透熱解表；柴胡、地骨皮清其餘熱，諸藥共奏其效。

六、小兒發熱

發熱是由各種原因引起的體溫超過正常值範圍，腋下超過 37.2°C 的病症。中醫認為小兒發熱，常有幾種類型：壯熱、微熱、發熱惡寒、惡熱、往來寒熱、潮熱及午後發熱等，此外亦有體溫不高而自覺發熱者，如煩熱、內熱、實熱、五心煩熱、手足心熱等。引起發熱的原因很多，根據其感邪之不同和體質因素，可分為外感、內傷兩個方面：外感發熱常因六淫之邪及疫病之氣所引起，發病較急，屬實證的多；內傷發熱多由飲食勞倦、氣血虛弱，致臟腑功能失調而成，起病較慢，屬虛證的多。小兒為「稚陰稚陽」之體，氣血陰陽均屬不足，因而外感六淫或內傷飲食均易化熱。

▌醫案精選

◎案

林某，男，6歲。1998年3月12日初診。惡寒、高熱、煩躁不安，伴頭痛乏力，咽喉腫痛3天。3天前體溫持續在 39.0～39.8°C，曾肌內注射青黴素、複方氨基比林，熱稍退，但夜間體溫又上升至 39.8°C。症見：神疲，咽紅，扁桃腺Ⅱ度腫大，舌紅少苔，脈浮數。治以清熱生津，解毒安神。方用白虎湯加味。

處方：生石膏20g（先煎），知母、板藍根、野菊花各10g，粳米6g，甘草6g。佐安宮牛黃丸1/2丸口服，每日1次。

服藥後1天內熱退，諸症消失而痊癒，隨訪1週未復發。

按：此類病案多應用西藥退熱劑，但熱不退或退而復升。其病機為熱

毒傷陰，故治當清瀉熱毒，生津止渴，開竅安神。白虎湯具有清熱生津，除煩止渴之功，方中生石膏、知母清熱瀉火，滋陰潤燥；粳米、甘草益胃護津。安宮牛黃丸則能清心解毒，開竅安神。二者合用可清解熱毒，養陰生津，開竅安神，故能令熱退神清，津生渴止。因小兒體弱不耐久伐，故臨床上應中病即止，以防傷正。

◎案

王某，男，7個月。1995年5月2日初診。哭鬧，發熱，輕咳，食少納差，神清。曾口服螺旋黴素、止咳藥等無效。症見：T 39℃，多汗，煩渴引飲，精神萎靡，舌紅，苔黃膩。此乃陽明經熱盛及肺。口服白虎湯半劑。體溫降至36.7℃。再服1劑痊癒。隨訪2週未復發。

按：白虎湯涼能清肺火，甘寒能滋陰，為清熱保津的重劑。石膏甘辛而寒，寒能清熱保津，辛能發汗解肌，甘能緩脾止渴，為清瀉肺胃而除煩熱之要藥；知母辛苦而寒，滋水降火，清熱保津；粳米、甘草補土生金，益胃護液，使大寒之劑無損傷脾胃之慮。全方共奏退熱保津之功效。對邪熱入裡，體質較好者用之療效更好，虛寒體質者不得服用。

◎案

董某，女，2歲。2004年5月8日初診。發熱3天至今不退，曾應用青黴素打點滴治療，體溫降低，藥後又升高，故來診。症見：面紅、目赤、唇燥，時而煩躁不安，觸之皮膚灼熱，T 39.7℃，大便不太乾燥，色黃，氣味臭穢，小便短赤，舌苔黃燥，脈弦數有力。方用白虎湯加味。

處方：生石膏15g，知母8g，粳米14g，甘草3g，竹葉3g，黃連5g，白頭翁10g，川貝母10g，黃芩10g，荊芥6g，薄荷3g。取2劑涼水煎服。

二診：體溫正常，仍舌苔黃燥，小便短少色淡，大便色黃味臭，日瀉3次，食納差，脈緩，此為大熱已清，餘熱未清，考慮為寒涼藥伐脾胃所致，當健脾燥溼佐以清熱。方用香砂平胃散合芩連湯加味。

處方：蒼朮6g，茯苓10g，厚朴6g，陳皮5g，砂仁3g，炙甘草3g，藿香4g，葛根9g，黃芩6g，黃連3g，山楂3g。取1劑溫水煎服。藥後二便正常。

七、川崎病

川崎病又稱皮膚黏膜淋巴結症候群，是一種病因未明的血管炎症候群，80%在4歲以前發病，其臨床特點為急性發熱，皮膚黏膜損害和頸淋巴結腫大，累及心血管系統，是小兒期缺血性心臟病的主要病因，可以是成年後冠狀動脈粥狀硬化的危險因素。

川崎病屬中醫學「溫病」範疇。「溫邪上受，首先犯肺」，且衛之後方言氣，營之後方言血。疾病初期表現為衛氣同病，以發熱皮疹為主，可應用白虎湯加減治療。

醫案精選

◎案

李建軍等應用中西醫結合治療川崎病8例，其中男性6例，女性2例；年齡最小1歲，最大9歲，平均5歲；病程1週以下2例，1～2週5例，2週以上1例。化驗：白血球總數升高者5例，血小板總數升高者1例，血沉增快者1例，C反應蛋白升高者1例。經心臟彩色超音波檢查，證實有冠狀動脈擴張者5例，形成冠狀動脈瘤者1例，心臟無明顯病變者1

例。均出現發熱、皮疹,眼結膜充血,手足硬腫等症狀,其中頸部淋巴結腫大者 6 例。全部病例在入院前均曾用抗生素治療。治療方法:病程在 1 週左右治以清熱解毒、宣表透疹。方以銀翹散合白虎湯加減。

處方:金銀花 15g,連翹 10g,生地黃 10g,知母 10g,梔子 10g,薄荷 5g,生石膏 20g(先煎)。水煎服,每日 1 劑。

治療 3 個月後,複查心臟彩色超音波以判定療效。西藥用阿斯匹靈 30～50/(kg・天),熱退後改為 5～10/(kg・天),用藥 2～3 個月。結果:痊癒 7 例(1 例有動脈瘤形成者消退),有效 1 例(1 例有動脈瘤者較前明顯退縮),總有效率為 100%,用藥時間最短 1 個月,最長 3 個月,平均 2 個月。

八、嗜異症

嗜異症亦稱異食癖,是指嬰幼兒和兒童在攝食過程中逐漸產生的一種特殊的嗜好,對通常不應取食的異物,進行難以控制的咀嚼和吞食。一般認為是一種心理失常的強迫行為,往往與家庭環境不正常現象有關。亦有認為是微量元素缺乏,如缺鋅、缺鐵等引起。

中醫文獻多認為是由「疳積」或腸寄生蟲所致。

醫案精選

◎案

洪某,男,12 歲。患者自 5 歲起,偶因忘了剪指甲,怕老師檢查,自食雙手指甲,之後長出指甲,自覺脹癢不舒,常常食之,習以為常,至今

已有 7 年病史，為了改正這一惡習，多方求醫，療效甚微，智力正常，但由於上課注意力不集中，成績不夠理想，伴納馨善飢；喜食香辣，便祕，夜間磨牙，面有蟲斑，舌紅裂，苔根黃，脈滑實。治以清胃火，補肝腎。

處方：石膏 20g（先煎），知母 9g，生甘草 3g，粳米 15g，枸杞子 15g，生地黃 9g，沙參 15g，檳榔 9g，使君子 9g，雷丸 9g，炙乾蟾 6g，蛇床子 9g，生大黃 6g。

治療 1 個月後，新甲自出，兼證消除，學習成績也得到進步。

按：肝主筋，甲為筋之餘，「肝之合筋也，其榮爪也……多食辛，則筋急而爪枯……」（《素問·五臟生成》），胃火熾盛，土侮木，灼傷肝陰，治當清熱養陰。運加味白虎湯配以殺蟲藥，發揮清熱養陰，殺蟲止癢之功。

第十六節　眼科疾病

一、急性睫狀體炎

虹膜睫狀體炎又稱前葡萄膜炎，包括虹膜炎、睫狀體炎及虹膜睫狀體炎。病因複雜，臨床主要表現為眼紅痛、視力下降、瞳孔改變縮小、房水混濁及角膜後沉著物，若治療不及時可能會發生繼發青光眼，併發白內障以及眼球萎縮等嚴重併發症而失明。

本病中醫病名為「瞳神緊小」，又名「瞳仁鎖緊」。歷代醫家對本病的病因病機可概括為虛實兩方面。實者，因外感熱邪或肝鬱化火，致肝膽蘊

熱，火邪攻目，黃仁受灼，瞳神展縮失靈則瞳神緊小，多採用祛風清熱解毒涼血等法治之；虛者，為勞傷肝腎或病久傷陰，肝腎陰虧，虛火上炎，黃仁失養，且受火灼，拘急收引，則瞳神緊小，多治以滋陰降火，補益肝腎等。

醫案精選

◎案

李某，女，32 歲。1995 年 9 月 18 日初診。右眼紅痛，羞明流淚，視力下降 3 天。伴有口苦咽乾，大便乾結，小便黃赤，舌紅苔黃，脈弦數。既往右眼有虹膜睫狀體炎病史。眼科檢查：視力右眼 0.1，右眼混合充血（＋＋）。角膜欠清，角膜後沉著物（KP）（＋＋），房水混濁。瞳孔縮小，瞳孔區可見大量色素沉著，晶狀體混濁，眼後段看不清。診斷為右眼急性虹膜睫狀體炎（瞳神緊小症）。此因肝膽火熾，脾胃蘊熱，上攻口竅所致。治以清肝瀉火，通腑導熱。投柴胡白虎湯，每日 1 劑。局部用 1%阿托品滴眼液擴瞳，0.5%醋酸可的松滴眼液及諾氟沙星滴眼液點眼，口服吲哚美辛 25mg，每日 3 次。治療 10 天，患者右眼紅痛消退，二便通利。右眼視力 0.5。中藥續上方繼服 10 劑，患者右眼諸症消失，右眼視力增進至 1.0。

按：急性虹膜睫狀體炎主要的病變在虹膜和睫狀體。虹膜、睫狀體血管豐富，內應於肝脾。本病的發病多與肝脾有關。若肝經風熱，邪熱熾盛，或肝氣鬱結，鬱而化火，上衝於目；或風溼痰熱之邪內蘊脾胃，鬱久化火，上犯清竅，都會釀成本病。所以清肝膽鬱火，瀉脾胃實熱是治療本病的關鍵。柴胡白虎湯是由小柴胡湯和白虎湯二方組合而成，方中柴胡、黃芩、半夏為小柴胡湯的主藥，三藥合用清肝膽鬱熱；知母、石膏為白虎

湯的主藥，二藥配伍瀉脾胃實火；大黃、黃連清熱解毒，活血袪瘀；荊芥袪風止痛；茯苓滲濕消腫；天花粉、甘草解毒排膿。諸藥合用具有清肝火，瀉脾熱，袪風濕，散瘀滯之功效。本方主症和兼症同治，重點治療主症，故獲得較好療效。

二、流行性出血性結膜炎

　　流行性出血性結膜炎是一傳染性很強、容易引起爆發性流行的急性結膜炎。為微小型核糖核酸病毒（RNA 病毒）中的腸道病毒 70 型（EV70）和克沙奇病毒 A24 型引起。主要表現為輕度刺激症狀，畏光、流淚和異物感。眼瞼輕度腫脹，結膜明顯充血，有淋巴樣濾泡和乳頭。球結膜初期有點狀出血，很快融合為片狀，因球結膜出血為本病的特點，故而命名為急性出血性結膜炎。

　　中醫稱本病為「天行赤眼」。《銀海精微》在描述本病中說「天行赤眼者，謂天地流行毒氣，能傳染於人，一人害眼傳於一家」，「天時流行，瘴毒之氣相染」。故本病係感受疫病之氣所致，可歸屬於溫熱病的範疇，其症以白睛暴發紅赤為特點，甚至白睛充血，溢血成點成片狀，痛癢澀並作，怕熱羞明，眵多。治以疏風清熱，解毒瀉火為主。

醫案精選

◎案

　　男，40 歲。2004 年 8 月初診。雙眼白睛紅赤腫脹 1 週，曾在當地醫院用抗生素靜脈注射，眼部滴抗生素滴眼液 1 週無明顯療效，白睛紅赤加重，眵多稀薄，熱淚頻流，惡風頭痛身熱，尿黃便乾，口渴，舌紅苔薄

黃。有一分惡風就有一分表證。患者雖用抗生素治療，熱毒未減，部分由衛入裡，熱爍白睛，無形熱盛充內外，屬衛氣同病。治以辛涼解表清熱解毒。方用銀翹散合白虎湯加減。

處方：金銀花10g，連翹10g，炒牛蒡子10g，淡豆豉10g，蘆根10g，生石膏15g（先煎），知母10g，薄荷4g（後下）。共煎4包，1日服完，忌風、忌冷氣、忌辛辣灸煎之品。滴熊膽眼藥水每天6次。

二診：白睛紅赤大減，眵少，淚消，惡風已除，尿黃，大便已通。原方減去淡豆豉、薄荷，加牡丹皮6g每天1劑，繼續滴熊膽眼藥水。3劑而癒。

◎案

女，36歲。2003年7月17初診。雙眼紅赤腫脹2個月，曾在某醫院用抗生素靜脈注射，眼部滴抗生素眼水1週無明顯療效，自認為火氣太大，服了10多片西洋參，後白睛紅赤加重，眵多，熱淚頻流，頭痛身熱，尿黃便乾，口渴。患者雖用抗生素治療，但熱毒未解，又濫用西洋參，閉門留寇，以致火熱壅盛由衛入氣，熾盛白睛，下犯大腸與腸中積滯相結，熱毒成實，形成陽明熱結之證。治以清熱解毒，攻下瀉熱。方用白虎湯合大承氣湯加減。

處方：生石膏15g（先煎），知母10g，生大黃8g，炒枳殼3g，芒硝5g（沖），生甘草2g，金銀花10g，牡丹皮10g，生麥芽12g，薄荷4g（後下）。2劑，忌辛辣灸煎之品，因已滴1週眼藥水無效，患者拒滴眼藥水。

二診：大便已通，雙眼白睛紅赤明顯減輕，眵淚減少，頭痛已消，原方去知母、芒硝，加蘆根12g，3劑，告癒。

中篇　臨證新論

按：天行赤眼病位於白睛，白睛在臟屬肺，為氣之本。溫邪致病，致腠理開泄，使邪氣很快入裡。衛分證輕微，患者往往不能及時救治，病程短暫，很快出現氣分證。因此，臨床上以衛氣同病或氣營同病者居多。天行赤眼並非眼科疑難之證，但如延誤治療或治療不當，邪氣涉及他臟可生變證，使病程遷延，甚至損害視力。直接危及社會公共衛生。用衛氣營血辨證思想指導治療天行赤眼，獲得顯著療效，說明中醫學的溫病理論在具體運用時，只要牢固樹立整體觀念，辨證得法，又能因時、因地、因人制宜選方用藥，同樣可以靈活施用於外障眼病的治療。

第十七節　耳鼻喉科疾病

一、急性扁桃腺炎

急性扁桃腺炎是顎扁桃腺的一種非特異性急性炎症，常伴有一定程度的咽薄膜及咽淋巴組織的急性炎症。主要致病菌為乙型溶血性鏈球菌、葡萄球菌、肺炎雙球菌。腺病毒也可引起本病。細菌和病毒混合感染也不少見。多發於青年或少兒，春、秋兩季發病較多。以咽部疼痛較劇，吞嚥困難，發熱惡寒，扁桃腺充血、腫大，或表面有黃白色的膿性分泌物為主要臨床表現。

該病屬於中醫學「乳蛾」、「喉蛾」、「喉風」等範疇。若發病後扁桃腺腐潰糜爛者，又謂「爛頭乳蛾」。病因病機多認為感受風熱，肺、胃二經有熱而致。治療宜清熱解毒為主。

醫案精選

◎案

范某，男，7歲。1997年5月9日初診。主訴：發熱咽痛2天，曾在某醫院肌內注射青黴素1天等，體溫反覆。症見：T 41℃，伴乾咳，面紅神疲，納呆，大便2天未解，查雙側扁桃腺Ⅱ度紅腫，左側附有多處膿點，舌質紅，苔黃膩，脈浮滑數。血液常規：WBC 13.7×10^9/L，G 76%，L 20%，M 3%，E 1%。證屬乳蛾（西醫診為化膿性扁桃腺炎）。予加減白虎湯加草決明1劑，並囑白粥調養以扶正祛邪。上午約10點半服藥，下午3點體溫降為38.1℃。二煎再服，於夜裡11點體溫降為正常（36.7℃）。繼服2劑，體溫無反覆，神爽納增，大便已通暢，無咳，查雙側乳蛾紅腫消失。複查血液常規：WBC 7.1×10^9/L，G 62%，L 36%，M 2%。

按：加減白虎湯具有良好的清熱解毒、清利咽喉之功效。方中生石膏甘寒，清熱生津；以白薇代知母既可清熱又可涼血；大棗換粳米，既佐石膏之寒又可和胃；蟬蛻疏散風熱而利咽；玄參解毒散結而利咽；清解肺胃之熱；雞蛋花清利大腸溼熱，使熱毒從下解，邪有出路則體溫易退且不反覆；甘草和藥解毒利咽。諸藥合用，共奏清熱生津，疏散風熱，解毒利咽之效。

二、急性鼻竇炎

急性鼻竇炎為鼻竇的急性化膿性炎症。上頜竇發病率最高，篩竇及額竇次之，蝶竇最少。以起病急，流黃濁涕，頭痛，鼻塞，嗅覺減退為主要表現。

該病屬中醫學「鼻淵」範疇。因膿涕自上而下不斷滲流，故又有「腦

崩」、「腦滲」、「歷腦」、「控腦砂」等稱謂。急性者多為實證、熱證，由外感風熱，或臟腑積熱，或溼熱內蘊所致。

醫案精選

◎案

王某，男，34歲。1995年5月21日初診。主訴：反覆前額、鼻根部爆痛2年餘，加重3天。患者2年來反覆出現前額、鼻根部爆痛，猶如刀劈，甚則昏死。常因感冒、勞累及情志等因素誘發。經神經內科檢查及頭顱CT，血流變等檢查未發現異常，服多種中西藥物，包括抗生素在內均無明顯效果，嚴重影響工作和生活。3天前因感冒，自服康泰克、阿莫西林後，感冒症狀消失，但頭痛不止，經X光片提示左側上頜竇炎、額竇炎。現有頭痛欲裂，無流膿鼻涕、鼻塞等症狀。舌質紅，苔黃膩而黑，脈弦滑。診斷為感冒後副鼻竇炎。方用三子芩連白虎湯加減。

處方：白芷18g，蒼耳子、知母各12g，黃芩、蔓荊子各15g，生石膏30g，黃連10g，半夏12g，藿香20g。每日1劑。

3劑後頭痛明顯減輕，連服10劑諸症消失，1週後X光片提示額竇、篩竇炎症增高影消失。2年後因胃病複診，問及頭痛已未再發作。

按：鼻竇炎屬於中醫「鼻淵」範疇，多見於感冒後或因感冒而加重，目前臨床上中醫多從膽熱移腦或肺經鬱熱論治，臨床療效尚不確定。張之文教授獨闢蹊徑，根據副鼻竇炎患者有前額或眉稜骨疼痛，流膿涕、鼻塞，多伴見口渴、發熱或不發熱，或形寒等，從溫病學角度認為，此為病邪從太陽化熱入裡，病在陽明之表所致。陽明之經脈循髮際至額顱，故見前額或眉稜骨疼痛，病在陽明故口渴。因而，在治療上應以清解陽明之熱為大法，在處方上當師仲景葛根芩連湯之法。清末以陸九芝、惲鐵樵等

為代表的醫家，持《傷寒論》理論研究溫病，認為葛根芩連湯「為陽明主方，不專為下利設」，「凡由太、少陽陷入陽明為陽邪成實之證，不論有下利無下利，皆以此方為去實之用」。因此，凡溫病發熱有汗，初起微形寒，須臾即罷，骨楚頭痛，或咳或否或自利等，均可以此方化裁。正是根據這些理論，將葛根芩連湯用於副鼻竇炎的治療。但是因為葛根芩連湯藥力單薄，故以蒼耳子、白芷、蔓荊子等代替葛根以加強藥力並使其更具有針對性。蒼耳子通鼻竅，為治鼻淵要藥；白芷為病在陽明之表而設，且能通竅排膿；蔓荊子善止頭痛。病在陽明，復入石膏、知母以增強藥力。值得一提的是，方中用黃芩、黃連頗有深意。陸九芝等醫家長於苦寒，凡是熱邪化火成毒，充斥肆逆，無論溫熱、溼熱，均可苦寒直折。從當前的臨床觀點來看，苦寒藥長於消炎殺菌，而西醫學認為副鼻竇炎主要與細菌性炎症有關，因此選用芩、連以使清熱之力勝於銀翹等輕清氣熱之品。而現代藥理研究也證實，後者對上呼吸道的病毒感染療效較好，但對細菌感染療效遜於黃芩、黃連等苦寒藥。

◎案

陳某，男，12歲，學生。2006年4月3日初診。主訴：頭暈，前額痛伴鼻流濁涕30天。一個月前患感冒，經治療緩解，唯前額痛、頭暈、流濁涕症狀不解，嚴重影響學習。症見：頭痛如裹，以前額為甚，鼻塞不通，濁涕黃稠，面色黃暗，多汗，小便微黃，大便可，舌紅、苔白膩，脈沉。X光片提示：鼻竇腔黏膜增厚，密度增高。西醫診斷為急性篩竇炎。中醫診斷為頭痛、鼻淵。方用白虎湯合三仁湯加減。

處方：生石膏30g，知母10g，白豆蔻10g，杏仁10g，薏仁10g，通草10g，滑石10g（包），半夏10g，厚朴10g，白芷10g，炙甘草6g，粳米20g。6劑，水煎服。

6劑後頭暈頭痛消失，濁涕減少。原方去半夏、厚朴，石膏減至15g，加白薇10g、細辛2g、蒼耳子5g，又服6劑後，諸症皆除。3個月後隨訪，未再復發。

按：急性鼻竇炎臨床表現常以前額、眶上、目下疼痛，鼻塞流濁涕為主症，改中醫辨證可以從鼻淵或頭痛兩方面論治。其頭痛部位為陽明之分野，《靈樞·邪氣臟腑病形》云：「若飲食汗出腠理開而中於邪，中於面則下陽明。」同時，手足陽明經交會於鼻旁，鼻淵從陽明而治也屬正治。白虎湯其經典指徵是身熱，汗出，口渴，脈大。急性鼻竇炎多屬熱證，結合病位看，當屬陽明熱證，所以，無論在其發展變化過程中是否出現以上經典指徵，均可放膽投用白虎湯。急性鼻竇炎的致病菌多見化膿性球菌，如肺炎鏈球菌、溶血性鏈球菌、葡萄球菌、卡他球菌，其次為桿菌，此外還有厭氧菌。該病初起常伴有畏寒、發熱、食慾減少等全身症狀，而白虎湯中，石膏主要成分解熱作用微弱，但與其他藥物合用則具有較強的清熱作用，現代藥理研究顯示，石膏中的鈣離子在維持巨噬細胞生理功能具有重要意義，主要能增強免疫力，減少血管的通透性，具有良好的抗炎抗過敏作用。故而用白虎湯治療急性鼻竇炎療效頗佳。

第十八節 節口腔科疾病

一、口腔潰瘍

口腔潰瘍是一種常見的反覆發作的口腔黏膜潰瘍性損害，多發於唇、頰、前庭溝、舌尖、舌側緣等處薄膜，伴有銳痛。口腔潰瘍可發生於任何

年齡組，但以青壯年多見。該病是一個自身免疫性疾病，其病因內分泌紊亂、胃腸功能障礙、病毒感染、局部刺激等因素有關。

中醫稱其為「口瘡」。中醫認為口腔與臟腑經絡連繫密切，口為脾竅，舌為心苗，腎經連咽繫舌本，肝經下頰環唇連舌本，陽明經挾唇入上齒齦中，任、督脈每下行至唇，臟腑經絡失調無不反映於上，外感內傷皆可致病。其病機可概括為火熱為患，實火多胃火，虛火係脾腎虛火上炎。其病因既有外因，也有內因。內因責之於先天稟賦不足或久病體虛而易於罹患本病。外因責之於平素調護不當，飲食不節，恣食膏粱厚味，過食辛辣刺激之物，或情志過極，或勞倦過度，均可導致臟腑功能失調，溼熱蘊結，火熱燻灼口舌而致病。蓋心開竅於舌，脾開竅於口；腎脈循喉嚨連舌本；胃經循頰絡齒齦，故無論外感、內傷，凡化熱、化火者均可循經上炎，燻蒸口舌而發病。總之，本病病位在心脾胃腎，病性雖有虛實之分，但其病機整體來說皆為火熱循經上炎，燻蒸口舌而發病。

▎醫案精選

◎案

黃某，男，6歲。1994年5月15日初診。舌痛3天，發熱不退（體溫38.5℃），舌邊及頰黏膜處多個潰瘍，口渴流涎，胃納不振，大便祕實，脈洪數，舌紅、苔薄黃。此乃外感熱邪，熱蘊脾胃，上燻於口舌所致。治以清胃瀉火。方用白虎湯加導赤散加減。

處方：生石膏30g（先煎），知母9g，生甘草3g，陳粳米30g（包煎），川黃連2.4g，生地黃6g，木通3g，淡竹葉6g，金銀花、連翹各9g，青黛6g（包煎）。3劑，水煎服。

二診：熱退，舌邊及頰黏膜潰瘍漸斂，渴減涎少，納穀亦佳，大便通調，舌紅、苔薄黃，兩脈數，再以上法鞏固。

處方：生石膏30g（先煎），知母9g，生甘草3g，川黃連2.4g，淡竹葉6g，野菊花6g，連翹9g，青黛4.5g（包煎），玄參9g。繼服3劑。

按：由於小兒口腔黏膜嫩薄，不耐邪熱燻灼，火熱燻蒸易生此病，病有虛實之分。此案例為脾胃蘊熱，熱邪燻蒸於口舌所致，故以白虎湯加導赤散主治。藥盡3劑，諸症即見減輕，體溫正常，潰瘍見斂，故守原法，續服3劑而收全功。

◎案

蕭某，女，52歲。2005年11月5日初診。主訴：口舌潰瘍1年餘。症見：舌尖部有1個直徑約8mm的潰瘍，疼痛劇烈，牙根及口唇、口腔內亦散在多個小潰瘍，直徑在2～4mm，皆中央凹陷、色黃白，周圍新膜色鮮紅。晨起口乾，口有異味，渴喜飲冷，長期便祕，午後手心熱。舌鮮紅，苔黃厚，脈沉細滑數，已絕經。

處方：生地黃20g，玄參20g，麥冬15g，石膏30g，知母15g，黃連10g，淡竹葉10g，地骨皮15g，藿香15g，佩蘭15g，薏仁30g，牡丹皮15g，赤芍15g，川木通10g，露蜂房10g，蔓荊子20g。共3劑，2天1劑，每天分3次服。

二診：2005年11月12。症見：舌尖潰瘍而有所減小，直徑約5mm，原有口腔潰瘍消失，但下唇內有1個直徑約2mm的新發潰瘍點。疼痛有所減輕，晨起仍口乾，但口腔異味減輕，舌鮮紅苔薄黃，脈細滑數。

處方：女貞子20g，生地黃20g，玄參20g，麥冬15g，石膏30g，知母15g，黃連10g，淡竹葉10g，地骨皮15g，藿香15g，佩蘭15g，大青

葉 15g，川木通 10g，露蜂房 10g，白花蛇舌草 30g，半枝蓮 30g。共 3 劑，服法同前。

三診：2005 年 11 月 19 日。症見：口腔潰瘍消失，並無新發，舌尖潰瘍消失僅為痕跡，舌根尚有 1 個直徑約 1mm 的小潰瘍，疼痛輕微，餘症全消。舌紅、苔黃，脈細弦。

處方：生地黃 30g，玄參 30g，麥冬 15g，石膏 30g，知母 15g，黃連 10g，淡竹葉 10g，地骨皮 15g，藿香 15g，佩蘭 15g，赤芍 15g，牡丹皮 15g，川木通 10g，露蜂房 10g，白花蛇舌草 30g，半枝蓮 30g。共 3 劑，服法同前。

半年後患者陪同朋友前來就診時自訴，服完最後 3 劑後，潰瘍及諸症全消，至今再無新發。

按：張新渝教授認為復發性口瘡病性以陰虛火旺最多，病位多在心、脾（胃）。治療以滋陰生津、瀉心清胃為其基本治法，並在增液湯、導赤散和白虎湯的基礎上化裁出治療本病的有效方藥組合。

二、唇炎

唇炎是以唇部紅腫、癢痛，日久破裂流水或乾燥脫屑為主要症狀的唇部疾病。

中醫稱之為「唇風」。常因反覆刺激、日晒、菸酒刺激、舔唇、咬唇等致局部抵抗力減低，復感風熱外邪而呈急性發病，或脾虛血燥反覆發作不癒。《醫學心悟》曰：「乾而焦者，為邪在肌肉，焦而紅者吉，焦而黑者凶。唇口俱赤腫者，熱甚也。」脾開竅於口，其華在唇，脾經積熱，則可見口唇紅腫熱痛。

醫案精選

◎案

朱某，男，12 歲。1990 年 2 月 3 日初診。唇周紅腫熱痛 4 天，渴喜冷飲，汗出煩躁，大便乾結，舌紅起刺，脈數而有力。證屬脾胃積熱，熱蒸。治以清脾瀉熱降火。

處方：生石膏 30g（先煎），知母 9g，陳粳米 30g（包煎），金銀花、連翹各 9g，川黃連 3g，黃芩 4.5g，鮮蘆根 30g，淡竹葉 6g，大黃 6g（後入）。4 劑，水煎服。

二診：口唇紅腫熱痛已消，局部皮色正常，渴減便通，食慾稍振，舌紅、苔薄黃，脈數。再以清火為主。

處方：生石膏 30g（先煎），知母 9g，生甘草 3g，黃芩 4.5g，麥冬 9g，連翹 9g，製大黃 9g，鮮蘆根 30g，野菊花 6g。再服 3 劑。

按：本案例為脾胃鬱熱，上蒸於口唇所致，藥用白虎湯加入川黃連、黃芩、金銀花、連翹、大黃等清熱瀉火之。由於藥證相符，故效如桴鼓。

三、牙槽膿腫

牙槽膿腫又稱急性根尖周膿腫，是根尖周病的一種，多見於急性漿液性根尖周炎發展而來，也可由慢性根尖周炎轉化而來。患牙出現自發性劇烈、持續的跳痛，伸長感明顯，以致咬合首先接觸患牙，並引起劇痛，患者因而不敢咀嚼，影響進食和睡眠，還可伴發熱等症狀。

本病屬於中醫的「牙癰」、「牙風」、「牙癰風」等範疇。《雜病源流犀燭》中指出「胃之本也」。齒為腎之餘，齒屬胃，於陽明經脈絡於齒，才紅

腫，多屬胃火上衝，胃火循經上燻，氣血蘊滯，可使牙齦腫脹疼腫，甚至化膿、潰爛。

醫案精選

◎案

顧某，男，3歲。1994年6月23日初診。右頰腫，伴有發熱（肛表體溫38.8℃）。牙槽腫起而痛，納呆嘈雜，大便間日，小便通赤，舌紅薄膩，脈滑數。此屬陽明蘊熱，熱毒燻蒸所致。治以清胃解熱，涼血瀉火。方用白虎湯加減。

處方：生石膏30g（先煎），知母9g，陳粳米3g（包煎），大黃9g（後入），生梔子9g，牡丹皮9g，赤芍6g，金銀花9g，連翹9g，川黃連3g，蒲公英9g，紫花地丁12g。水煎服。

二診：熱退，頰紅腫消退，牙槽不紅，嘈雜已平，食慾漸增，大便暢通，舌紅苔薄。再以前法加減。

處方：石膏30g（先煎），知母9g，黃芩4.5g，竹茹6g，川黃連2.4g，野菊花6g，牡丹皮6g，生甘草3g。繼服3劑。

按：本案例因胃熱上衝，氣血蘊滯而成牙槽膿腫，故用白虎湯加清熱涼血解毒諸藥，使熱散血涼腫消。服藥2劑，即見熱退腫消。

四、口腔不良反應

應用固定矯治器對青少年施行牙齒正畸後，常出現口腔不良反應，如口腔異味、黏膜灼痛、牙齦紅腫和增生等。

中醫認為該病是由於弓絲和托槽的刺激而形成的「外邪」侵犯機體，打破口腔內的陰陽平衡所致。這種「外邪」應是「火毒」。因為托槽與弓絲黏貼於牙面，食物殘渣私滯，極易在牙、牙齒間形成微生物的繁殖，從而產生不良反應，即中醫的「鬱而化火」。「火毒」之邪，引動胃火，內外夾攻，灼腐肌膜，引起一系列病變。所以清熱解毒、養陰生肌、宣散止痛當為治療原則。

醫案精選

◎案

某，女，12歲。2000年9月13日予口腔正畸，12月1日複診時牙槽腫脹，增生明顯，部分牙跟蓋過牙面，每進食即牙齦出血。全口潔治後用白虎湯加味煎液漱，1個月後再次複診時牙齦形態、色澤、彈性均恢復，探之不滲血。

五、牙痛

牙痛大多由牙炎和牙周炎、齲齒（蛀牙）或折裂牙而導致牙髓（牙神經）感染所引起的。表現為：牙齦紅腫、遇冷熱刺激痛、面頰部腫脹等。

中醫認為牙痛是由於外感風邪、胃火熾盛、腎虛火旺、蟲蝕牙齒等原因所致。

醫案精選

◎案

劉某，男，29歲。1983年8月24日初診。主訴：牙痛月餘，服消炎止痛藥無效。症見：牙齦紅腫疼痛，進熱食則痛甚，口苦咽乾，舌紅苔

黃，脈浮數。證屬胃熱盛。治以清熱解毒，消腫止痛。方用白虎湯加減。

處方：石膏20g，知母10g，黃連10g，細辛3g，金銀花30g，連翹15g，竹葉10g，牛膝10g。服2劑後牙痛減輕，守原方又進2劑痊癒。

按：陽明經入齒，故陽明熱盛循經炎，而致牙痛，方中石膏清瀉胃火，知母滋陰降火，黃連清心胃之實熱，竹葉清心利尿，使熱從小便排出，牛膝引火下行，細辛辛散止痛，與石膏合用一熱一寒相輔相成，金銀花、連翹清熱解毒消腫散結，諸藥合奏清熱養陰，消腫止痛之良效。

◎案

陳某，男，18歲。2000年8月10日初診。發熱、牙齦腫痛3天，西藥治療未效。T 39.5℃，牙齦腫痛出血，大便乾結，納呆，面色紅赤，舌紅腫脹、苔黃，脈數。此乃外感熱邪，裡熱熾盛，熱蘊脾胃，燻舌所致。治以清胃瀉火。方用白虎湯加減。

處方：生石膏40g，知母10g，淡竹葉10g，金銀花20g，連翹10g，蘆根20g，生地黃20g，甘草5g。

服1劑熱退，2劑大便通，舌腫、牙齦腫痛減其大半，續服2劑諸症消除。

按：本案例症色舌脈表現為裡熱熾盛，雖無大渴、大汗、脈洪大，但白虎湯用之收效甚捷。

六、流行性腮腺炎

流行性腮腺炎又稱痄腮，四季均有流行，以冬、春季常見。是兒童和青少年期常見的呼吸道傳染病。它是由腮腺炎病毒引起的急性、全身性感

染，以腮腺腫痛為主要特徵，有時亦可累及其他唾液腺。常見的併發症為病毒腦炎、睪丸炎、胰腺炎及卵巢炎。腮腺炎病毒屬副黏液病毒科。患者是傳染源，透過直接接觸、飛沫、唾液的吸入為主要傳播途徑。接觸患者後 2～3 週發病。流行性腮腺炎前驅症狀較輕，主要表現為一側或兩側以耳垂為中心，向前、後、下腫大，腫大的腮腺常呈半球形邊緣不清，表面發熱，有觸痛。7～10 天消退。本病為自限性疾病，目前尚缺乏特效藥物，抗生素治療無效。一般預後良好。

　　流行性腮腺炎相當於中醫的痄腮，在古代又有大頭病、大頭瘟、蛤蟆瘟、時行腮腫、時毒、大頭天行等病名。早在漢代《華佗神方》中，痄腮被稱為大頭瘟、蝦蟆瘟、雷頭風、痄腮等，書中有華佗治大頭瘟神方、華佗治蝦蟆瘟神方、華佗治雷頭風神方、華佗治痄腮神方等，至宋代醫藥文獻中多沿用該書病名。元代起，對痄腮病名又有新的稱謂，如王好古把痄腮稱為「大頭痛」，朱丹溪稱痄腮為「大頭天行」。痄腮病因複雜繁多，涵蓋內外因多個方面。現代中醫學認為，痄腮主要是感受風熱時毒（溫毒）所致。痄腮的治療應根據患者具體情況，辨證施治。因痄腮主要為疫毒所犯，故以清解疫毒為主；同時根據病邪侵犯部位，分經論治；不忘扶正祛邪，標本兼顧。

醫案精選

◎案

　　范某，女，26 歲。2009 年 6 月 3 日初診。發熱、雙側腮腺腫痛 4 天。患者於 4 天前發熱惡寒，頭腫大且痛，頭中隆隆鳴響，今日病勢增劇，臥床不起而頭面腫大更甚，疼痛拒按，面赤，惡熱，口渴引飲，口臭異常。小便黃少，大便 3 天未行，舌質紅，舌苔黃白而厚，脈象一息七至，右

大於左，滑數有力，T 39℃。西醫診斷為流行性腮腺炎。中醫診斷為大頭瘟。證屬陽明胃熱熾盛，毒火上衝。方用白虎湯加減。

處方：生石膏90g，知母10g，茵陳30g，連翹18g，天花粉30g，薄荷10g，菊花10g，甘草6g，大青葉15g。每日1劑，水煎2次取汁300ml，分3次溫服。

服2劑汗出，體溫漸降至正常，並已坐起，頭腫明顯減輕，大便已行；服4劑藥量減半，服6劑諸症悉除。此例大頭瘟，渴喜涼飲，口臭異常，顯係陽明胃熱熾盛，毒火上衝。投白虎湯以辛涼透邪而獲痊癒。

◎案

張某，男，11歲。2013年5月16日初診。3天前發熱，咽痛，第二天，熱勢更高，感頭痛，並於右耳下感腫痛，咀嚼困難，經用克林黴素、炎琥寧等藥治療未緩解而到醫院就診。症見：壯熱頭痛，T 39.2℃，煩躁，口渴，喜冷飲，尿黃。右耳下部腫脹，疼痛，質地中等，中心無波動感，同側腮腺管口紅腫，舌紅苔黃，脈數有力。血液常規檢查：WBC 11×10⁹/L，L 46%；尿液和血澱粉酶正常。診斷為右側痄腮。證屬肺胃熱毒型。治以清熱解毒，活血消腫。方用白虎清熱活血湯加減。

處方：生石膏50g（先煎），粳米30g（先煎），葛根、柴胡、赤芍、丹參各15g，知母、黃芩、金銀花、連翹、板藍根、玄參、枳實、陳皮、甘草各10g。另備大黃粉、酸醋適量。每日1劑。

外用大黃粉醋調敷患部，方法同前。經治3天痊癒，2週後追訪未復發。本病係外感風溫火毒上攻，鬱結少陽、陽明之絡，致絡脈失和，氣血凝滯，鬱結於耳下，發為本病。治以清熱解毒，活血消腫。方中白虎湯為清熱生津之聖方，黃芩、金銀花、連翹、板藍根清熱解毒；玄參清熱養

中篇　臨證新論

陰、解毒散結；赤芍、丹蔘涼血、活血消腫；柴胡、葛根透表瀉熱；枳實、陳皮理氣行滯；配用大黃粉醋調外敷，取大黃瀉火涼血、活血消腫之功，酸醋軟堅散結之效。如此內外合治，自可加速病癒。

第十九節　傳染性疾病

一、流行性感冒

流行性感冒（簡稱流感）是流感病毒引起的急性呼吸道感染，也是一種傳染性強、傳播速度快的疾病。其主要透過空氣中的飛沫、人與人之間的接觸或與被汙染物品的接觸傳播。典型的臨床症狀是：急起高熱、全身疼痛、顯著乏力和輕度呼吸道症狀。一般秋冬季節是其高發期，所引起的併發症和死亡現象非常嚴重。

流行性感冒屬於中醫「感冒」範疇，相當於中醫的「時行感冒」，治療參考風溫、春溫、暑溫等。中醫學認為本病病因為時邪疫毒侵襲人體所致。四時六氣失常，非其時而有其氣，夾時行疫毒傷人，則病情重而多變，往往相互傳染，造成廣泛的流行，且不限於季節性。

醫案精選

◎案

杜某，女，12歲，學生。2004年10月19日初診。患者發熱8天，T 38.7～39.5℃。於其他醫院診治，診斷為病毒性感冒。每天靜脈注射抗生素、清開靈、利巴韋林等，效果不佳。於10月19日就診，做超音波、血

液常規、胸部 X 光片等多種檢查均未見異常。症見：發熱，口渴飲，煩躁不安，汗出，舌質紅苔黃，脈滑數。診斷為無名熱。辨為白虎湯證。方用白虎湯加減。

處方：生石膏 25g，知母 8g，生甘草 5g，粳米 20g。水煎服，每日 1 劑。上方進服 2 劑後，口渴大減，體溫開始下降，自覺症狀減輕。繼服上方加人蔘，4 劑後而癒。

◎案

小兒患者高熱驚厥，體溫常在 40°C 左右，頭痛身疼，口渴喜飲，煩躁汗出，脈象洪數，甚則鼻衄。方用白虎湯合銀翹散加減。

處方：生石膏 60g（先煎），金銀花、知母各 10g，連翹 15g，竹葉、生甘草、羌活、荊芥各 8g，薄荷 3g（後下），粳米（先煎）、蘆根、板藍根、蒲公英各 30g。水煎取汁適量服用，每天 4 次。

按：白虎湯方所治，為外感寒邪，入裡化熱，或溫邪傳入氣分的實熱證。氣分實熱，熱邪熾盛，故身熱不寒；內熱迫津外出故大汗；熱灼胃津故煩渴舌燥；邪盛於經，故脈洪大或滑數。所以症見大熱、大汗、煩渴、脈洪大或滑數等；氣分實熱者，均可應用。本文兩則醫案，均係外邪入裡化熱，邪入陽明氣分實證。故選用甘寒滋潤，清熱生津之白虎湯較為恰當。方中石膏辛甘大寒，清瀉肺胃而除煩熱；知母苦寒以清瀉肺胃實熱，質潤以滋其燥；石膏配知母清熱除煩之力尤甚；甘草、粳米益胃護津，使大寒之劑而無損傷肺胃之虞。諸藥合用，共奏清熱生津之功。裡熱既清，諸症遂解。

中篇　臨證新論

二、流行性腦炎

　　流行性腦脊髓膜炎，是由腦膜炎雙球菌引起的化膿性腦膜炎。致病菌由鼻咽部侵入血循環，形成敗血症，最後局限於腦膜及脊髓膜，形成化膿性腦脊髓膜病變。主要臨床表現有發熱、頭痛、嘔吐、皮膚瘀點及頸椎僵直等腦膜刺激徵，腦脊液呈化膿性改變。

　　流行性日本腦炎病毒稱為日本腦炎病毒。流行性日本腦炎的病原體，呈球狀，核酸為單鏈 RNA，外層具包膜，包膜表面有血凝素。低溫條件下，能自下而上較長時間，在動物、雞胚及組織培養細胞中均能增殖。幼豬是日本腦炎病毒的主要傳染源和中間宿主，蚊子是日本腦炎病毒的傳播媒介。當人受帶病毒的蚊子叮咬後，日本腦炎病毒進入人體，在血管內皮細胞、淋巴結、肝、脾等吞噬細胞內增殖，並經血液循環到達腦部而引起炎症。

　　中醫學中無流行性腦病一詞，流行性腦脊髓炎曾在多地引起流行，故中醫對本病的探討較多，現代多認為本病屬於中醫學的「冬溫」、「春溫」、「風溫」、「溫疫」、「痙病」、「溫病發痙」、「風溫痙」範疇。疫痙屬中醫痙病範圍，古代很少有此病流行的紀錄。流行性腦炎的傳變符合溫病衛氣營血的傳變規律，但本病的發病尤其是重型病例，起病急驟、傳變迅速，其衛、氣、營、血之間的傳變界限有時難明辨，尤其是危重病症，衛氣症候尚未顯現，而營血症候已見。

■ 醫案精選

◎案

　　郝某，男，57 歲。2009 年 8 月 4 日初診。頻繁抽搐 6 個月。某醫院診斷為病毒性腦炎，經多家醫院治療無效，病情進一步惡化。症見：T

37～38℃，神志清楚，重病容貌，喉鳴明顯，呼吸急促，咳嗽，痰黏，痙攣性抽搐，發作時軀體後仰，呈角弓反張樣，瞬間抽搐消失，每日頻繁發作，夜間尤甚，不易入睡，常需三、四個人照顧。小便短赤，大便時乾，舌短，難伸出口外，牙關緊，舌質暗紅而乏津，脈象弦數而大有力。西醫診斷為病毒性腦炎。中醫診斷為溫病。證屬氣營兩燔，肝風內動。治以清氣涼營，鎮肝熄風。方用白虎湯加減。

處方：石膏60g，大青葉15g，天麻10g，僵蠶10g，鉤藤30g，鱉甲15g，煅龍骨30g，石決明15g，珍珠母30g，白茅根30g，丹參15g，射干12g，地龍15g，山藥30g，天花粉30g，鬱金12g，全蠍6g，蜈蚣8條。每日1劑，水煎，次取汁300ml，分3～5次頻頻餵下，服3劑。

並予安宮牛黃丸，每次1丸。

二診：2009年8月8日。患者抽搐減輕，但仍抽搐頻繁，喉中有痰，呼吸急促。上方石膏加量至90g，服15劑。

三診：2009年8月23日。患者抽搐減半，痰量明顯減少，體溫恢復正常。後石膏逐漸加量達150g，並配合西洋參益氣養陰，恢復正氣，經過近5個月治療，最後基本康復。此例瘟疫屬裡熱熾盛，熱極生風，氣營兩燔，治療以白虎湯加減，清氣涼營，鎮肝熄風，方中重用石膏，直入胃經，使其敷布於十二經，退其淫熱，則甚者先平，而諸經之火自無不安矣。

按：患者高熱，嘔吐，項強，煩渴，汗出，喘氣粗，尿黃，舌邊尖紅、苔黃燥，脈數大等陽明氣分症候。葉天士論暑溫有「夏暑發自陽明」，即是此意。由於暑性酷烈，極易傷津耗氣，出現營血兩傷險證，故治療時急用辛涼清氣、清瀉裡熱，佐以清營涼血開竅之法，方用白虎湯、清營湯加減。

處方：生石膏60g，菊花、生甘草各8g，大青葉、粳米各30g，連翹、知母、荷葉、鮮竹葉、黃芩、貫眾各10g。

若客邪逆傳心包出現昏迷、抽搐，則加紫雪丹、至寶丹。

三、流行性出血熱

流行性出血熱又稱腎症候群出血熱，是危害人類健康的重要傳染病，是由流行性出血熱病毒（漢他病毒）引起的，以鼠類為主要傳染源的自然疫源性疾病。以發熱、出血、充血、低血壓休克及腎臟損害為主要臨床表現。典型臨床經過分為五期：發熱期、低血壓休克期、少尿期、多尿期及恢復期。

中醫學中沒有流行性出血熱一詞，屬於中醫學「溫疫」、「疫疹」、「疫斑」範疇。由於本病具有發熱、出血、腎臟損害三大特點，而且以腎臟損害為主要特點，故認為屬於中醫的腎性疫斑熱。疾病的發生取決於致病的外在因素和人體的內在因素，即邪氣和正氣。流行性出血熱的主要病機當為「疫毒內侵，血熱挾瘀」。其性質屬熱者居多，然兼證中有挾溼或無挾溼之別，當在臨證時細加審定。

醫案精選

◎案

蔣某，男，26歲，農民。自訴2天前出現惡寒，稍發熱，全身痠痛，目赤，嘔吐2次，未予治療。症見：發熱、口渴、心煩、全身痠痛、目赤不適、頭痛、小便短，T 39℃，下頸部淋巴結如蠶豆大小，腓腸肌壓痛明顯，結膜充血，脈弦數，苔薄黃。化驗：WBC 11.3×10⁹/L。中醫辨證為暑溫，暑入氣分。治以清熱解毒，祛暑利溼。方用白虎湯加減。

處方：石膏40g，知母10g，天花粉20g，黃芩10g，金銀花10g，滑石10g，鮮白茅根30g，生甘草5g，土茯苓20g。每日3次服。

二診：3月18日。體溫逐漸恢復正常，小便尚可，仍有全身痠痛，乏力，腓腸肌輕微壓痛，結膜稍充血，原方加減，石膏減至25g，加薏仁30g、通草10g，復進3劑。再診，諸症消失。處2劑竹葉石膏湯加土茯苓20g、金銀花10g，以鞏固療效。

四、鉤端螺旋體病

鉤端螺旋體病（簡稱鉤體病）是由各種不同類型的致病性鉤端螺旋體（簡稱鉤體）所引起的一種急性全身性感染性疾病，屬自然疫源性疾病，鼠類和豬是兩大主要傳染源。其流行幾乎遍及全世界，在東南亞地區尤為嚴重。臨床特點為起病急驟，早期有高熱，全身痠痛、軟弱無力、結膜充血、腓腸肌壓痛、表淺淋巴結腫大等鉤體毒血症狀。

中醫學中無鉤端螺旋體病這一命名，臨床表現主要為高熱、腓腸肌痛、黃疸、出血、急性腎炎現象、腦膜刺激徵等。臨床上一般常分為黃疸與無黃疸兩種類型，發病季節多在6～11月，尤以8～9月為最多。黃疸型的鉤端螺旋體病，中醫名黃疸，又名急黃，瘟黃；民間叫稻瘟、打穀黃。

醫案精選

◎案

魏某，男，22歲，於發病後20小時就診訴起病時自覺全身不適，微惡寒，繼之高熱，頭痛，口渴喜飲，伴四肢無力，雙小腿痠脹，小便黃。

查體溫 39℃，球結膜充血，顏面潮紅，腓腸肌壓痛明顯，腹股溝可觸及 3 枚蠶豆大淋巴結壓痛明顯，舌紅，苔白中心微黃，脈洪大有力，診斷為鉤端螺旋體病。中醫辨證屬暑溫。治以清暑瀉熱，即予白虎湯基礎方 2 劑，急煎頻服 1 劑後體溫開始下降，諸症緩解，2 劑後體溫降至正常，諸症明顯改善，唯腓腸肌疼痛如前。續擬上方 3 劑，4 天後痊癒。

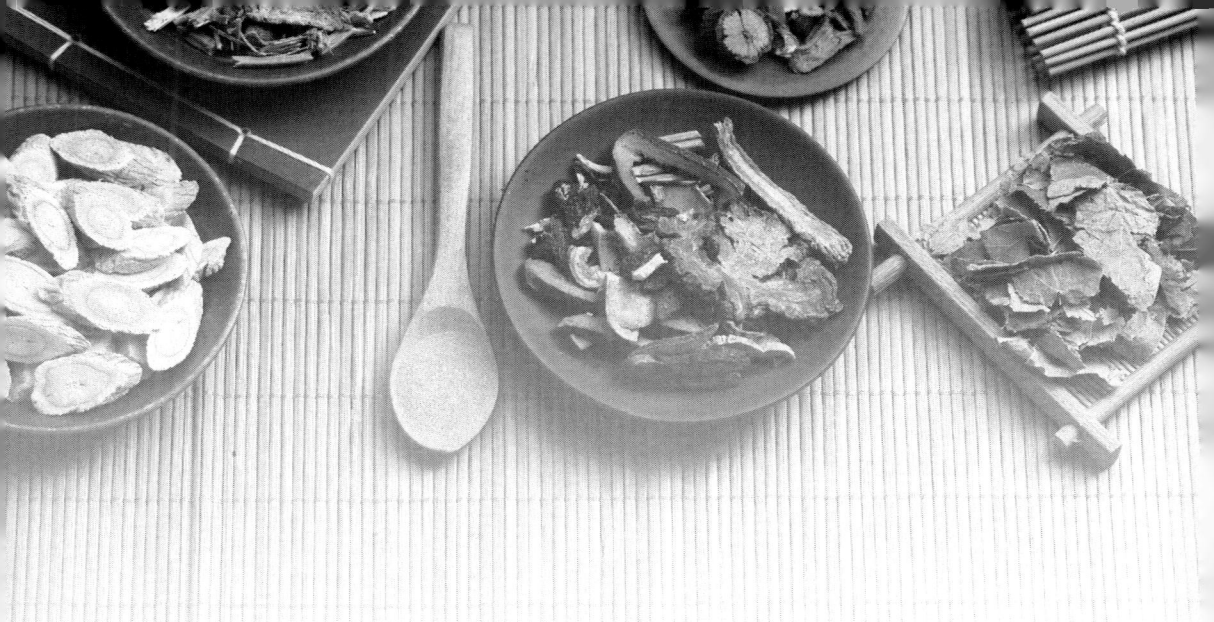

下篇
現代研究

　　本篇從兩個部分對白虎湯的應用研究進行論述：第一章不僅從現代實驗室的角度對白虎湯全方的作用機制進行探索；還從組成白虎湯的主要藥物藥理作用進行研究分析。為讀者提供了充分的現代研究作用基礎。第二章為經方應用研究。選取了具代表性的名醫驗案，以便更好地應用經方。

下篇　現代研究

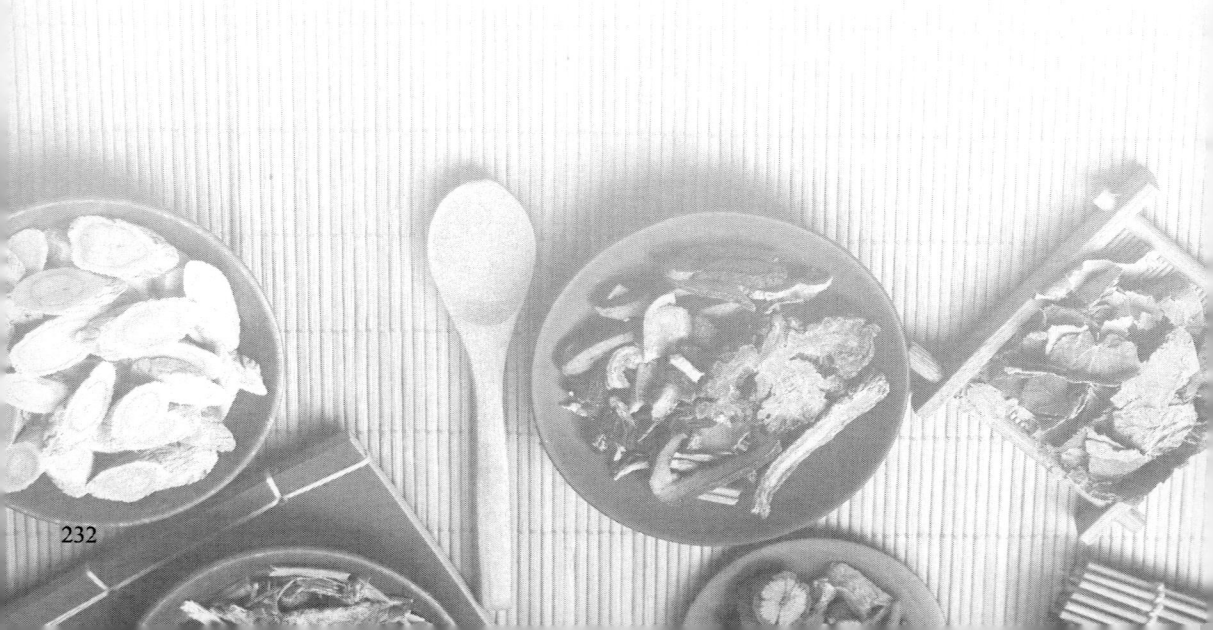

第一章
現代實驗室研究

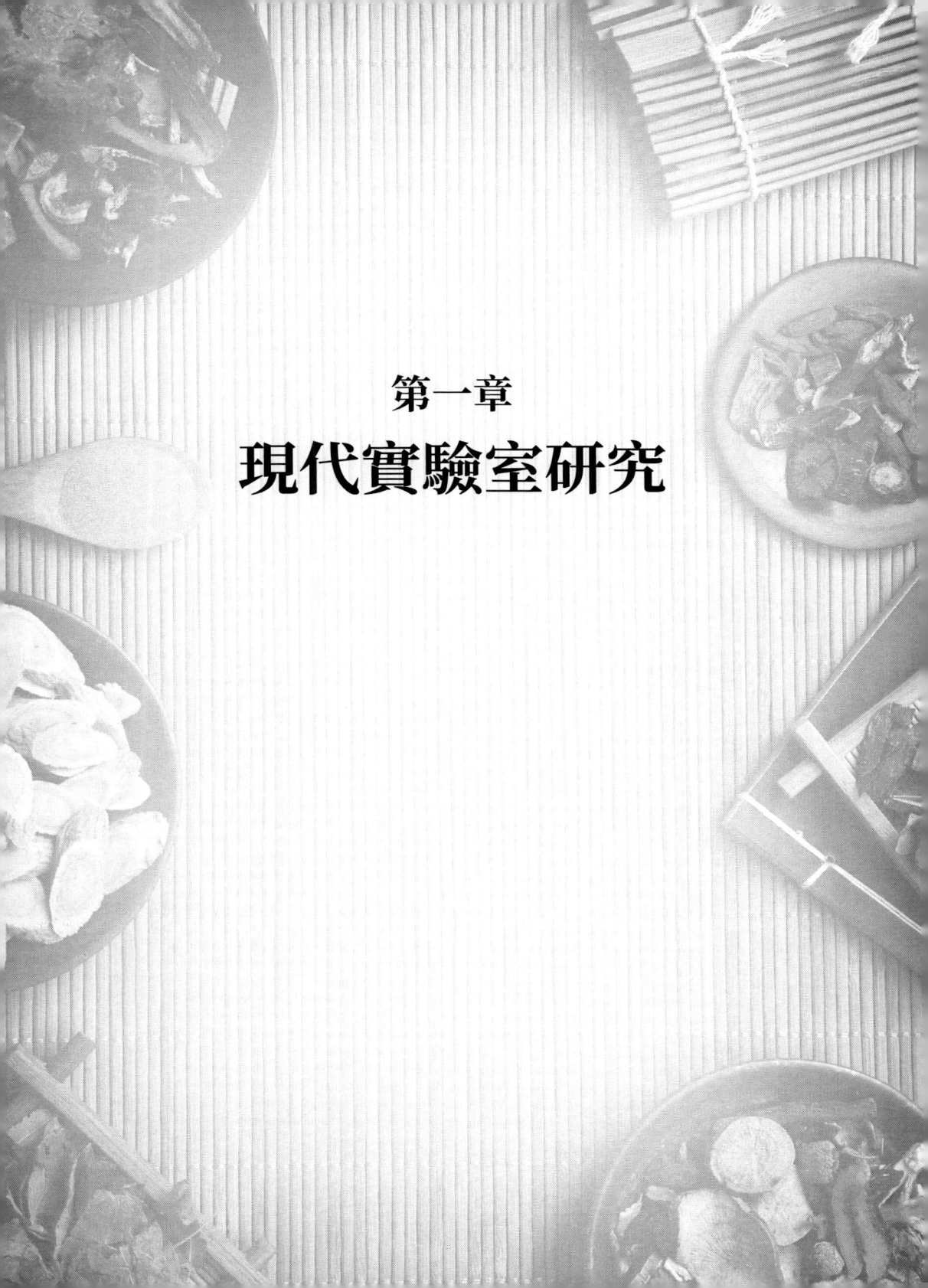

下篇　現代研究

第一節　白虎湯全方研究

1. 解熱作用

白虎湯有明顯的解熱作用。陳揚榮等採用腹腔注入白虎湯藥液 5ml/kg，觀察其對內毒素所致發熱家兔的解熱作用，結果對照組、白虎湯組在用內毒素後體溫皆有上升，對照組發熱淨增值最高，達 1.372℃，白虎湯組 0.976℃。5 小時體溫效應指數也有顯著性差異（$P < 0.01$）。顯示白虎湯組的體溫與對照組相比有明顯降低。

2. 抑菌作用

白虎湯對多種病菌有不同程度的抑制作用。周友紅等用白虎湯去粳米加羚羊角粉製成白虎羚退熱散，並透過平皿法和試管內藥液稀釋法觀察其抑菌作用。顯示白虎羚退熱散對肺炎雙球菌及金黃色葡萄球菌最敏感，對乙型鏈球菌敏感，對大腸桿菌不敏感。

3. 抗炎作用

白虎湯對實驗動物的炎症反應有較好的抑制作用。實驗顯示，白虎湯具有較好的抗炎作用，能夠拮抗自由基損傷及調節前列腺素代謝，降低 CPR 和 CP，保護肺組織免受損傷。

4. 增強免疫作用

吳賀算等將白虎湯採用水煮醇沉法製成注射劑，注射後觀察其對小鼠免疫功能的影響。結果顯示白虎湯能增強腹腔巨噬細胞吞噬功能，提高血

清溶菌酶的含量，促進淋巴細胞轉化，對再次免疫的抗體形成有促進作用，顯著提高再次免疫抗體濃度，能顯著減輕幼鼠脾臟的重量。胡星星等研究證實白虎湯對膿毒症（熱毒內盛證）患者，具有免疫調理作用，但因病例數限制，尚不能觀察其對病死率影響。其對於白虎湯免疫調理作用的分子生物學機制尚有待於進一步的研究。

5. 抗痛風作用

白虎湯對大鼠痛風模型具有較好的防治作用。金紅蘭等製備雄性大鼠痛風模型，觀察白虎湯對其內踝關節炎症的防治作用。結果顯示白虎湯組體徵好轉，關節及其周圍組織的尿酸鹽濃度降低，病理顯示關節炎症得到明顯改善。

6. 降血糖及降脂作用

賴潔梅、朱賤香等研究發現，白虎加人蔘湯可降低糖尿病大鼠 FPG、FINS、TC 和 TG 含量，顯著升高 ISI，對 2 型糖尿病胰島素抵抗模型大鼠胰島功能有明顯保護作用，其機制可能與調控骨骼肌 GLUT4、肝細胞膜 RNA 和蛋白表達水平、維持胰島細胞的正常結構和功能密切相關。

7. 鎮痛作用

白虎湯具有較好的鎮痛作用。施旭光透過小鼠熱板實驗和醋酸扭體實驗，觀察白虎湯加桂枝對模型小鼠的鎮痛作用，結果熱板實驗顯示，在給藥後 15、30、60、90min，實驗組與生理鹽水組比較差別均有高度顯著性意義（$P < 0.01$）；醋酸扭體實驗顯示，實驗組的平均扭體次數（12.28±7.63）次和平均最早扭體時間（6.8±2.33）秒與生理鹽水

組（30.5±15.69）次和（5.04±1.91）比較差別均有非常顯著性意義（P＜0.01）。

8. 抗腫瘤

駱紅霞，李進等研究發現，白虎湯對原發性肝癌 TACE 術後較使用西藥治療療效高，痊癒時間快，復發率低，安全性高，具有防復發作用，值得臨床推廣應用，這可能與之下調 MMP-1、MMP-3、MMP-9 水平有關，但其具體機制仍須進一步深入研究。

9. 其他

丁選勝等研究認為，白虎湯加人蔘水煎劑及其活性部位能上調鏈脲佐菌素（STZ）誘導的糖尿病大鼠心肌中葡萄糖轉運蛋白 4 的基因表達，防止糖尿病心肌病變的發生。

第二節　主要組成藥物的藥理研究

一、石膏

1. 解熱作用

現代藥理研究，生石膏可抑制發熱時過度興奮的體溫中樞，有強而快的退熱作用。亦可抑制汗腺分泌，故在退熱時並無出汗現象。石膏對人工條件下發熱的動物有一定程度的解熱作用。運用生石膏煎液對發熱動物直腸給藥，劑量為 1∶1 時，研究對牛或者由傷寒菌苗所引起的兔熱的影響，

結果證實生石膏煎液有一定的退熱作用。此外還有實驗運用生石膏或者熟石膏的浸液對人工發熱家兔灌胃，劑量為 10g/kg，結果顯示對其也有比較輕微的降溫作用，然而對正常體溫家兔沒有影響。石膏在水中溶解度僅 0.22，有資料顯示，每 100ml 水中的石膏量大於 5g，其煎出物不再隨石膏量的增加而增加，臨床上大劑量石膏用於實熱證，似與鈣濃度的變化關係不大，因此石膏退熱的有效成分可能不是硫酸鈣。如果把清熱功效歸於鈣離子的作用，那麼煅石膏或其他鈣清熱作用為什麼不明顯。綜上所述，兩個結晶水的存在是生石膏藥性大寒的重要因素，其最終因素在於各質點組成的電子雲密度分布的有序性，清熱作用則與結晶水的存在、鈣離子和其他一些微量元素或雜質有關。

2. 石膏對心血管系統的作用

在家兔耳郭、後肢及其腸繫膜血管灌流標本的實驗中，運用石膏上清液達 0.2ml 時灌流量增大、具有擴張血管的作用。石膏還具有縮短血凝時間的功效。除此之外，含有石膏的一些方劑當小劑量使用時，會引起大鼠和貓的血壓出現輕微上升的症狀，大劑量使用時其血壓出現下降的症狀。

3. 石膏對肌肉及外周神經興奮性的影響

蟾蜍坐骨神經及腓腸肌用 4% 或 40% 的石膏上面較清澈的液體進行處理，由其實驗結果可知，用電壓 10.1V、頻率 0.2c/s，且延後間隔 0.05ms，其時間持續 1.0ms 對神經或者肌肉進行單次電刺激，其振幅增大。對其連續刺激，會出現肌運動持續時間比對照組長的現象，由此顯示石膏具有提高肌肉及其外周神經興奮性的作用。也有報導顯示，服用石膏後，可以增加鈣離子血藥的濃度，減弱骨骼肌的興奮性，且能抑制神經應激能力。

下篇　現代研究

4. 石膏對平滑肌作用的影響

運用較小劑量的石膏上清液對家兔的離體小腸及其子宮進行處理，出現振幅增大的現象，大劑量時其緊張性出現降低的現象，且其振幅隨之減小。此外，石膏也能使大鼠尿液的排出量出現增加的現象，其小腸的推進功能也減慢，大鼠及貓的膽汁排泄增加。加石膏的湯劑如麻杏石甘湯對豚鼠的支氣管肌和腸管呈現出抗組織胺的作用，對支氣管肌來說，其具有抗乙醯膽鹼的作用。

5. 石膏對機體免疫力的影響

體外培養試驗中，石膏 Hanks 液，劑量比例為 1：1 時，具有比較明顯的增強兔肺泡的巨大的吞噬細胞對葡萄球菌（白色死菌）和膠體菌的吞噬能力的作用，同時也能使吞噬細胞成熟。因為 Ca2+ 能提高肺泡巨噬細胞的捕捉率，具有加強其吞噬活性的功能，對塵粒的進一步的清除具有加速的作用，Ca2+ 在維持巨噬細胞生理功能方面同時也有非常重要的意義，所以可以說在石膏的上述各種作用中，Ca2+ 起主要的作用的機率非常大。有人研究認為石膏主含硫酸鈣及鐵、鋅、錳、銅等微量元素，對機體免疫功能有特效。石膏不僅以清熱見長，而且對調節由於病變所致的微量元素代謝失常和增強機體殺菌免疫也確有其效。由此看來，石膏的免疫作用很可能是多種元素間的協同抗病作用，其免疫成分可能包括鐵、銅、鈦等元素。

6. 石膏中微量元素抗病毒作用的研究

在抗病毒方面，天然石膏中的微量元素在體內 ATP 存在下，經 APG 和酶的作用，產生與硫同位素的分餾，使得血濃度升高，使石膏顯示抗病作

用，因此石膏的抗病毒作用可能與 δ34S 有關。此外，石膏臨床多入複方，有人認為石膏複方中的金屬離子與其共存的有機成分結合，而成為抗病毒的有效成分，即在抗病原微生物的基礎上，金屬離子藉有機部分的脂溶性進入細胞，與核酸作用，使機體免除病毒的侵害。可見石膏的抗病毒作用可能是其所含微量元素或所含微量元素與有機成分結合後所起的作用。

二、知母

1. 降血糖、降血脂、抗動脈粥狀硬化

付寶才等探討知母總皂苷（TS）的調脂作用機制，顯示知母皂苷具有增強高脂血症大鼠肝臟 LDL 受體活性的作用，從而增強了肝臟對血脂的代謝，發揮調控血脂水平的作用。付寶才等對高脂飼料造模的 SD 大鼠的實驗顯示，知母皂苷灌胃 30 天後，高脂血症大鼠肝臟 LDLR 的活性能夠顯著增強，血中低密度脂蛋白（low density protein，LDL）也被快速清除。此研究同時證明了，大鼠肝細胞膜上 LDLR 活性會隨著高脂飲食而減弱，隨著知母皂苷攝取而增強其原理是透過知母總皂苷增強 LDLR 的活性，從而結合更多脂類用於細胞增殖和合成固醇類激素及膽汁酸鹽，減少血漿中的脂類成分，最終發揮減輕高脂血症所引起的心腦血管損害的作用。

2. 抑制血小板血栓的形成

吳瑩等採用 STZ 誘導 2 型糖尿病大鼠模型對中藥知母此作用機制進行研究，並比較了生知母和鹽製知母的抑制效果，發現生知母及鹽製知母均能抑制 α-葡萄糖苷酶的活性，且鹽知母的作用效果優於生知母。另外，芮雯等發現知母治療糖尿病的有效成分主要為皂苷類及雙苯吡酮類。

▶ 下篇　現代研究

3. 對血管內皮的保護作用

　　蛋白質在發生非酶糖基化反應時可生成可逆的Skiff鹼，再經過重排和降解反應最終生成棕褐色具有螢光性的糖基化終末產物（Ages）。Ages 在組織中形成和沉積後，引起組織的老化和功能衰退。LDL 的糖基化修飾與高脂血症、糖尿病心血管併發症密切相關。動物體內實驗顯示，知母多酚可顯著降低血糖水平，保護血管內皮，改善心血管併發症。嚴犇等透過觀察知母多酚對大鼠離體胸主動脈舒張功能的影響和對體外糖基化修飾蛋白生成的抑制作用時發現，知母多酚可以一定程度地預防棕櫚酸對血管內皮的破壞作用，抑制體外糖基化蛋白的生成，從而發揮對血管內皮的保護作用。

4. 改善老年性痴呆症狀

　　陳勤等研究顯示，知母皂苷元（ZMS）能明顯改善擬痴呆大鼠模型動物的學習記憶功能，並提高模型動物腦內膽鹼乙醯轉移酶（CHAT）活性和 M 受體密度，其機制可能是 ZMS 對腦內 P-澱粉樣蛋白（β-AP）的沉積有一定的清除作用，並對阿茲海默症（AD）低下的膽鹼能系統功能有一定的改善和治療作用。包·照日格圖等研究了知母皂苷元（ZMS）、ZMS 的 C-25 甲基立體異構體（XMS）和山藥皂苷元（DIO）3 種皂苷元對大鼠心肌細胞自然減少的 M 膽鹼受體的調節作用，ZMS 和 XMS 對 M 受體有明顯的上調作用，並呈現濃度依賴性，而 DIO 為呈現 M 受體上調作用。

5. 抗憂鬱作用

　　任利翔等以小鼠強迫游泳實驗及懸尾實驗為動物模型，以皮質酮誘導 PC12 細胞損傷為細胞模型，採用細胞形態學方法、四唑鹽比色法、乳

酸脫氫酶（LDH）釋放法觀察知母總皂苷對 PC12 細胞損傷的保護作用，探討知母抗實驗性憂鬱作用。結果發現知母總皂苷能顯著縮短小鼠不動時間，提示其能明顯改善皮質酮誘導的 PC12 細胞形態的改變，顯著提高細胞存活率，並減少 LDH 的外漏，從而得出知母總皂苷具有一定的抗憂鬱作用。其機制可能與其對抗皮質酮誘導的細胞損傷作用有關。路明珠等發現，知母皂苷 B II 具有抗憂鬱活性，其作用原理可能與增強腦內 5-HT、多巴胺神經系統作用以及抑制單胺氧化酶（MAO）有關。另有研究顯示，百合知母湯也有一定的抗憂鬱作用。

6. 對腦缺血再灌注損傷的保護作用

(1) 對神經細胞的保護

腦缺血再灌注可導致神經細胞的死亡。吳非等用急性局灶腦缺血大鼠為模型進行知母總皂苷灌胃實驗，驗證知母總皂苷對於腦缺血再灌注損傷的神經保護作用。觀察發現模型組大鼠腦組織內皮素含量顯著高於對照組大鼠，證實了知母總皂苷確實能夠對腦缺血再灌注損傷的神經起保護作用，其作用機制可能與減少內皮素的釋放和增強內皮型一氧化氮合酶表達有關。

(2) 對腦內自由基的控制

任利翔等以慢性溫和應激小鼠為模型，透過避光觀察小鼠記憶學習，測定了小鼠血漿中促腎上腺皮質激素和皮質醇含量及腦源性神經滋養因子（BDNF）含量，結果發現，知母總皂苷能夠改善小鼠的學習記憶能力，其機制可能與抑制下視丘－垂體－腎上腺軸功能亢進以及提高模型動物海馬迴 BDNF 含量有關。

下篇　現代研究

(3) 降低腦水腫的程度

　　腦水腫是指腦內水分增加而導致腦容積增大的病理現象，是腦組織對各種致病因素的反應。腦水腫可導致顱內高壓，臨床上常伴隨神經系統疾病併發症，如顱腦外傷、顱內感染等。缺血引起的腦水腫是屬於血管源性水腫和細胞性水腫。有研究顯示知母總皂苷能夠減輕缺血後血管源性腦水腫，並對神經發揮有效的保護作用，其機制可能是透過干預血管緊張肽原基因的表達和抑制內皮細胞內皮素轉化酶的基因表達實現的。

7. 抗腫瘤

　　研究顯示，知母皂苷能抑制新生大鼠甲胎蛋白（AFP）的基因表達，使人肝癌細胞移植的裸鼠存活期延長。

8. 抗氧化作用

　　駱健俊等利用金奈米棒螢光探針檢測過氧化氫中芒果苷、白藜蘆醇及瑞香素清除活性氧的能力，發現芒果苷的能力最強。提示知母中的芒果苷抗氧化能力較強。

9. 抗骨質疏鬆作用

　　楊茗等用維A酸致骨質疏鬆症小鼠為模型，探索知母皂苷元對小鼠骨質疏鬆症的防治作用，發現其可以抑制骨礦物質和骨膠原的減少，從而預防和改善骨質疏鬆症。在後期的研究中發現，雖然知母皂苷元對分化成熟的破骨細胞無明顯影響，但可抑制破骨細胞前體細胞向破骨細胞分化，從而減少破骨細胞的產生。另有研究稱知母皂苷可以改善女性絕經後的骨質疏鬆症，其原因可能與調節人體雌激素水平有關。

10. 對肌肉組織的作用

纖維肌痛症候群是一種非關節性的軟組織疼痛性疾病，有報導稱，知母聯合桂枝芍藥可治療肌纖維疼痛症候群，其作用機制未有明確報導。

11. 對關節的作用

近幾年，很多學者都對桂枝芍藥知母湯治療類風溼性關節炎做過研究，有研究稱桂芍知母方及活血、藤類加味能夠緩解由類風溼性關節炎引起的關節及軟組織的腫脹和炎症，且其效果優於布洛芬膠囊，其作用機制可能與桂芍知母方及活血、藤類加味能夠調節人體炎性因子的平衡密切相關。

12. 抗炎作用

代淵等研究顯示，知母中的知母寧可以抵抗攝取多柔比星之後引起的炎症，保護心肌細胞所受損傷。此外，知母總多糖的抗炎作用，可以顯著改善二甲苯致小鼠耳郭腫脹、醋酸致小鼠腹腔微血管通透性增高等炎症反應。

13. 抗菌作用

知母煎劑對葡萄球菌、傷寒桿菌、痢疾桿菌、副傷寒桿菌、枯草桿菌、霍亂弧菌有較強的抑制作用。在沙氏培養基上，對某些常見的致病性皮膚癬也有抑制作用，醇浸膏及在此浸膏中經丙酮處理的結晶對普、拜二氏培養基上的 H37RV 人型結核桿菌亞種有較強的抑制作用。

14. Na，K-ATP 酶抑制劑

陳銳群等將提得的知母皂苷及水解產物苷元，進行正常及甲亢小鼠肝臟切片耗氧率（QO2 值）的影響實驗和部分提取腎（兔）Na，K-ATP 酶抑制作用的觀察，並與該酶專一抑制劑烏木苷進行對照。結果顯示，知母皂苷及皂苷元對正常鼠肝 QO2 值有降低趨勢，但無統計意義。對注射甲狀腺素誘導產生 Na，K-ATP 酶從而引起 QO2 值增高的小鼠肝臟，知母皂苷及苷元也有降低作用，這證明知母有降低內熱的功能。

15. 對心肌缺血／再灌注（I/R）損傷的保護作用

知母皂苷 D 能降低家兔心臟 I/R 引起的心電圖改變，抑制 I/R 過程中血清 CK 及 MDA 含量的增高，減少心肌梗塞範圍。其保護心肌 I/R 損傷作用的機制可能與其抗 PAF、抗血小板聚集和清除自由基等有關。

16. 對交感神經—受體—CAMP 系統的影響

知母能減少動物病理模型中過多的受體，降低 CAMP 系統對受體激動劑的反應性。趙樹進等透過氫化可的松和甲狀腺素分別使兔外周淋巴細胞和大鼠腦組織受體數目升高；知母皂苷（TIM）及其苷元（SAR）可使上述動物病理性升高的受體密度趨於正常。

17. CAMP 磷酸酯酶抑制劑

從知母中分離出的木脂類化合物被證明是較強的 CAMP 磷酸酯酶抑制劑，特別是其中在劑量 100mg/kg 時能延長環戊巴比妥引起的睡眠時間，這為知母被用作鎮靜劑提供了一定的依據。

18. 醛糖還原酶抑制劑

趙惠仁等人研究了知母等 40 種中藥水提液對 AR 的抑制作用，發現知母對 AR 的抑制作用最強，其 IC50 為 19mg/L。

19. 減輕糖皮質激素副作用

在臨床長期大量服用糖皮質激素的同時，服用從知母中提取的知母皂苷口服液。發現因服用糖皮質激素所致外周血淋巴細胞上升的受體明顯下降，而血漿皮質醇濃度、細胞糖皮質激素受體及其親和力並未受到影響。

20. 殺軟體動物

知母的甲醇提取物在 800mg/L 濃度下，24 小時內殺死釘螺，其中知母皂苷 A3 活性最強。知母皂苷 A3 有均裂作用。

21. 阻礙蛋白質的合成

知母皂苷減少胎甲球蛋白（AFP）的合成，新生鼠注射知母皂苷後，血漿中 AFP 減少 60%，這主要是注射後肝中 AFPRNA 量減少 50%所致，H3 標記地塞米松競爭實驗結果顯示，知母皂苷透過對糖皮質激素受體的調解作用從而影響 AFP 基因表達。

22. 其他作用

唐凱峰利用哮喘模型小鼠，透過觀察知母皂苷對抑制 Th1 和 Th2 細胞因子分泌的影響的實驗，證明其對肥大細胞脫顆粒的抑制作用，從而得出知母對過敏性哮喘的防治作用。

三、甘草

1. 對消化系統的作用

甘草對消化系統的作用研究均有大量報導，主要表現在：①預防和治療各種肝臟疾病。②抗潰瘍，解痙作用。甘草抗潰瘍的主要成分是甘草次酸和總黃酮，其藥理機制類似於硫酸鋁，主要是透過吸附胃蛋白酶和刺激內源性 PG 的分泌，顯著降低胃蛋白酶活性，同時促進胃黏液的分泌，保護潰瘍黏膜。③甘草酸對腎臟疾病有一定的藥理作用。

2. 免疫調節作用

大量臨床研究顯示甘草中的甘草酸、甘草次酸等具有鹽皮質激素樣作用，對內分泌有一定的調節能力。有糖皮質激素樣作用，肖明珠等的研究顯示小劑量的甘草酸或甘草次酸能使大鼠胸腺萎縮及腎上腺重量增加，尿內游離型 170 羥皮質類固醇增加，血中嗜酸性粒細胞和淋巴細胞減少；大劑量時這種糖皮質激素樣作用不明顯，只呈現鹽皮質激素樣作用（即維持體內正常的水鹽代謝）。

3. 解毒作用

甘草對藥物中毒、食物中毒、細菌毒素、農藥中毒和體內代謝產物中毒等均有很好的療效，甘草的解毒作用機制簡單明確，近年一些臨床報導顯示甘草鋅製劑對胃腸道刺激明顯小於其他鋅製劑，這可能是因為人體對它的吸收與釋放有較好的選擇性，從而相對保持了內環境的動態平衡。

4. 抗病毒作用

對水痘－帶狀皰疹病毒（VZV）的作用。學者研究顯示，甘草酸對水痘－帶狀皰疹病毒的增殖有抑制作用；張劍鋒等的研究顯示甘草酸對皰疹病毒群的 VZV 感染的人胎兒成纖維細胞病灶數有明顯的抑制作用，半數增殖抑制濃度 0.55mg/ml 體外試驗顯示，當甘草酸溶液濃度為 2mg/ml 時，甘草酸可使 99％以上的 VZV 失活。

5. 腎上腺皮質激素樣作用

(1) 鹽皮質激素樣作用

甘草粉、甘草浸膏、甘草酸、甘草次酸均有去氧皮質酮樣作用，能使健康人及多種動物的尿液量和鈉排出減少，鉀排出增加。長期應用可出現水腫及高血壓等症狀。

(2) 糖皮質激素樣作用

小劑量甘草酸或甘草次酸能使大鼠胸腺萎縮及腎上腺重量增加，尿液內游離型 17 羥皮質類固醇增加，血中嗜酸性粒細胞和淋巴細胞減少；大劑量時糖皮質激素樣作用不明顯，只呈現鹽皮質激素樣作用。

6. 抗炎、抗變態反應

甘草具有糖皮質激素樣抗炎作用，抗炎的主要有效成分是甘草酸和甘草次酸。對大鼠棉球性肉芽腫、甲醛性足腫脹、角叉菜膠性關節炎等均有一定的抑制作用。甘草酸能明顯抑制小鼠被動皮膚過敏反應，拮抗組胺、乙醯膽鹼和慢反應物質對兔離體迴腸和豚鼠離體氣管平滑肌的收縮。

下篇　現代研究

7. 鎮咳祛痰作用

甘草製劑口服後能覆蓋在發炎的咽部黏膜上緩和炎性刺激而鎮咳。甘草次酸膽鹼鹽對豚鼠吸入氨水和電刺激貓喉上神經引起的咳嗽都有明顯的抑制作用，強度與可待因近似。故認為其鎮咳作用為中樞性的。甘草還能促進咽部和支氣管黏膜分泌，使痰易於咳出，呈現祛痰鎮咳作用。

8. 抗腫瘤作用

藥理學研究證明，甘草中異黃酮類物質具有植物雌激素活性，可以抑制乳腺癌細胞、前列腺癌細胞的增殖。甘草酸能抑制皮下注射移植的吉田肉瘤，並能預防多氧化聯苯或甲基偶氮苯所致小鼠肝癌。研究發現，甘草的有效成分所誘導的干擾素和 NK 細胞活性的增強，從某種意義上也有一定的抗腫瘤作用。

9. 保肝作用

甘草及甘草酸對四氯化碳及化學致癌劑甲基偶氮苯所致的肝損傷和肝癌有明顯的保護作用。

10. 抗氧抑菌作用

甘草中的黃酮類化合物抗菌成分較多，作用較強，其對革蘭陽性菌中的金黃色葡萄球菌和枯草桿菌的抑制作用相當於鏈黴素。對白色鏈球菌、包皮垢分枝桿菌、酵母菌、軍團病桿菌、真菌等也有抑制作用。同時，黃酮單體化合物還具有抗氧性。吳仲禮等研究顯示，異甘草素為既有抗氧活性又有抗黑麴黴活性的有效成分。

11. 應用於愛滋病（AIDS）

AIDS 是人體感染 HIV 後導致的一種人類免疫缺陷性疾病。羅士德教授先後篩選了 1,000 多種中草藥，150 餘種具有抗 HIV 活性，其中就發現甘草根、莖中的甘草酸（GL）具有誘導干擾素，能增強 NK 細胞的功能，對 HIV 有抑制作用，可抑制病毒的抗原表達，抑制巨噬細胞的形成，抑制 HIV 的複製。

12. 抗心律失常作用

炙甘草對多種原因引起的心律失常均有良好的治療作用。甘草總黃酮等是甘草抗心律失常的主要物質基礎，能夠拮抗烏頭鹼、毒毛花苷等藥物引起的心律失常，保護心肌收縮，具有明顯的抗心肌缺血活性。炙甘草對缺血再灌注低鉀、低鎂等引起的心律失常均有良好的治療作用，能縮短氯化鋇誘發大鼠心律失常的時間，顯著減慢心率，並隨藥量增加作用增強，這可能與甘草蜜炙後，黃酮的質量分數略有增加有關。

13. 其他藥理作用

提高內耳聽覺功能、抗憂鬱作用、對骨質疏鬆的預防和治療等。

下篇　現代研究

第二章
現代應用研究

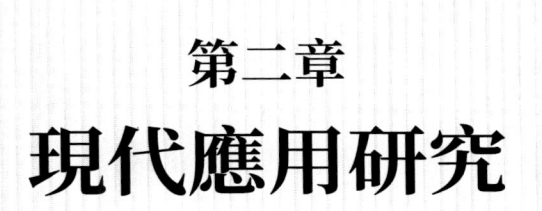

　　白虎湯作為傷寒陽明病的主方，其組方簡約，配伍嚴謹，用藥精當，歷來被視為傳世名方之中的經典之劑，無論是在外感熱病及諸多內傷雜病之中，均被後世醫家廣泛應用。特別是當今許多名老中醫，他們在自己長期臨床實踐之中，深入領會其組方要義，結合現代疾病的特點，透過對其進行靈活加減，將白虎湯更加廣泛地應用於內科、外科、婦科、兒科等多種疾病，並獲得了較好的療效。雖然有的病例屬於個案報導，但仍可反映出諸位名宿的辨證診療思路。本文就列舉古今名醫運用白虎湯的經驗，以饗讀者。

下篇　現代研究

一、王孟英對白虎湯的運用

清代溫病學家王孟英所著《王氏醫案》一書，是其學術思想和臨床經驗總結。該書對病例做了精闢分析，並總結了關於溫病發生、發展、轉歸的規律，以及治溫病善用寒涼。以清熱、護陰，尤為擅長。其遣方用藥，別具一格。臨證時，每用古方而有新意，尤為後世稱讚。

1. 治陽明時瘧

王孟英針對很多醫家治瘧以小柴胡湯之類的大弊，提出治瘧當辨「正瘧」與「時瘧」。正瘧是感受風寒輕者入於少陽而成，脈必弦，治以小柴胡為主。時瘧則是感受風溫、溼溫、暑熱之邪輕者內伏膜原或少陽三焦，影響氣機出入升降，導致樞機不利，營衛運行乖戾，出現往來寒熱之證。治瘧首辨何氣所傷，凡時氣所傷，表現熱多寒少、汗出、口渴、脈洪大滑數者，常用白虎湯加減投之。如《王氏醫案‧卷一》趙子升夏病瘧，孟英診之，曰：「暑熱為患耳，不可膠守於小柴胡湯也。」與白虎湯，一啜而瘥。王孟英對兼溼熱者加蒼朮以燥溼；暑熱傷陰者加西洋參益氣養陰；溫熱瘧用白虎加桂枝湯清熱兼祛風。另一方面，王孟英必查瘧伏部位，六經中所涉何經，而治有別。如暑瘧、癉瘧等多入陽明，表現陽明經熱盛者，則以白虎湯清解陽明邪熱。如少陽、陽明二經之瘧並見者，則合治之，用白虎湯和小柴胡湯加減治之。

2. 治神昏譫語

王孟英對神昏譫語之治，並非一概投以清心開竅法，而是首辨其病位在氣在營。病在氣分者，其邪熱擾心可見神昏譫語，此時邪尚有外達

之機，故不貿然投清營滋膩之劑，正如王孟英所說：「病不傳營，血藥當禁。」立方主以白虎湯。如《王氏醫案續篇・卷六》陳蘊泉患神昏譫語，寅夜診於孟英，脈甚滑數，苔色膩黃。王孟英認為患者平素多痰，兼吸暑熱熱盛擾心，用清熱藥治之，連投白虎湯加減而癒。對昏譫病例屬於氣營（血）兩燔，所表現的症狀為壯熱、譫妄、目赤，舌絳、苔燥、脈洪滑弦數，大渴、汗出等，其治療多投用白虎湯合犀角地黃湯靈活加減。

3. 治熱盛痙厥

王孟英對溫病痙厥之治，注重區別實風、虛風。實風主用清法，但又需根據患者邪在氣、營（血）分之不同而分別論治。熱在氣分，熱盛動風而見痙厥，多用白虎湯清解氣分邪熱，熱清則痙解，不必見痙止痙。如《王氏醫案續篇・卷五》江夢花如君患兩目腫痛，不能略張，醫投風藥，昏痙如厥。孟英診之，脈至洪滑，大渴便祕，與白虎湯，二劑霍然。

4. 治胃熱吐血

胃為陽土，喜涼潤而惡溫燥，如果久服辛辣熱藥，常可使胃中積熱，熱傷胃絡常可引起出血。王孟英治療此症，絕不見血止血，濫用止血之品，而是針對病因病機，隨證立方。王孟英根據柯韻伯所言：「火炎土燥，終非苦寒之味所能治。《經》曰甘先入脾，又曰以甘瀉之，以是知甘寒之品，乃瀉胃火生津液之上劑也。」臨床常用白虎湯清瀉胃火而治吐血。如《王氏醫案・卷二》鄭某吐血盈碗，孟英脈之，右關洪滑，自汗口渴，稍一動搖，血即上溢，與白虎湯加西洋參、大黃炭，一劑霍然。

5. 治瘄疹熱毒熾盛

瘄疹為陽邪，乃邪熱鬱肺，內竄營分，從肌肉血絡而出所致。初起宜辛涼發散，不宜驟用寒涼，以免冰伏熱邪不能發出，繼宜大清肺胃之藥以解邪毒，禁用溫散之法。誤用溫散，常致熱毒熾盛，甚至逆傳心包。王孟英臨證見壯熱面赤、口渴、便祕等肺胃熱毒熾盛者常用白虎湯加減治之，燥熱傷陰甚者加西洋參甘寒養陰。如《王氏醫案續篇・卷三》劉某子，瘄點不綻，醫誤用檉柳等藥，壯熱無汗、面赤、二便不行，王孟英以白虎加西洋參、竹葉而癒。

二、曹穎甫應用白虎湯治療疑難雜症

1. 發熱

◎案

住三角街梅寄里屠人吳某之室，病起四、五日，脈大，身熱，大汗，不譫語，不頭痛，唯口中大渴。時方初夏，思食西瓜，家人不敢以應，乃延予診。予曰：此白虎湯證也。隨書方如下：生石膏一兩，肥知母八錢，生甘草三錢，洋參一錢，粳米一小杯。服後，渴稍解，知藥不誤，明日再服原方。至第三日，仍如是，唯較初診時略安，本擬用犀角地黃湯，以其家寒，仍以白虎原劑，增生石膏至二兩，加赤芍一兩、牡丹皮一兩、生地黃一兩、大薊、小薊各五錢，並令買西瓜與食，二劑略安，五劑痊癒。

按：白虎湯是張仲景辛寒清熱之主方，治療傷寒，脈浮滑，表裡俱熱的陽明病。曹穎甫察患者症見「脈大，身熱，大汗」，知其裡熱熾盛，「不譫語，不頭痛」，當不屬熱犯心包或熱結陽明，「唯口中大渴」，津液

大傷，辨為白虎湯證。服3劑後稍解，猶恐熱入血分，調重石膏用量，加入清熱涼血之品，5劑痊癒。病案記錄精詳，用藥得當。針對有些醫家忌用苦寒或用藥偏愛之情，曹穎甫在本病案按語中曰：「苟非精通醫理，而隨證處方，則以薑桂取效者，或不敢用涼劑；以芩連奏功者，或不敢用溫；甚有偏於瀉者，以瀉藥而殺人；偏於補者，又以補藥而殺人。」指出了諸種用藥偏失的危害，告誡醫家治病要察「病機出入」，「自非辨證精審，然後用藥，無論古方時方，何在非殺人之利刃哉？」。曹穎甫雖篤信經方，讚嘆「仲聖之方，若是其神哉」，又指出「願讀經方者，皆當臨證化裁也」，可知其深得張仲景先師辨證施治之精髓。醫者當存仁愛之心，本醫案中曹穎甫察患者「家寒」，故用赤芍、牡丹皮等價廉藥代替貴重之犀角，既治病又體恤病家。二診時，當患者丈夫對其曰：「此婦予其不愛之，如不癒，先生不必再來。」曹穎甫慨然斥之：「汝以錢為重，我以人命為重，以後我來與否，汝可不必問也。」前後六診，兩易方，竟得全可，為之快意者累日。曹穎甫之高尚醫德躍然呈現。

2. 外感高熱

◎案

繆姓女，予族姪子良婦也，偶受風寒，惡風自汗、脈浮，兩太陽穴痛，投以輕劑桂枝湯，計桂枝二錢，芍藥三錢，甘草一錢，生薑二片，大棗三枚。汗出，頭痛瘥，寒熱亦止。不料一日後，忽又發熱，脈轉大，身煩亂，因與白虎湯。生石膏八錢，知母五錢，生甘草三錢，粳米一撮。服後，病如故。次日，又服白虎湯，孰知身熱更高，煩躁更甚，大渴引飲，汗出如漿。又增重藥量為：生石膏二兩、知母一兩、生甘草五錢、粳米二杯，並加鮮生地黃一兩、天花粉一兩、大小薊各五錢、牡丹皮五錢。令以

大鍋煎汁，口渴即飲。共飲三大碗，神志略清，頭不痛，壯熱退，並能自起大小便。盡劑後，煩躁亦安，口渴大減。翌日停服。至第三日，熱又發，且加劇，周身骨節疼痛，思飲冰涼之品，夜中令其子取自來水飲之，盡一桶。因思此證乍發乍止，發則加劇，熱又不遲，證大可疑。適余子湘人在，曰：論證情，確係白虎，其勢盛，則用藥亦宜加重。第就白虎湯原方，加生石膏至八兩，餘仍其舊。仍以大鍋煎汁冷飲。服後，大汗如注，溼透衣襟，諸恙悉除，不復發。唯大便不行，用麻仁丸二錢，芒硝湯送下，一劑而瘥。

按：本案患者起病於桂枝湯證，服後「汗出，頭痛瘥，寒熱亦止」，可知太陽病已盡。一日後，「忽又發熱，脈轉大，身煩亂」，此為太陽轉屬陽明證。曹穎甫投以白虎湯，察患者「服後，病如故。翌日，又服白虎湯，孰知身熱更高，煩躁更甚，大渴引飲，汗出如漿」。便增重生石膏至二兩，加入清熱涼血之品，病勢得緩。但間隔三日後，患者「熱又發，且加劇」，曹穎甫雖「思此證乍發乍止，發則加劇，熱又不遲，證大可疑」，但和其子論析證情，確認此乃熱勢較盛之白虎湯證，故「就白虎湯原方，加生石膏至八兩，餘仍其舊」，終至奏效而病癒不復發。本案曹穎甫雖辨證準確，但病勢燥熱過亢，治療藥物劑量過輕，所謂小劑白虎，難平炎炎之勢，故而揣度再三，改投大劑白虎湯，生石膏重用至八兩，方降病勢。因此，臨床應用白虎湯，辨證準確的同時，還要視病勢輕重，藥量大小之進退得當，才能提高療效。曹穎甫在另一白虎湯證醫話中，談及對石膏用量的心得。該醫話評議某醫家用生石膏二斤，治好一不大便二月有餘的患者，曹穎甫曰：「予所遇白虎湯證未有若此之重者，張錫純用石膏不過二三兩，予嘗加至雙倍有奇，豈料蘇州宗人滄洲先生更有用至二斤者。然經方中正有用如雞子大二十四枚者，是又不只二斤矣。」現代藥理研究顯示，白虎湯中起退熱作用的藥物主要是石膏，故臨床應用白虎湯時，石膏

用量的掌握尤顯關鍵，醫家不必拘於石膏用量，要有膽有識，藥證相當方佳。

三、張錫純運用白虎湯經驗

1. 非大寒，救命良方

自張仲景創製白虎湯後，歷代醫家對此方均給予了高度的重視，但又畏其寒涼，用之小心謹慎。正如吳鞠通在《溫病條辨》中所云：「白虎湯本為達熱出表，若其人脈浮弦而細者，不可與也；脈沉者，不可與也；不渴者，不可與也；汗不出者，不可與也。常須識此，勿令誤也。」張錫純依據自己運用白虎湯之經驗，嚴厲地批評了這種既有違於經旨又脫離臨床實踐的框框理論，提出「則此救顛扶危挽回人命之良方，幾將置於無用之地」也。

張錫純如此看重白虎湯，基於其對該方，尤其是方中石膏之深刻認識。他說：「人之所以重視白虎湯而不敢輕用者，實皆未明石膏之性也。」《神農本草經》言石膏微寒而非大寒，張錫純的臨床經驗亦證明了這一點的正確性。縱觀《醫學衷中參西錄》，張錫純往往以大量之石膏，或單用，或伍於他藥之中，屢起沉痾於危難之間，而又無大寒傷人之虞。如張錫純曾治一個7歲男孩，因感受風寒，治療不當，寒邪化熱，其熱甚熾，舌苔黃而帶黑，張錫純單用生石膏兩許（30g左右），煎取清湯，分3次令患兒飲下，病稍癒；又煎生石膏二兩，亦徐徐飲下，又煎生石膏二兩，徐徐飲下如前，病遂痊癒。讀罷此案，不禁拍案叫絕，既慨嘆張氏醫術之高超，更驚奇於石膏獨具之良能。7歲之孩童，短期內竟用石膏六兩之多，病霍然而癒，而無絲毫之弊端，則石膏之性，不言自明矣。張錫純石膏之運用，尚見於肺病、勞熱、瘟疹、梅毒、瘧疾、腦漏、痢疾、溫病、腹

痛、便祕、消渴、中風、咽痛等諸病症中，正如張錫純所言：「蓋石膏生用以治外感實熱，斷無傷人之理，且放膽用之，無論外感內傷，斷無不透熱之理。」既明石膏之性，則白虎湯之義亦可知矣。該方用石膏以清熱，知母之涼潤輔助之，更有甘草、粳米，既能顧護胃氣，又能使石膏之寒涼不至趨下太速。如此四味相合，則猛悍已去，而和平自存。誠如張錫純所言：世人畏白虎湯如虎，是棄千古不祧之良方而不用也，確為金玉之言。

2. 治燥結，直逼承氣

張錫純運用白虎湯的一個顯著特點是用其治療大便燥結不通。自從張仲景為陽明腑實證創製三承氣湯以來，後世之醫，凡遇大便燥結之症，動輒以承氣下之。然而，承氣湯終為峻猛攻下之劑，若體虛不耐攻下，或辨證不當，或用藥不得法，常致變生他病。而張錫純獨闢蹊徑，用白虎湯或白虎加人參湯化裁治之，常常收到立竿見影之效。張錫純凡遇陽明病大便燥結者，以大劑白虎湯或白虎加人參湯，往往能使大便通暢而痊癒。張錫純稱之為「避難就易之法」。臨床上，大便燥結難下多為熱盛津虧、無水而舟停所致，投白虎湯或白虎加入參湯，用石膏以清熱，知母既助石膏清熱，又取其多汁以潤燥，更有甘草、粳米調和之，氣虛者取人參以助推動之力。如此配伍，既治標又治本，熱消燥去，大便自可通下。

3. 退高熱，功效卓著

張錫純擅用白虎湯治療各種高熱，其特點為：①陽明經熱盛，無論脈之虛實，有汗與無汗，皆可加減用之，甚則熱邪擾心，昏憒不語，用之亦有效驗。②溫病高熱，無論春溫、風溫、溼溫、伏氣化熱，均用之。臨床運用時須注意其煎服之法，即煎湯一大劑，分 3 次服下，此便是古人一劑

三服之法。③用於邪熱耗傷真陰，元氣欲脫之危象，表現為神昏譫語、目睛上竄、身體顫動、筋惕肉瞤、肌膚高熱等。方中可酌加山茱萸以固脫。如張錫純曾治一女，溫病，表裡大熱，又因誤治，身體羸瘦，危證悉出。急投以白虎加人參湯，分3次服完，壯熱已退。又服2劑，調治而癒。4.巧化裁，藥到病除張錫純擅用白虎湯，亦展現在他對該方的精妙化裁上。在《醫學衷中參西錄》中，張錫純從白虎湯或白虎加人參湯化裁出許多可以獨當一面的方劑。如他制定的通變白虎加人參湯（生石膏、人參、杭芍、山藥），治下痢或赤或白或赤白參半、下重腹痛、身熱、脈實；石膏粳米湯，僅取石膏、粳米兩味，治溫病初得，脈浮壯熱及一切感冒初得身不寒而心中發熱者；白虎加人參湯以山藥代粳米湯治熱入陽明之腑，而渴欲飲水者，鎮逆白虎湯（石膏、知母、半夏、竹茹粉）治白虎湯證俱，其人胃氣上逆，心下滿悶者；寒解湯（石膏、知母、連翹、蟬蛻）治周身壯熱，心中熱而且渴，舌上苔白欲黃，其脈洪滑，或頭痛，周身有拘束之意者；仙露湯（石膏、玄參、連翹、粳米）治寒溫陽明經熱，喜冷飲，但不燥結，脈洪滑等；白虎承氣湯（即白虎加人參湯藥味，而煎服法不同）治陽明當下而脈數之證；坎離互根湯（石膏、知母、玄參、野臺參、山藥、甘草、雞子黃、鮮白茅根）治鼠疫等。可見，張錫純運用白虎湯，真正展現了「善用方不執方，而無不本於方」之精神，堪為後世之楷模。

四、范德斌教授應用白虎湯經驗

1. 運用指徵

范德斌教授強調，應用白虎湯不必大熱、大汗出、大渴、脈洪大等四大症悉俱。從《傷寒論》論述來看，脈浮滑，自汗，口渴，未必大渴，皆

可用白虎湯，結合臨床實踐，范德斌教授總結出應用白虎湯的指徵：舌質紅或舌尖紅，苔薄黃或薄白乾，脈洪數、滑數或浮數，口乾多飲或少飲，大便祕結或正常。

2. 重用石膏

范德斌教授認為白虎湯非猛悍之劑，而是肺胃實熱的平和之劑，從白虎湯藥味分析：石膏味辛，微寒，即能透散鬱滯之陽熱，又能清解陽熱，同時，石膏具有收斂之效，可避免肺氣的過度耗散；知母滋陰清熱，既可助石膏清熱，又可化生陰液，粳米；甘草，顧護中氣，養後天之本。縱觀全方，白虎湯實為治肺胃實熱為主的平和之劑，明矣。范德斌教授強調，白虎湯必重用石膏方能獲得良效，石膏寒涼，質重而氣輕，不但善清內蘊之實熱，而且有逼迫內蘊之熱透達於外之功，生石膏劑量視患者熱勢之輕重，體質之強弱，邪正力量之消長，在 30～100g。

3. 突破古方，古為今用

白虎湯主治病機為肺胃實熱，透過加味可廣泛用於臨床各科，尤其在急性熱病的應用上，屢獲奇效。范德斌教授自擬白虎清熱燥溼活血湯，在白虎湯基礎上加黃芩、黃連、梔子、薏仁、白花蛇舌草清熱除溼，金銀花、連翹清熱解毒，丹蔘、赤芍、益母草活血涼血，枳實理氣行滯，甘草調和諸藥，治療溼熱蘊結型粉刺，效果良好；在治療感冒發熱這一臨床常見病症方而，范德斌教授不拘泥於「先表後裡，恐引邪深入」之說，凡兼汗出口渴，體溫超過 39℃或體弱患者超過 38.5℃者，以白虎銀翹湯加減表裡同治。范德斌教授認為，頭而為陽明經循行主要部位，鼻、咽喉均為陽明經循行之所，急性熱病多以肺胃熱盛上攻為多見，因此，在白虎湯基

礎上，加清熱解毒、活血化瘀、通竅辛散之品，范德斌教授認為生石膏重用方可顯效，為避免「開門揖盜，引邪深入」之弊，其中常配以荊芥、葛根，其中荊芥性味雖辛微溫，但加入辛涼解表藥後，可增強疏散透表之力；葛根發表解肌，升陽止痛，解熱生津，與荊芥同用，須重用方能效彰。范德斌教授重視肺氣的宣降有度，多用桔梗、枳實相伍，其中桔梗主升，引藥入肺，枳實主降，下氣除痞。二藥合用，可寬胸消脹，促進諸藥更好地發揮作用。范德斌教授認為，白虎湯的應用，關鍵在於準確掌握肺胃實熱的基本病機，病機掌握準確，透過藥味加減，可治療多種病症，白虎湯加味廣泛用於感冒發熱、咳嗽、口瘡、牙痛、喉痹、血證、乳蛾、唇風、痄腮、粉刺、風疹、藥疹、溼溫發熱、消渴、頭痛、鼻淵、熱痹等眾多病症。

五、郭紀生應用白虎湯臨床經驗

1. 溯本求源，探究其理

臨床治病全在認證無差，用藥先後緩急得宜，而求識證之真，全在溯本求源，探究其理。白虎湯出自張仲景《傷寒雜病論》，以生石膏、知母、粳米、甘草組方，是治傷寒陽明經證的主方，用於陽明病表裡俱熱、熱邪鬱遏於裡不達於四肢或三陽合病、邪熱偏重於陽明的證治。郭紀生指出「若陽明經熱盛，即用白虎湯；若熱盛耗氣傷津，即用白虎加人蔘湯，老人、小兒、久病體弱及汗吐下誤治後，皆宜人蔘加白虎湯。口渴小便赤即是其適應證」。

下篇　現代研究

2. 知常達變，靈活變通

郭紀生臨證應用白虎湯多加減變通，煎服方法講究。以天花粉易知母，天花粉清熱潤燥，生津止渴，解毒通絡，又其味甘而不傷胃，有補虛安中之譽；天花粉無苦寒下降、苦寒傷胃或影響辛涼透邪之弊。以山藥易粳米，粳米固中氣而護脾胃，山藥性平味甘，津液黏稠，調和胃氣，固攝下焦元氣，補腎填精，滋潤血脈，為健補肺、脾、腎三經之藥，滋陰養液之品，溫病最易傷陰，以山藥輔佐石膏較之粳米是為更好。人參白虎湯以野臺參易人參，現人參多為人工種植，因氣化之故參也燥熱，用以治療溫病之熱，臨床中難以用之得心應手。野臺參味甘微寒，補中益氣，生津止渴，溫病元氣虛損均可用之。同時石膏必須生用，壓成極細粉或再用甘草水飛過備用。煎藥時先煎石膏數十沸，然後納入諸藥，煎取的藥汁要多一些（200～500ml），服藥時要溫服，多煎徐服，大劑量使用石膏常常1小時服1次，欲其藥力常在中、上二焦，寒涼不至下侵，釀成滑泄。服藥後適當蓋被（如毛巾被、床單等），不可蓋之過厚，以利於內熱外達。

3. 曲盡病機，權衡輕重

石膏分量宜多宜少，尚需臨證者自行斟酌，蓋藥必中病而後可，病重藥輕見病不癒，反生疑惑，若病輕藥重，傷及無辜，臨證宜曲盡病機，權衡輕重《溫病條辨》上焦篇第9條「白虎剽悍，邪重非其力不舉，用之得當，原有立竿見影之妙。若用之不當，禍不旋踵。懦者多不敢用，未免坐誤事機；孟浪者不問其脈證之若何，一概用之，甚至石膏用至斤餘之多，應手而效者固多，應手而斃者亦復不少，皆未真知確見其所以然之故，故手下無準的也」，郭紀生亦常用此言告誡學生。郭紀生遵《神農本草經》石膏性微寒，非大寒之說，又依張錫純論石膏「涼而能散，有透表解肌之

力，外感有實熱者，放膽用之直勝金丹」，以及清代著名溫病學家余師愚在清瘟敗毒飲方劑中談到「重用石膏，直入胃經，使其敷布於十二經，退起淫熱……先平甚者，而諸經之火自無不安矣」，根據邪熱輕重、其鬱伏深淺及有無外達之勢，分別使用輕、中、重劑。此亦效法余師愚清瘟敗毒飲石膏之用量，余師愚云：「若疫證初起，惡寒發熱，頭痛如裂……六脈沉細而數者，即用大劑，沉而數者即用中劑，浮大而數者用小劑。」

4. 圓機活法，加減化裁

臨床疾病不同、同一疾病處於不同的發展階段，其病機及兼證往往不同，本著異病同治、標本兼治的原則，郭紀生臨證應用白虎湯多加減化裁獲得較好療效。並創白虎湯加減法。溫病初期：發熱惡寒，無汗或咽痛，舌苔白舌尖微紅，脈象浮數或右大於左，此屬裡有熱而夾風熱。可酌加薄荷、蟬蛻、連翹、金銀花、牛蒡子等。咽喉腫痛或腮腫或頭而腫大，便燥溲赤，脈象洪數，舌苔黃，俗稱大頭瘟者，證屬毒火充斥於上。宜加馬勃、玄參、大青葉、黃芩，重加石膏。頭痛劇烈，口乾渴飲，頭汗獨多，上身汗少，下身無汗，脈象滑數或洪大而數，證屬毒火燻蒸。宜酌加菊花、黃芩，重用石膏。神志時清時寐，煩躁不安，頭汗多或無汗，舌質深紅，舌苔白黃而乾，此熱邪初傳營分，氣分之邪未盡。宜加鮮生地黃、連翹、鬱金、石菖蒲、黃連、水牛角之屬。高熱神昏而抽搐，頭汗或汗出而熱不解，舌苔黃厚或燥，舌質赤紅，證屬裡熱熾盛，熱極生風。宜加羚羊角、水牛角、黃連、鮮生地黃、鉤藤、全蠍、蜈蚣、石決明等。高熱，神昏譫語，吐舌弄舌，舌見紅赤，舌苔黃厚膩，證屬熱傳心包，蒙蔽清竅。宜酌加水牛角、黃連、石菖蒲、鬱金，並可送服局方至寶丹、安宮牛黃丸等。發熱，狂躁不安，神昏譫語，舌苔黃燥甚或焦黑起有芒刺，大便閉結

不通，脈象洪數或沉數有力，證屬裡熱熾盛，熱結陽明，內擾神明。宜加玄參、生地黃、麥冬、大黃、芒硝。發熱無汗，頭重如裹，胸悶，渴不欲飲，舌苔黃膩，脈象濡數，證屬溼熱氣閉無汗。宜加藿香、香薷、杏仁、白扁豆，此時石膏宜減量，宣通氣機。高熱，神昏不清，痰涎湧盛甚或驚搐，舌苔黃膩，脈象滑數有力，證屬痰熱蒙蔽清竅，肝風內動之象。宜加天竺黃、膽南星、川貝母，送服局方至寶丹、安宮牛黃丸或玉樞丹。病後低熱，口舌乾燥，神情呆滯，言語無力，哭笑無常，失眠健忘，證屬氣陰虛弱，神不守舍，心腎不交。宜加黨參、煅龍骨、煅牡蠣、阿膠、酸棗仁、遠志等。溫病斑疹紫紅成片，煩躁不安，高熱不降，脈象洪滑而數，舌苔黃，舌質紅，證屬毒熱熾盛於營血，氣營兩燔。宜加牡丹皮、赤芍、紫草、金銀花、連翹等。溫病正氣虛弱，脈弦細或遲，以及產後或年老、幼兒之體弱者尤應注意加用黨參。溫瘧口渴引飲者，宜加常山、竹茹、藿香，清熱止瘧鎮嘔。

5. 病案

　　病毒性腦炎抽搐。郝某，男，57歲。2009年8月4日初診。頻繁抽搐6個月。某醫院診斷為病毒性腦炎，經多家醫院治療無效，病情進一步惡化。症見：T 37～38℃，神志清楚，重病容貌，喉鳴明顯，呼吸急促，咳嗽，痰多，痙攣性抽搐，發作時軀體後仰，呈角弓反張樣，瞬間抽搐消失，每日頻繁發作，夜間尤甚，不易入睡，常需三、四人照顧。小便短赤，大便時乾，舌短，難伸出口外，牙關緊，舌質暗紅而乏津，脈象弦數而大有力。西醫診斷為病毒性腦炎。中醫診斷為瘟疫。證屬氣營兩燔，肝風內動。治以清氣涼營，鎮肝熄風。方用白虎湯加減。

　　處方：石膏60g，大青葉15g，天麻10g，僵蠶10g，鉤藤30g，鱉甲

15g，煅龍骨 30g，石決明 15g，珍珠母 30g，白茅根 30g，丹蔘 15g，射干 12g，地龍 15g，山藥 30g，天花粉 30g，鬱金 12g，全蠍 6g，蜈蚣 8 條。

每日 1 劑，水煎 2 次取汁 300ml，分 3～5 次頻頻餵下，服 3 劑。並予安宮牛黃丸，每次 1 丸。

二診：8 月 8 日。患者抽搐減輕，但仍抽搐頻繁，喉中有痰，呼吸急促。上方石膏加量至 90g，服 15 劑。

三診：8 月 23 日。患者抽搐減半，痰量明顯減少，體溫恢復正常。後石膏逐漸加量達 150g，並配合西洋參益氣養陰，恢復正氣，經過近 5 個月治療，最後基本康復。

按：此例溫疫屬裡熱熾盛，熱極生風，氣營兩燔，治療以白虎湯加減，清氣涼營，鎮肝熄風，方中重用石膏，直入胃經，使其敷布於十二經，退其淫熱，則甚者先平，而諸經之火自無不安矣。

六、黃煌教授妙用白虎湯治療疑難雜症

1. 白虎湯的方證

白虎湯歷來被廣泛應用於治療溫熱病。對於白虎湯的適應證，雖歷代醫家認識不一，一般均以「大熱、大汗出、大渴、脈洪大」為應用依據，黃煌教授認為這種歸納比較簡略，不便於初學，強調要認識白虎湯證，必須要了解石膏與知母。

白虎湯以石膏、知母同用，其方證是以兩藥的藥證為主體的，即以煩躁、強烈的渴感、身熱汗出、脈形洪大為基本症狀。作為客觀指徵，黃煌教授強調了形瘦面白、皮膚粗糙的體形以及脈象洪大與舌紅苔薄乾燥等特

下篇 現代研究

點，體型特徵的提出，對正確的診斷幫助很大，使「證」與「人」結合了起來，充分展現了中醫的整體觀。

黃煌教授重視白虎湯原有的處方結構，認為臨床使用白虎湯，甘草是必用的，張仲景使用石膏的處方中均有甘草，這是前人累積的寶貴經驗，不可輕視；方中用粳米也不可缺少，當然也可用富含澱粉的山藥代替。未根據不同的兼證，白虎湯可作相應加味，如食慾不振、頭昏、舌苔少者，加人蔘、黨參、沙參等以養陰生津，但不可配黃耆。並認為黃耆健脾利水，僅適用於面黃身腫而汗出之人，與白虎湯證正相反。胸腹悸動、盜汗者，可以配龍骨、牡蠣，或龜板、鱉甲，以滋陰潛陽，平衝降逆；出血加阿膠、地黃以滋陰復脈。

黃煌教授指出，白虎湯不單是治療急性熱病的處方，即使內傷雜病，只要具有白虎湯證，也可使用白虎湯，這就是「有是證，用是藥」這一中醫治病的基本原則。他曾用白虎湯合麥門冬湯治軍團菌肺炎的持續高熱，用白虎加人蔘湯治糖尿病的煩渴，用白虎湯合竹葉石膏湯治小兒夏季熱等，均有治驗。

醫案精選

◎案：甲狀腺功能亢進症

程某，女，15 歲，學生。1995 年 9 月 14 日初診。2 年前因消瘦煩渴多飲，甲狀腺腫大，某醫院診斷為甲狀腺功能亢進症。服甲巰咪唑治療效果不明顯，病情日益加重，上課無法集中注意力，不能堅持上學，轉診於黃煌教授。患者形體消瘦，兩眼球突出，頸部瀰漫性腫大，舌面乾燥無津，舌苔少，脈浮大而數重按無力，詢知患者惡熱喜冷，口渴，每天必

飲大量冷開水或冰淇淋，常感心悸動，汗多。1995 年 8 月 2 日化驗：T3 8.7nmol/L，T4 620.8nmol/L。心電圖示：頻發房性期前收縮。

處方：生石膏 50g，知母 12g，龍骨 15g，牡蠣 30g，山藥 15g，天花粉 15g，天門冬 10g，麥冬 10g，北沙參 15g，生甘草 3g。7 劑。

二診：9 月 21 日。藥後煩渴多汗等症狀好轉，舌脈同前，原方知母加至 20g。之後效不更方，唯知母的用量均在 20g 以上，牡蠣用量在 40g 以上，服藥期間停服西藥，並堅持上學，共服藥百餘劑後，症狀基本消失，甲狀腺恢復至正常大小，眼球突出也明顯減輕，期前收縮消失，面色紅潤，學業成績明顯提高，體重增加。1996 年 2 月 8 日複查：T3 5.6nmol/L，T4 327.6nmol/L，已屬正常範圍。

按：黃煌教授認為，此證以煩熱為主症，故當重用知母，以清其氣分之熱。其甲狀腺腫大，不必用海藻、昆布軟堅，清降其氣火即可。患者雖無煩躁的主訴，但其學習注意力分散，即可視為煩躁。牡蠣主治胸中動悸，其頻發房性期前收縮、心動悸不安是牡蠣證，故當重用牡蠣。本例共服用生石膏達 5,000g，知母達 2,400g，牡蠣達 5,000g，雖大劑寒涼重鎮，患者毫無所苦，尚覺微有甘味，可見藥證得對，用可放膽。

◎案：暴崩

何某，女，14 歲，學生。1995 年 5 月 28 日初診。患者於 1990 年 9 月開始全身皮膚出現密集針尖大小出血點，以軀幹部為多，同時常常鼻衄，出血量多。

在某醫院行骨穿術等檢查，診斷為血小板減少性紫斑［血小板計數始終在（10～20）×109/L］。1994 年年底月經初潮，之後每月經量極大，血紅蛋白降至 30g/L，不得不住某婦產醫院輸血治療。5 年中雖迭經中西

醫治療均無明顯效果，曾用黨參、黃耆、大黃、三七、雲南白藥、水牛角以及各種炭藥，亦無見寸功。近陰道出血10天不止，血色鮮紅，無血塊，無腹痛。因貧血嚴重，稍一活動即心悸，由其父親背至二樓診斷室。診見面色蒼白，無光澤，舌質淡白而舌面乾燥無津，脈洪大而無力。時未值酷暑，但不時取出隨身攜帶的冷開水飲用。化驗：PLT 20×10^9/L，HGB 60g/L，WBC 1.2×10^9/L。

處方：生石膏30g，知母10g，山藥15g，龜板12g，龍骨15g，牡蠣30g，阿膠12g，生地黃15g，天門冬12g，山茱萸10g，生甘草3g，糯米12g。

服藥1劑後，出血量大減，3劑後血止。後以此方續服，每日1劑，1個月後月經來潮時出血量明顯減少，7天經淨。

服至1996年1月，複查：PLT 90×10^9/L，HGB 100g/L，WBC 4.5×10^9/L，月經大出血已經完全控制，面色紅潤，體重也見增加。隨訪至今正常。

按：患者面色蒼白，很容易誤診為血虛，但舌面乾燥無津，口渴，脈洪大，則屬白虎湯證無疑。石膏大寒，人皆畏之，但只要對症下藥，石膏何嘗不是滋陰生津藥，此例前後共服用生石膏達6kg之多，使出血量多得以控制。靈活運用白虎湯的經驗由此可見一斑。

參考文獻

[1] 李賽美，李宇航，傷寒論講義 [M]，北京：人民衛生出版社，2012.

[2] 潘朝曦，中醫方名趣釋 [J]，中醫藥文化，1989：43.

[3] 王建東，方劑辨證論治方法體系之建立 —— 白虎加人蔘湯證的辨證施治 [D]. 哈爾濱：黑龍江中醫藥大學，2014.

[4] 張家禮，金匱要略 [M]，北京：中國中醫藥出版社，2004.

[5] 潘雨薇，竹葉石膏湯證病機病位及臨床應用淺析 [J]，新中醫，2012，44（1）：129-130.

[6] 王新彥，劉桂榮，王氏清暑益氣湯現代臨床應用研究綜述 [J]，世界中西醫結合，2014，9（8）：878-879.

[7] 夏庭偉，楊越，郭靜，探析葉天士斑疹辨治思想 [J]，中國中醫基礎醫學，2015，21（9）：1076-1080.

[8] 張磊，李海波，斑疹禁用柴胡析疑 [J]，時珍國醫國藥，2014，25（6）：1451.

[9] 沈維豔，王飛，徐偉，等，清瘟敗毒飲古今之用 [J]，黑龍江中醫藥，2012，6：3-4.

[10] 黃煌，張仲景 50 味藥證 [M]，北京：人民衛生出版社，1998.

[11] 羅元元，白虎湯類方證研究 [D]，北京：北京中醫藥大學，2011.

[12] 金文君，白虎湯證治探要 [J]，廣州醫學院學報，2002，30（2）：62-63.

參考文獻

[13] 孫姝，石膏的藥理作用與微量元素的探究 [J]，中國中醫藥現代遠端教育，2009，7（5）：170.

[14] 高帥，知母活性成分提取工藝優化及降糖活性研究 [D]，杭州：浙江工業大學，2013.

[15] 邊際，知母化學及藥理研究進展 [J]，瀋陽藥學院學報，1993，10（2）.

[16] 趙春草，吳飛，張繼全，等，知母藥理作用研究進展 [J]，中國新藥與臨床雜誌，2015，12（34）：898-902.

[17] 王元，瞿彩雲，彭雪晶，甘草及其衍生物藥理作用的研究新進展 [J]，中成藥，2011，30（7）：398-401.

[18] 張保國，程鐵峰，劉慶芳，白虎湯藥效及現代臨床研究 [J]，中成藥，2009，31（8）：1272-1274.

[19] 何緒良，武君穎，淺析《王氏醫案》中白虎湯運用的經驗 [J]，遼寧中醫學院學報，2006，8（3）：22.

[20] 郭海英，曹進雷，張錫純運用白虎湯方經驗淺析 [J]，江蘇中醫，1999，20（7）：5-6.

[21] 付良，徐金柱，范德斌教授應用白虎湯經驗 [J]，貴陽中醫學院學報，2014，36（6）：124-125.

[22] 張學林，郭紀生應用白虎湯臨床經驗 [J]，河北中醫，2010，32（12）：1768-1769.

[23] 溫興韜，黃煌教授對白虎湯的認識與應用 [J]，國醫論壇，1998，13（1）：22-23.

經典方劑白虎湯

主　　　編：	劉樹權，楊建宇，祝維峰
發 行 人：	黃振庭
出 版 者：	崧燁文化事業有限公司
發 行 者：	崧燁文化事業有限公司
E-mail：	sonbookservice@gmail.com
粉 絲 頁：	https://www.facebook.com/sonbookss/
網　　址：	https://sonbook.net/
地　　址：	台北市中正區重慶南路一段 61 號 8 樓 8F., No.61, Sec. 1, Chongqing S. Rd., Zhongzheng Dist., Taipei City 100, Taiwan
電　　話：	(02)2370-3310
傳　　真：	(02)2388-1990
印　　刷：	京峯數位服務有限公司
律師顧問：	廣華律師事務所 張珮琦律師

-版權聲明-

本書版權為中原農民出版社所有授權崧燁文化事業有限公司獨家發行繁體字版電子書及紙本書。若有其他相關權利及授權需求請與本公司聯繫。

未經書面許可，不得複製、發行。

定　　價： 375 元
發行日期：2024 年 11 月第一版
◎本書以 POD 印製
Design Assets from Freepik.com

國家圖書館出版品預行編目資料

經典方劑白虎湯 / 劉樹權，楊建宇，祝維峰 主編 . -- 第一版 . -- 臺北市：崧燁文化事業有限公司，2024.11
面；　公分
POD 版
ISBN 978-626-416-010-0(平裝)
1.CST: 中藥方劑學
414.6　113015775

電子書購買

爽讀 APP　　　臉書